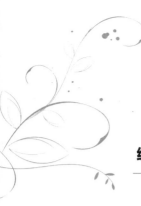

编委会名单

主　编

林丽珠　广州中医药大学第一附属医院
陈壮忠　广州中医药大学第一附属医院
余　玲　广州中医药大学第一附属医院

编　者

林丽珠　广州中医药大学第一附属医院
陈壮忠　广州中医药大学第一附属医院
余　玲　广州中医药大学第一附属医院
肖志伟　广州中医药大学第一附属医院
林洁涛　广州中医药大学第一附属医院
李佳殷　广州中医药大学第一附属医院
蔡陈浩　广州中医药大学第一附属医院
罗智杰　广州中医药大学第一附属医院
黄子菁　广州中医药大学第一附属医院
黎丽花　广州中医药大学第一附属医院

话肿瘤

专家教你如何防治癌症

HUA ZHONGLIU

ZHUANJIA JIAONI RUHE FANGZHI AIZHENG

林丽珠　陈壮忠　余　玲　主编

广东高等教育出版社

Guangdong Higher Education Press

·广州·

图书在版编目 (CIP) 数据

话肿瘤：专家教你如何防治癌症 / 林丽珠，陈壮忠，余玲主编. —广州：广东高等教育出版社，2020.9

ISBN 978 – 7 – 5361 – 6668 – 4

Ⅰ．①话… Ⅱ．①林… ②陈… ③余… Ⅲ．①癌 – 防治 Ⅳ．① R73

中国版本图书馆 CIP 数据核字（2019）第 296572 号

出版发行	广东高等教育出版社
	地址：广州市天河区林和西横路
	邮编：510500　营销电话：（020）87553735
	网址：http://www.gdgjs.com.cn
印　　刷	广东鹏腾宇文化创新有限公司
开　　本	787 毫米 ×1092 毫米　1/16
印　　张	18.25
字　　数	300 千
版　　次	2020 年 9 月第 1 版
印　　次	2020 年 9 月第 1 次印刷
定　　价	48.00 元

大医者善（代序）

    医者，一要有良心，二要有医术。有了良心，所有事就有了依据；有良心地做，才是真善。

    大医林丽珠，守临床一线三十余年，救肿瘤病患于危难无数，医术精湛，医德有口碑。

    近三年，更引弟子一众，述数十年经验心得于笔端，使精深医学归普罗民众，使不治者得荫国医福泽，恰如细雨轻轻，润万物，了无声。

    诚贺大医林丽珠，真真大善举也！

（中国美术家协会名誉顾问、广东省美术家协会名誉主席）

前　言

　　肿瘤虽然可怕，但也是可防可治的。随着肿瘤早期诊断、早期治疗手段的增多，医药科技的进步，肿瘤的临床治愈率在不断上升。世界卫生组织（WHO）发表的资料显示，肿瘤患者经治疗达到治愈的人数比例，在 20 世纪 30 年代大约为 1/5，40 年代约为 1/4，60 年代约为 1/3，近年来已有大约 40% 的肿瘤患者可以得到临床治愈。因此，要提高肿瘤的治愈率，关键在于早期发现、早期诊断、早期治疗。

　　研究表明在致癌因素中，与遗传因素有关的癌症只占 2%，而饮食因素占 35%，烟草占 30%，与职业和环境有关的癌症约占 10%。因此，生活方式的选择、饮食习惯的改变，避免接触职业致癌物，加强环境保护，对于肿瘤的预防尤其重要。普及防癌知识，提倡饮食平衡，适当运动，避免不良生活习惯，可以大大降低患癌的风险。

　　全球癌症负担正以惊人的速度不断加重，在我国 2015 年肿瘤新发患者 429.2 万人，死亡人数已达 281.4 万人，肿瘤防治刻不容缓。当前我国经济的快速增长与医疗发展的不平衡，民众对肿瘤防治知识认识的不充分，远远达不到卫生部 "对肿瘤主要危险因素的人群知晓率达到 50%" 的要求。

　　防癌、治癌，是 21 世纪的重大课题。针对恶性肿瘤目前的高发病率、高致残率、高死亡率，有必要通过多种方式普及肿瘤防治知识，提高广大民众对恶性肿瘤的正确认识，从日常生活做起全面防治恶性肿瘤。本书编者多年身体力行，将临床实践转化为科普推广工作。《话肿瘤——专家教你如何防治癌症》挑选了其中最优秀、最精华的部分，集结成册，从肿瘤的群防、

1

肿瘤的蛛丝马迹、肿瘤的科普知识、肿瘤的治疗、肿瘤的食疗、肿瘤患者的保健护理、肿瘤患者的心理疏导等方面进行探索，将深奥难懂的中西医肿瘤防治专业知识、学术知识通俗化、科普化、大众化。

　　肿瘤学知识日新月异，新的治疗方法、治疗手段不断涌现，临床疗效也日益彰显，而中医药作为人类医学重要的宝库，亦为人类攻克肿瘤做出应有的贡献。本书以科普为基础，以实用为目的。书中内容雅俗共赏，可供普通群众、医学生以及医务人员等参考。由于时间仓促，纰漏难免，不足之处敬请读者斧正。

编者

2020 年 6 月

目　　录

1

第三篇 肿瘤的科普知识

第四篇 肿瘤的治疗

3

第一篇

肿瘤的群防

10 个不要钱的 "防癌方法"

文 / 陈壮忠

> "现在肿瘤患者这么多,作为肿瘤科医生,你有什么防癌方法么?"在肿瘤科工作久了,经常有人这样咨询。
>
> 的确,在我们每个人身上都有 "原癌基因" 和 "抑癌基因",正如中医所讲的 "邪气" 与 "正气" 一样。当人体免疫功能下降,正气压不住邪气, "原癌基因" 就会被激活, "抑癌基因" 就会被抑制,我们就有可能罹患上癌症。但是,许多肿瘤是可以预防的,不要觉得预防疾病就要花钱,记住下面这些 "不要钱的方法",你就可以预防肿瘤了。

1. 每天晒 15 分钟太阳

现在,我们的工作大多搬进了 "高楼大厦",再也不用像祖辈们那样 "面朝黄土,背朝天" 地工作。许多人出门,无论天气如何都会撑着伞。其实,太阳是我们最要好的朋友,在各种防癌方法中,晒太阳是最划算的,不用任何花费,就能通过增加人体维生素 D 的含量起到防癌作用。维生素 D 不足会增加患乳腺癌、结肠癌、前列腺癌、卵巢癌及胃癌的风险,而每天只需要晒 15 分钟太阳就能获取一天所需的维生素 D。每天晒太阳的最佳时间是 8:00—9:00,16:00—17:00。为避免暴晒增加患皮肤癌的风险,要避免 12:00—14:00 在室外暴晒。

2. 每天走路 1 小时

随着科技的发展与生活条件的提高,有许多人已经变得不爱走路,出门动辄开车、打车,其实迈开双腿走路也可以抗癌。美国《读者文摘》杂志曾告诉大家,每天饭后散步 30 分钟,或者每周散步 4 小时,能使患胰腺癌的风险减少一半。哈佛大学陈曾熙公共卫生学院针对 7 万人的长期研究也发现,每天只要走路 1 小时,就可以降低一半患大肠癌的概率。

3. 爬 3 层楼梯

现在城市里都是高楼，上下楼梯坐电梯很方便，但也让很多人变得不愿意运动，有的人即使只有一个楼层的距离，没有提重物，也选择坐电梯。其实爬楼梯也是一种运动，可以改善下肢大血管壁的弹性，增强心肌收缩力和心脏冠状动脉系统的供血能力，提高肺功能，增加肺活量，改善肺组织弹性，提高肺血气交换效率，进而提高血氧饱和度，促进全身的新陈代谢，对预防肺癌、肠癌等肿瘤大有裨益。

4. 最少开窗 30 分钟

很少有人知道，装修污染除了甲醛外，还有一种很强的致癌气体——氡及其子体。它一般藏在花岗岩、水泥、瓷砖里，并沿着缝隙扩散到室内，通过呼吸道进入人体诱发肺癌。其实，只要每天开窗半个小时以上，氡的浓度就可以降低。

5. 每天喝 6 杯水

世界上最权威的医学杂志之一《新英格兰医学杂志》研究表明，每天喝 6 杯水（每杯 240 mL）的男性，患膀胱癌的风险将减少一半，女性患结肠癌的风险将降低 45%。40 岁以上的人最好每隔两三年做一次肠镜检查，如果有息肉，早发现也能减少其癌变概率。

6. 每天 4 杯茶

爱喝茶的日本人曾花费 9 年的时间做过一项调查，发现每天只要喝四五杯茶，就能将癌症风险降低 40%。乌龙茶、绿茶、红茶对口腔癌、肺癌、食道癌、肝癌等都有不错的预防作用。

7. 每天喝 1 杯豆浆

美国癌症研究协会指出，常喝豆浆的女性患乳腺癌的风险会大大降低。这是因为豆浆中有一种像雌激素的物质，叫"大豆异黄酮"。它对所有与雌激素有关的癌症都有预防作用，比如乳腺癌、子宫内膜癌、宫颈癌和前列腺癌。

8. 一口饭嚼 30 次

吃饭经常囫囵吞枣的人，患胃癌的概率比较高。而多咀嚼可以减少食物对消化道的负担，降低患胃肠道癌症的风险。而唾液能让导致肝癌的罪魁祸首黄曲霉毒素的毒性在 30 秒内几乎完全消失。

9. 少抽 1 根烟

"哥抽的不是烟，是寂寞！"现在很多人喜欢将吸烟作为一种减压方式，但是烟草燃烧能产生多种致癌物质和促癌物质，如 3–4 苯丙芘、多环芳香烃、酚类、亚硝胺等。当烟草燃烧的烟雾被吸入时，焦油颗粒便附着在支气管黏膜上，经过长期慢性刺激，可诱发癌变，因此吸烟者比不吸烟者患癌危险要高 7 ~ 12 倍。研究表明，吸"二手烟"对人体的危害堪比直接吸烟，而儿童被动接受"二手烟"后的危害更大。所以说，要想健康，远离疾病，首先是戒烟。

10. 睡够 7 小时

美国癌症研究会调查发现，每晚睡眠时间少于 7 小时的女性，患乳腺癌的概率将增加 47%。这是因为睡眠中会产生一种褪黑激素，它能减缓女性体内雌激素的产生，从而起到抑制乳腺癌的作用。另外，睡眠充足，让心脑血管等各大器官得到充分休息，可以维持正常的抵抗力，有利于抵御癌症基因的冲击，避免罹患各种恶性肿瘤。

不良生活习惯是患肿瘤的主要原因

文／陈壮忠　医学指导／林丽珠

2013年9月7日，微博上一条信息再次震惊了小伙伴们：现年52岁的创新工场董事长兼CEO李开复在微博上公开了自己患上淋巴瘤的消息，目前正接受治疗。他表示"自己会选择更加积极的心态来面对生活起伏。"众多网友纷纷转发并为其加油祝福。

"他经常和年轻人比赛熬夜，半夜回邮件。跟他工作的人不少都有这样的经历，下半夜两三点给他发邮件，他很快就会回复，他的睡眠质量很差。"创新工场联合创始人、新闻发言人王肇辉第一时间转发了李开复的微博，并说道，"他对工作对家人一直都是温和理性的状态，遇到压力的时候，也会自己扛，默默消化掉，医生说这样对身体不好。"王肇辉表示，根据医生的说法，李开复患病最大的原因是作息时间不规律和承受压力太大。

"像李开复这样的知名人士工作压力常常比较大，为了完成各种工作，常年过着不规律的甚至是过劳的生活，因此健康状况频亮红灯，长此以往，就容易罹患很多疾病，甚至患上肿瘤。"林丽珠教授说，"过劳的状态再加上因各种压力造成的不良情绪，阻碍了免疫系统对癌细胞的识别和消灭功能，癌症已成为知名人士健康的最大杀手。"

1. 危险因素分析

工作压力大、身体疲劳、饮食不规律、生活习惯不健康等因素，都有可能导致癌症"找上门"。知名人士频患癌症，与其工作性质和内容有关系。

（1）工作烦琐，压力巨大。知名人士常要面对媒体，要为曝光率、知名度打拼，要为公司单位出谋划策，为公司单位的事业打拼，维持更好的形象，往往承受很大的精神压力，常常要熬夜加班工作，比常人更容易出现精神压抑、焦虑等心理问题，这也是诱发癌症的导火索。

（2）身体极度疲劳。受知名度、工作性质等因素的约束，知名人士的工作往往是连轴转的，开会、策划、出差、见面会等，有时一连好几天不能休息。受此影响，身体的免疫功能就会变差，对细菌、病毒等的抵抗能力随之下降。此外，作息时间的不确定性，亦会导致内分泌紊乱。

（3）食不定时，营养失调。知名人士工作时往往饮食不定，吃得也不太讲究，空闲时又容易营养过剩。营养摄入不均衡，也是知名人士患癌症的一个重要原因。

（4）生活习惯不良。常人是"日出而作，日落而息"，知名人士为了"知名度"，工作压力成倍增加，为了维持"知名度"及公司"形象"，常常要加班加点，作息时间长期混乱，再加上有些人经常抽烟、酗酒，更容易诱发癌症。

2. 专家支招

（1）学会为自己减压。社会节奏在加快，我们每一个人的压力也在增大，升学、入职、晋升的压力随时都存在，为此，我们应该学会正视这些压力，化压力为动力。作为知名人士，工作压力是常人的好几倍，加上现在社会节奏不断加快，每一个人随时都会遇到棘手问题，甚至受委屈的事。要在工作中保持豁达平和的心态，学会及时释放压力，清理负面情绪，如去唱歌、打球、登山、打太极拳、散步及做家务、看电视、听广播、聊天等，这些活动都会使心境自然随之轻松愉快些，可以有效地缓解紧张情绪，有利于人体能量的积累和机体的康复。

（2）饮食要规律。饮食不规律，食物不干净，饮食习惯不好也容易患上肿瘤。所以防治肿瘤就要讲究良好的饮食习惯，不要过饥过饱，不要暴饮暴食，食物要干净，要选择合适的烹调方式。

（3）戒烟限酒。研究证明，在烟草燃烧后的烟雾中含有 4 000 多种化合物，其中有 43 种已被确认为致癌物，而且被动吸烟对人体的危害远比人们想象的要大得多，间接吸入的烟雾是"A 级致癌物"。长期饮酒（酗酒）也可增加患口腔癌、食管癌、结直肠癌、绝经前乳腺癌、绝经后乳腺癌的风险，还可能增加患肝癌的风险。因此，防治肿瘤，要戒烟限酒。

（4）按时作息。人体内部的阴阳气血和脏腑气机活动随自然界的四时阴阳变化而变化，因此要顺应自然，因时制宜。此外，人一生有1/3的时间是在睡眠中度过的，保持睡眠的质量对提高机体免疫力非常重要。有关研究显示，睡眠每天被剥夺 3 小时，体内的淋巴细胞数量就会减少20%，从而使免疫力受到人为的损害。因此，为了健康和减少癌症的发生，我们平时应注意按时作息，保证睡眠时间和质量。

（5）保护环境。人和环境是分不开的，但是随着经济的发展，人们生活水平日益提高，环境污染却日益严重，出现污水、废水乱排，大量汽车尾气、工业废气乱排，乱砍滥伐、肆意破坏植被等行为，也出现了许多"癌症村""癌症乡"的报道。因此，防治肿瘤，就要从保护我们的环境开始，不要随地乱丢垃圾，乱排废弃物品，多栽种绿色植物，为大家提供一个良好的环境。

（6）定期体检，正规治疗。大量临床实践证明，癌症的预后与肿瘤的早期发现、早期诊断和早期治疗关系密切。癌症早期能做出正确诊断的患者，半数以上能完全治愈，5年生存率高达80%~90%。晚期癌症即使经过积极、有效的治疗，5年生存率也不到50%。开展防癌普查是早期发现癌症的最有效方法之一。防治肿瘤，除了要纠正和避免上述习惯误区之外，还要自觉养成良好的生活习惯和行为习惯，定期到医院体检。体检时可以发现一些潜在的危险因素，给我们防治肿瘤做参考。特别是40岁以上的人，男性应注重对肺、肝、食管、胃、结直肠等身体部位的检查，女性除做以上项目的检查外，还应定期进行乳腺、宫颈、子宫、卵巢等检查，如有什么不适，要尽早就诊，努力做到早期诊断，早期治疗。

据媒体公开报道，近5年来国内外有100多位演艺界人士离我们而去，其中华语区就有近70位，有近60%因肿瘤去世。他们用生命为我们敲响了健康的警钟，我们每个人都应该从这些"死亡数据"中获得教训，及时调整自己的生活方式，赢得无悔无憾的人生。

李开复在微博上说道："虽然淋巴瘤听起来并不乐观，也让家人和朋友们很担心。但生活就是这样：往往来得意外，但既然遭遇了就应坦然面对。病痛也是生活的一部分，我会选择更加积极的心态来面对生活起伏。"李开复还告诉网友不要压抑情绪，当情绪压抑时要及时发泄、倾诉。李开复这种直面疾病的精神值得大家学习。

从基础科学到临床预防，
说说病毒感染与恶性肿瘤的关系

文／刘鹏　医学指导／林丽珠

> 肿瘤发病原因是多元化的，现代医学发展至今日也并未能够一一阐述清楚，但是某些与肿瘤有着密切关系的病毒感染，因为可以在人与人之间传播，所以作为普通民众需要有个客观的认知。"正气存内，邪不可干"，中医药学历来重视"未病先防，已病防变"的思想，所以本文浅谈一下那些常见的感染性疾病与人类肿瘤的关系。

1. 概论

据估计，目前全世界大约有10%的癌症是由病毒感染引起，其中85%出现在发展中国家。与癌症相关程度最高的病毒有高危型人乳头瘤病毒（HPV）、人免疫缺陷病毒1型（HIV-1）、乙型肝炎病毒（HBV）、丙型肝炎病毒（HCV）、EB病毒（Epstein-Barr virus，EBV）、卡波西肉瘤（KSHV，又称人类疱疹病毒8型）、人类T淋巴细胞白血病病毒（HTLV-1），以及梅克尔细胞多瘤病毒（MCPyV）。这是基于过去50余年大量的实验室结果及流行病学研究得出的结论。对于感染病毒的鉴别使人类找到一些可以降低肿瘤发生风险的干预手段。这些手段包括HBV和HPV疫苗、基于HPV检测的宫颈癌筛查、针对慢性HBV和HCV感染的抗病毒治疗，以及筛查血液制品中可能存在的HBV和HCV等病毒。

2. 致瘤机制

大部分肿瘤病毒的致癌机制包括特定病毒基因（致癌基因）的持续表达，这些基因产物通过与细胞基因产物的相互作用来控制增殖或抗凋亡。特别是逆转录病毒（retrovirus），可以插入突变的方式诱发癌症。主要肿瘤病毒的致瘤机制：第一是直接作用，如EBV、HPV、HTLV-1和KSHV；第二是通过慢性炎症的间接作用，如HBV和HCV；第三是通过免疫抑制的间接作用，如 HIV-1。而中医学认为病毒性疾病属于"乖戾之气"范畴，"邪之所凑，其气必虚""正气不足，而后邪气踞之"是发病的基础。又如《景岳全书·积聚》云："凡脾肾不足及虚弱失调之人，多有积聚之病"。故脏腑功能衰弱，阴阳气血亏虚，则使其本虚。而肿瘤的产生及其浸润压迫等有形实邪为标实，故本虚标实是肿瘤发生的基本病理基础。

3. 认识常见病毒与人类肿瘤

研究表明有以下病毒可诱发相应癌症的充分证据：EBV 可引起鼻咽癌、伯基特淋巴瘤、免疫抑制相关的非霍奇金淋巴瘤、结外 NK/T 细胞淋巴瘤和霍奇金淋巴瘤。HBV 和 HCV 可引起肝细胞癌。HIV-1 可引起卡波西肉瘤、非霍奇金淋巴瘤、霍奇金淋巴瘤，以及宫颈癌、肛门癌、结膜癌。HPV-16 可引起宫颈癌、外阴癌、阴道癌、阴茎癌、肛门癌、口腔癌、口咽癌、扁桃体癌。HTLV-1 可引起成人 T 细胞白血病和淋巴瘤（ATLL）。KSHV 可引起卡波西肉瘤和原发性渗出性淋巴瘤。

4. 了解如何预防和治疗

预防是控制癌症的最好方法。接种乙肝疫苗预防肝癌是人类迄今为止最为成功的例子。那么如何防治？疫苗和抗病毒治疗可以有效减少癌症的发生率。防止病毒引起癌症的最有效策略是通过疫苗防止病毒感染，或者通过抗病毒治疗来清除人体中的致瘤病毒。例如乙肝疫苗可用于预防 HBV 引起的肝细胞性肝癌。随着 HPV 疫苗研发的成功，宫颈癌也将可能成为人类通过接种疫苗和早诊早治进行全面预防以致消除的第一个恶性肿瘤。因此抗病毒治疗可以有效用于 HBV、HCV 和 HPV 慢性感染，进而预防相关肿瘤的发生。中医学强调"必伏其所主，而先其所因"的思想，强调辨证施治，审证求因，治病求本，抓住主要矛盾，击中要害。病毒性肿瘤又何尝不是如此。

（1）EB 病毒与人类淋巴细胞、上皮细胞起源的恶性肿瘤和疾病相关，包括鼻咽癌（俗称"广东癌"）、胃癌、霍奇金淋巴瘤、伯基特淋巴瘤、AIDS 相关性淋巴瘤等。在免疫功能不全的人群中，EBV 的潜伏会引起机体反应，血清学抗体滴度的检测与疾病有相关性。但是，至今 EBV 免疫疫苗仍没有突破性进展，不能像乙型肝炎病毒等那样使用疫苗后可有效预防感染和相关疾病。因此常规体检 EB 病毒的筛查可以成为一种有效的预防措施。

（2）乙型肝炎病毒（HBV）感染后能引起人的急慢性肝炎。慢性 HBV 携带者与肝癌（HCC）的发生存在着确凿的流行病学相关性。肝癌是人类五大高死亡率肿瘤之一。我国是慢性乙肝大国，除非早期发现并完全切除，否则 HCC 预后极差，因此明晰 HBV 与 HCC 的关系非常有意义。要懂得 HBV 的传播途径，例如使用未消毒的针头和不安全的输血液制品、无保护措施的性行为、皮肤穿刺未消毒以及母婴垂直传播[①]。乙型肝炎的抗病毒治疗是针对肝脏酶代谢和肝功能正常化、乙型肝炎 e 抗原（HBeAg）的清除、降低乙肝病毒的脱氧核糖核酸（HBV-DNA）水平以及减轻肝脏炎症反应及纤维化。因此，从新生儿开始阻断 HBV 感染、普及疫苗、阻断母婴传播和水平传播途径，是预防 HCC 最有效、最安全的途径。

（3）丙型肝炎病毒（HCV）持续感染是发生 HCC 的另外一个主要风险之一。全球有 1.7 亿人慢性感染 HCV，进而诱发肝硬化甚至肝癌。成功清除 HCV 感染与临床和组织学的改善关系密切，并能够降低随后发生 HCC 的风险。由于当前尚没有成熟预防和治疗性的 HCV 疫苗，所以抗病毒治疗是防治肝硬化和肝癌的唯一有效方法。因此在高危人群中采用减少 HCV 传播的措施至关重要。

（4）高危型人乳头瘤病毒（HPV）是宫颈癌、生殖器及口腔癌的病原体。这种病毒易感染手足及会阴处的鳞状细胞上皮组织，利用宿主细胞的分化程序进行生命周期的增殖。高危型 HPV 病毒持续感染是宫颈癌发生、发展的最重要的致病因素。目前我国已经上市的 HPV 预防性疫苗有 2 价、4 价和 9 价疫苗。2016 年 7 月 18 日，2 价疫苗卉妍康（Cervarix）获得中国食品药品监督管理总局的上市许可，成为国内首个获批的预防宫颈癌的 HPV 疫苗。但是需要引起重视的是，我国民众对于 HPV 与宫颈癌的认知度和接受度都比较低，因此科普认知和三级预防意义重大。

（5）其他。相对于前面几种病毒感染与肿瘤，HTLV-1 引起成人 T 细胞白血病和淋巴瘤（ATLL）、人类疱疹病毒 8 型（HHV-8）诱发卡波西肉瘤等比较陌生。HTLV-1 主要流行于日本南部、南美和中非部分地区。人类

---

① 母婴垂直传播也称为母婴传播，是在围生期病原体通过胎盘和产道或哺乳由亲代传给子代的方式。

长期感染后逐渐形成一种高度侵袭性外周 T 细胞恶性淋巴瘤，是血液系统疾病中预后最为不良的一种。由于目前没有针对性的预防疫苗，因此阻断 HTLV–1 传播（母乳喂养、母婴传播、性传播及血液传播）是公认的预防 ATLL 的主要措施。而 HHV–8 像 EB 病毒一样，与 B 细胞肿瘤尤其是卡波西肉瘤有关，然因其相对少见，故不做详细叙述。

5. 小结

病毒感染性疾病与我们普通民众的生活是密切相关的，明确其传播途径及其与肿瘤的相关性，可以更为有效地采取相关的预防及治疗手段。传统的化疗或分子靶向治疗常常仅仅针对治疗病毒相关的肿瘤本身，而致瘤病毒的抗病毒治疗取得的巨大进步是癌症预防概念和实践的一场革命，尤其是针对慢性肝炎（最为常见的乙型和丙型肝炎）及 HPV 相关的宫颈癌疫苗已经取得积极的成果。

从中医学的角度就要求做到"虚邪贼风，避之有时……精神内守，病安从来"来阻断病毒病邪的侵袭，防患于未然，而后所谓"养正积自除"，"既病防变"。在日常生活中，我们应该知其然且知其所以然，才能对病毒感染与肿瘤的关系有一个较为清晰、客观的认识，做到有的放矢。

觥筹交错之间，小心隐形杀手"肝癌"

文 / 陈壮忠　医学指导 / 林丽珠

一年一度的体检到来了。李斌是一名外企的白领，平时身体挺"好"的，虽有多年的"小三阳"病史，但肝功能年年复查都是正常。可谁知此次体检 B 超显示肝脏占位，疑似肝癌。这给李斌当头一棒，平时身体没什么不舒服的他，生活上除了平时应酬时喝点酒、加班熬夜之外，也没什么不良习惯，肝区没疼痛，也没摸到什么肿块，怎么可能是肝癌呢？

1. 初识肝癌

肝癌指的是原发于肝细胞或肝内胆管细胞的恶性肿瘤，是最常见的恶性肿瘤之一。近年来，肝癌在世界各地的发病率都有上升趋势，而我国是肝癌的高发地区之一。据统计，每年有近60万人发病，约有25万人死于此病，其中我国占40%。从我国肝癌的地理分布来看，沿海地区高于内陆地区，东南、东北地区高于西南、西北和华北地区。在高发区，肝癌的发病年龄向年轻化推移，死亡高峰年龄在50岁左右。肝癌恶性度高，发展速度快，自然生存期短，易复发，病情发现的早晚、发现肝癌时肝功能的情况、肝癌的病理类型等都影响着肝癌的预后和转归。

了解了以上情况后，李斌明白了原来自己处于肝癌的一个高发地区。但是，他并没有感受到肝脏的异常表现，肝功能也正常，怎么一下子就"惹"上肝癌了呢？

2. 肝癌的隐形表现

原发性肝癌起病隐匿，早期肝癌可无任何的临床症状和体征，或者仅出现一些肝病所致的临床表现，如胁痛、胃口差、食后腹胀等。从中医的辨证角度分析，肝癌多由情志不畅、正气亏虚、饮食不节引起的肝脏气血不行，久积成肿瘤，故多数肝癌患者素有情志不畅、烦躁易怒、疲倦纳差等"肝失疏泄""脾虚肝旺"的症状，这正是肝癌的"隐形表现"。一旦肝癌出现临床症状时，多数已到中晚期。晚期肝癌多以肝区疼痛为主，并伴有腹胀、腹泻、呕吐、黄疸、便血、消瘦、皮下瘀斑、发热等症状，有些患者可以摸到肝区突出的肿块。林丽珠教授提到：很多时候，早期肝癌并不是表现在肝区的疼痛或者是腹部的包块。中医指出，肝主疏泄，助脾运化，故当肝脏发生病变时，很多时候表现在不典型的消化道症状及植物神经系统功能紊乱，比如胃纳差、腹胀、烦躁易怒等。可见，肝癌的表现并不在"肝"上，而是通过其他不典型的症状表现出来。

经过上面的了解，李斌回想了一下。确实，他大学毕业后，好不容易找到这么好的一个岗位，公司要求也很高；李斌是做营销工作的，总想着不能落后别人，加上他本来情绪容易紧张，工作对他来说压力蛮大的，每次压力大时总觉得晚上睡不好，身体容易忽冷忽热，手心流汗增多，工作出现不顺时不免发发脾气，借酒消愁，这些都给他患上肿瘤埋下伏笔。

"为何肝癌不选择别人，却选择了我呢？"李斌仍有疑问。林丽珠教授为此继续解释。

3. 肝癌容易"爱上"的人群

在说到肝癌的易患人群之前，我们必须明白肝癌的诱发因素及病因。肝癌的发病与乙型肝炎病毒感染、黄曲霉毒素、水源污染、农药、亚硝酸、饮酒等多因素协同作用有关。

（1）肝炎病毒的感染。在我国，乙型肝炎病毒感染和丙型肝炎病毒感染是导致发生肝癌的最直接原因。有关统计显示，乙肝表面抗原（HbsAg）携带者患肝癌的危险性至少是正常人群的 100 倍。肝炎病毒可引起急、慢性肝炎、肝硬变，并且在其他促癌因素的协同作用下，容易导致肝癌的发生。

（2）不良生活习惯。嗜酒、吸烟、熬夜、食用烧烤食物等都与肝癌的发病有关，特别是喝酒。众所周知，肝脏是酒精的解毒器官，若酒精摄入过多，会给肝脏造成重大负担，久而久之可使肝细胞反复发生脂肪变性、坏死、再生，导致肝硬化，最后癌变为肝癌。

（3）黄曲霉毒素。黄曲霉毒素被认为是最强的致癌剂之一，诱发肝癌的最小剂量每天仅需 10 微克。凡是霉变的食品都有可能存在黄曲霉毒素，其中霉变的花生、玉米及其制品中黄曲霉毒素的含量最高，长期食用这些食物则容易导致肝脏癌变。

（4）饮水污染。20 世纪 80 年代发现江苏启东饮用沟塘水者肝癌发病率为（60～101）/10 万，饮用井水者仅（0～19）/10 万。调查发现，沟塘水中有一种蓝绿藻产生的藻类毒素可能是饮水污染与肝癌发生的有关线索。后来人们开始对井水和沟塘水进行杀灭蓝绿藻、爱护水资源的行动，经过一段时间的处理，启东地区的肝癌发病率有所下降。

（5）不良情绪的影响。中医讲肝主疏泄，主藏血。若情志郁怒，可使情志不得发泄而致肝气郁结，气滞则血瘀、瘀血结于腹中，日久可变生积块。如《难经本义》所述："积蓄也，言血脉不行，蓄积而成病也。"据临床调查发现，近70%的肝癌患者存在暴躁易怒、易激动、易生气等不良情绪。

此时，李斌心中的疑团终于解开了：自己本来是"小三阳"患者，肝脏癌变的概率远高于正常人，而平时工作应酬时，觥筹交错间，动辄三杯下肚，再玩个通宵，加上每次到了月末，工作指标仍未完成，只能临时抱佛脚，加班熬夜，这些都是诱发肝癌的因素。

冰冻三尺，非一日之寒。看来，要做到真正防癌，应学习一些健康常识，从日常生活一步步做起，平时更多关注自己的健康问题，别忽略一些简单的症状，同时注意定期进行体检，这样才能防治肝癌这个"隐形杀手"。

"太平公主"也有"胸"险

文/陈壮忠　医学指导/林丽珠

很多女性为自己平坦的胸部感到困扰，但是随着近些年乳腺疾病的发病率上升，这些"太平公主"也会庆幸自己虽然胸部小但不会患上乳腺癌。真的是这样吗？我们要如何防治乳腺癌呢？我们又有哪些"武器"来战胜这个疾病呢？我们采访了林丽珠教授，让她来为我们解答上述疑问。

1. "太平公主"也会罹患乳腺癌

乳腺肿块是乳腺癌最常见的症状，约90%的患者因此而就诊，部分早期乳腺癌患者因肿块较小，未能满意触及，并且没有明显的不适而不予以重视，直到发病了，才借助影像检查发现占位病变。早期乳腺肿块通常在乳房内可触及，大小不等，多以单个或多个肿块组成，质地较硬，可活动，一般无明显疼痛，少数伴有隐痛、钝痛或刺痛。

"乳腺癌的发病与多种因素有关，乳房的大小却不是重要的原因。有时乳房较小的，肿物触摸不满意，早期病情也可能被忽略。"林丽珠教授指出，乳房的生长发育主要受生殖内分泌轴系的多种激素的影响。乳房小不会得乳腺癌这一想法是缺乏科学依据的，即使提早终止乳房发育的女性，体内激素分泌只要出现异常，同样会引起各种乳腺的问题。林丽珠教授临床诊治过的乳腺癌患者中就有很多是乳房小的女性，甚至男性也会患乳腺癌。乳腺癌的患病与体内激素平衡水平、平时生活环境、工作压力等都关系密切。

2. 乳腺癌病因未明，八成乳腺癌患者有"抑郁倾向"

"根据世界卫生组织（WHO）公布的相关数据，普通人群有6.1%～9.5%的抑郁症发病率，而癌症患者的抑郁症发病率却高达20%～45%之间，乳腺癌患者的抑郁倾向尤为明显。我们用临床积累的数据进行分析，结果发现，有高达80%的乳腺癌患者有不同程度的抑郁症。"林丽珠教授介绍，"中医学认为长期抑郁、内伤七情是乳腺癌的重要病因之一，明代朱丹溪在《丹溪心法》乳岩（乳腺癌）篇就明确指出妇人忧郁愁遏是乳腺癌发病的重要原因。情绪抑郁，七情所伤，影响内脏气机运行，气滞日久，必有瘀血，气滞血瘀长期蕴结不散，常可逐渐形成肿块。"这都说明了乳腺癌的发生与气郁有关，也与现代医学认为乳腺癌与抑郁密集且相关的观点高度一致。

现代社会资讯发达，生活节奏较快，职场工作压力大，加班加点成了家常便饭，吃饭休息不定时，因此很多乳腺癌患者患病之前都有抑郁的倾向；而经过手术、放疗之后，女性的部分特征没有了，有些患者会认为自己的身体不男不女，心理上一时难以调适过来。这时，如果加上配偶不体贴，夫妻关系和性生活受到影响，患者不良的身心感受会进一步强化，从而引起抑郁症。而已经患有抑郁症的患者，症状则可能会进一步加重。所以防治乳腺癌，学会释放压力，让心情舒畅，是非常重要的。

3. 早期治疗，疗效较好

林丽珠教授指出，综合治疗是乳腺癌的大方向，要根据患者的症状、体征、所采用的西医治疗手段、不同的治疗阶段以及患者病后的气血盛衰、脏腑功能的阴阳虚实等进行综合分析，再提出相应的治疗方案。中医认为乳腺癌的发生与情绪有着密切关系，脏腑功能低下，气虚血弱，冲任二脉空虚，邪毒侵袭导致冲任失调，气滞血瘀，久则聚痰酿毒，凝结于乳中而成癌。乳腺癌发病过程，往往是因虚而致实，因实而更虚，致虚实夹杂，本虚而标实。因此，临床时要注重辨证与辨病结合，在辨证论治中应分清虚实主次，辨别邪正盛衰，权衡后立足于扶正祛邪并施，遵守以扶正为主、祛邪为辅的原则，配合有抑制肿瘤增殖的中草药，便可事半功倍。同时，更要注意标本缓急，中医配合手术、放化疗、内分泌治疗，增效减毒；或单纯以中医为主，以期提高生存质量，延长生存期。可内服、外敷、针灸并施，也可将传统中草药、中药针剂、丸散剂并用，疗效更有保证。

早期诊断、早期治疗的乳腺癌患者，其生存时间不断延长。以往认为生存期不超过半年的Ⅳ期乳腺癌患者经过综合治疗后，5 年生存率不断提高，中位生存期也逐渐延长至 30 个月左右；而全球范围内，对内分泌治疗有效的乳腺癌患者已经开始统计 10 年生存率。为了防患于未然，女性平日的保养和检查显得尤为重要。患者在无意中或自我检查中发现乳房不适，应及时到医院就诊，以便早诊断、早治疗，切忌讳疾忌医。

这些操作可发现早期肿瘤，
延年益寿不是梦

文 / 郑心婷、陈壮忠　医学指导 / 林丽珠

> "医生，我是不是得了晚期鼻咽癌？" 门诊的时候，黎女士忍不住哭了出来，"我好害怕，好无助啊！" 医生一边安抚黎女士，一边询问病史："你好好的！怎么无缘无故这么说啊？" 黎女士抽泣着，指着体检报告说，"您看，这个 EB 病毒阳性，是鼻咽癌、淋巴瘤的高危因素，还说要咨询医生。"

国家癌症中心发布的《2017 中国肿瘤登记年报》显示：在我国，每年新发癌症病例高达 429 万，约占全球新发病例的 20%，死亡接近 281 万例。换一句话说，全国每天约 1 万人确诊癌症。而且，有数据显示，40 岁之后癌症发病率快速提升，至 80 岁达到高峰，中青年患病比例也较高；肺癌为发病率、死亡率双率第一；甲状腺癌快速上升；死亡率排前的癌症主要是肺癌和消化系统癌症。此外，我国肿瘤发病还存在另一个现象，就是确诊时肿瘤分期都比较晚。如何做到早期诊断，早期发现呢？这离不开肿瘤筛查。下面简单给大家介绍一下。

1. 肺癌：推荐 CT 检查

近年来，由于诊疗技术的发展，医用机器的普遍使用，研究发现低剂量

螺旋 CT 筛查肺癌，分辨率高，肺癌肿瘤在 1 cm 甚至 0.8 cm 时即可被查出。X 光片曝光度不足，分辨率低，因此检出率比较低，难以发现早期肺癌或者隐匿型肺癌。很多时候胸部 X 光片检查诊断是肺癌早期，但临床常常就已经到晚期了。

林丽珠教授建议：50 岁以后的中老年人、长期抽烟者、烟雾接触者、矿场工作者、既往有肺结核等肺病病史或有肺癌家族史的人，建议体检中把 X 光片换成 CT 检查，这样更容易排查肺癌存在的可能。另外，更推荐大家用低剂量螺旋 CT 筛查肺癌，加上几个生物标记，检出率可以达到90% 以上。

2. 肝癌：甲胎蛋白、乙肝病毒 DNA 或丙肝病毒 RNA 定量 + 彩色 B 超检查

据报道，全球有约 50% 的肝癌发生在我国，肝癌造成的伤害使人害怕，所以在体检时都会选择做腹部 B 超，以为这样可以查出肝脏问题，其实腹部 B 超也会出现漏诊情况。

林丽珠教授建议：乙肝病毒或丙肝病毒感染、长期酗酒、非酒精脂肪性肝炎、食用被黄曲霉毒素（AF）污染的食物、各种原因引起的肝硬化以及有肝癌家族史等肝癌高危人群，或年龄 40 岁以上人群，建议考虑每半年筛查一次。国内多数专家建议联合甲胎蛋白检测、乙肝病毒的脱氧核糖核酸（乙肝病毒 DNA）或丙肝病毒 RNA 定量和肝脏彩色超声检查对肝癌高危人群进行定期筛查，发现异常应进一步考虑 CT 检查或磁共振检查。

3. 食管癌、胃癌、大肠癌：胃肠镜检查

食管癌、胃癌、大肠癌是很常见的消化道肿瘤，农村地区以食管癌、胃癌为主，城市则以大肠癌为主。如何早期发现这些肿瘤呢？很多人都知道要做胃肠镜的检查，但因为惧怕其副作用或者要做消化道的准备便敬而远之。

林丽珠教授建议：对于食管癌、胃癌、大肠癌最直接的筛查就是消化道内镜检查，包括胃镜、大肠镜；对于惧怕消化道反应和疼痛的患者来说，现在无痛胃肠镜是一个很好的选择，而做胃肠镜前的胃肠道准备仍是十分必要

的。如果胃肠镜检查发现可疑病灶，则取活检送病理学检查，后续根据活检病理结果采取相应的随访复查和处理方案；对于息肉、溃疡等癌前病变，则可及时干预防止癌变。对于未发现异常但存在症状者，则可用中医药对症治疗，定期随访。必要时还需要结合粪便检查、相关抗原检查和 CT 检查、超声内镜检查。

4. 乳腺癌：乳腺钼靶和乳腺彩超检查

很多人会采用 CT、红外线、基因检测来筛查乳腺癌，但对于最基础的乳腺钼靶、彩超往往常被人们忽略。当 CT 用于乳腺癌检测时，存在灵敏度不高、对乳腺的特异性也不强的劣势。红外线检测受机器性能的影响大、灵敏度低、误差大，并且医生的主观判断强，现在的大医院都不用这个方法做检测。基因检测目前还不能用于筛查乳腺癌等肿瘤疾病。

林丽珠教授建议：对于乳腺癌的早期筛查，首先建议通过乳腺钼靶照片和乳腺彩超来综合判断。对于高度怀疑患者来说，还要进一步进行核磁共振成像（MRI）检查来确诊。

5. 宫颈癌筛查：千万记住用 TCT 检查

这两年人乳头瘤病毒（HPV）疫苗的推广，再次引起人们的注意。很多人一听说检查宫颈癌，首先想到的是 HPV 检查，其实 HPV 是对病因的检查。真正有效检查宫颈癌的是液基薄层细胞检测（TCT 检查）。

林丽珠教授建议：与传统的宫颈刮片巴氏涂片检查相比，TCT 检查明显提高了标本的满意度及宫颈异常细胞检出率，目前已普遍应用于临床。TCT 检查宫颈防癌筛查对宫颈癌细胞的检出率能达到90% 以上，同时还能发现癌前病变，微生物感染如霉菌、滴虫、衣原体等。

6. 前列腺癌：PSA 和前列腺彩超

近些年来，我国的前列腺癌疾病发病也有增加的趋势。如何早期发现呢？除了前列腺彩超，也不能忘记前列腺特异性抗原（PSA）。

林丽珠教授建议：50 岁以上的男性可选用 PSA 项目来排查前列腺癌。因为 PSA 费用更加低廉，是早期筛查前列腺癌特异性的最方便、最敏感的方法，结合前列腺彩超检查更有保证。必要时还要结合直肠指检前列腺和前列腺 MRI 来进一步检查。

7. 鼻咽癌：鼻内镜检查

鼻咽癌是我国广东等南方地区的高发疾病之一，俗称"广东癌"。很多人体检会检查 EB 病毒抗体，其实这也是对病因的检查，真正有效检查鼻咽癌的是鼻内镜检查。

林丽珠教授建议：对于高度怀疑鼻咽癌的最直接的筛查就是鼻内镜检查。如果鼻内镜检查发现可疑病灶，则取活检送病理学检查，后续根据活检病理结果采取相应的随访复查和处理方案；对于息肉等癌前病变，则可及时干预，防止癌变。对于未发现异常而症状明显者，则需要加做鼻咽部 MRI。

8. 甲状腺癌：甲状腺彩超和甲状腺功能检查

近几年，全世界甲状腺癌有高发的趋势，其中很多为乳头状癌，预后相对较好，但对其筛查还是不能放松。

林丽珠教授建议：对于高度怀疑甲状腺癌的患者，要及时检查甲状腺功能和甲状腺彩超，如发现存在异常，必要时可以行相关抗癌及甲状腺 MRI 来进一步排查。

此外，对于胰腺癌、卵巢癌、子宫内膜癌、肾癌等常见肿瘤的筛查，可以先行彩超检查排除，必要时进一步行 CT 或者 MRI 检查，相关抗原五项也可以作为参考。

特别告诉大家的是，确诊肿瘤目前所有的金标准只有病理，上述所有检查都是筛查而已，中医也需要这些检查来确诊是否有肿瘤。最后，记住远离肿瘤最好的办法就是不得病。如果万一不幸患病，那么早期诊断，早期治疗，预后更好。

家有肿瘤患者

文 / 陈壮忠　　医学指导 / 林丽珠

> 60岁的吴先生是某单位的"一把手"，家庭和睦，妻贤子孝，收入也蛮不错，一家其乐融融，在别人看来是非常幸福的一家。谁知道，临近退休的时候，他却因为"腹部疼痛、大便不畅1个月"被确诊为大肠癌。

世界卫生组织等机构早已把癌症定义为一种可治疗、可控制，甚至可治愈的慢性病。也就是说，肿瘤虽然比较难以治疗，但它绝不再等于死亡，不再是"不治之症"了。但当某一个患者被确诊为癌症，在医生宣布病情的那一刻，无疑给这个患者及其家庭罩上一层阴影。有怨天尤人者，有悲痛欲绝者，有惶恐不安者，有害怕癌症会传染者……殊不知，家庭成员的一言一行都会直接影响患者，这些不良情绪只会使患者的病情雪上加霜，加快其病情的恶化。临床实践证明：凡得到家庭支持的患者，他们能恢复得更快、更好，即使是晚期癌症患者，也可有较好的生存质量；而缺乏家庭温暖的患者，往往病情会加速恶化，更痛苦地走完人生的最后旅程。因此，治疗肿瘤，需要患者、家属、医生乃至社会整体来共同投入。林丽珠教授强调，家属应克服悲伤和恐惧心理，积极地从生活上给患者更好的照顾，从物质上、精神上等各个方面给予支持，让患者有战胜疾病的信心和勇气，这才是明智之举。

1. 癌症不是传染病

"这个病会不会传染，我们要如何保护自己呢？"经常有家属问道。有的家属或者亲戚得知患者患上肿瘤，立即与其划清界限。

其实，科学家们早期进行了大量的研究，都没有发现癌症具有传染性的有力证据。在研究中虽然发现不少癌症与病毒的关系，但临床实践并未发现癌症引起传染的病例。因此，卫生部等卫生组织并没有将癌症列入传染病的范围中。可以说，与癌症患者的一般接触是不会引起传染的，对癌症患者无须像对传染病患者一样进行隔离。

肿瘤不是传染病，是不会传染的。相反，因为肿瘤患者免疫力低下，家属的一些疾病，如流行性感冒会感染患者，加重其病情。但是，由于癌症患者常有合并症的存在，而有些合并症是有传染性的，如肝癌患者一般有感染乙肝病毒的基础；因此，在日常的护理中，讲究卫生是非常必要的。

2. 是保密还是公开

患者是有知情权的，但肿瘤又是特殊的。患癌的消息对患者来说无疑是晴天霹雳，即使是性格开朗、乐观的人亦很难一下子接受；而对那些感情较脆弱的人来说，盲目的恐惧和精神上的崩溃更会使其一蹶不振。是选择告知病情还是对病情保密，家属往往难以做出决断。

"不要告诉患者。""我们怕他会知道，所以不敢带他到肿瘤科看病。"有些家属对患者进行严密的消息封锁，在患者面前说着千篇一律的"台词"。但是，患者反而往往会从家属异样的神情、不自然的气氛中，猜测自己患的是癌症，甚至对自己的病情妄加揣测，尤其是懂一些医学常识的人更是如此。或者患者会以为自己没有病，一点都不在意，等到疾病发作，症状就非常严重了，治疗起来非常麻烦。

因此，林丽珠教授主张在适当的时间、以适当的方式告知患者部分病情，而非全盘告知——让患者知晓病情是可以治疗的，但不必完全知道病情，尤其是对疾病的严重性，尽量少知道一点，以免使患者失去信心。所谓"适当的方式"，即是用客观、科学的解释告知患者，这样做可以避免患者胡乱猜测病情和排解周围紧张气氛所给予的压力，更重要的是使患者对自己的病情有所了解，思想上有所准备，对自己的症状会加以注意，充分调动患者的抗病潜能，才能变被动为主动，密切配合医生的治疗和治疗后的康复工作。采取这种积极的做法，往往能收到更好的治疗效果。当然，对极少数的晚期患者，采取任何治疗措施都为时已晚，或对一些感情特别脆弱的患者也可考虑实行保密，避免其因精神因素造成更大的伤害。

3. 抓住今天最实在，让患者将癌症"置之脑后"

鼓励患者，给患者积极的暗示。积极的暗示是积极的精神刺激，对身心健康大有裨益：而生理学、心理学研究明确指出：在恶性精神刺激（如嘲讽、悲观、情绪低落）下，身体中自然形成一种紧张的压力，这种压力削弱了人体抵御癌症的能力。

所谓癌症的生存期、中位生存期，是运用流行病学统计的方法，统计患有某一种癌症的患者大概的存活时间。但是，对于不同的患者来说，这个生存期是存在差异的。每一个患者的生存期跟多种原因有关。研究发现，积极的鼓励会激励患者营造轻松的气氛，往往可以减轻患者的痛苦，延长其生存期；而消极的想法、过大的压力则会加重病情，缩短患者的生存期。

家属可以给患者讲述一些名人的抗癌故事，如焦裕禄、周恩来，他们在患癌期间，仍一如既往地处理各种事务，临"癌"不乱，更没有重病缠身之态。或者让患者适当参加工作或做些力所能及的事情，暂时将癌症置之脑后。思则气结，反复思虑、过分关心"癌情"则会更加忧心忡忡、悲观失望，从而加重病情。

4. 做好"家庭医生"

家有肿瘤患者，家属压力也很大。但无论怎么样，路还是要走，生活还是要继续。生活上，应该给患者悉心的照顾，尽可能创造一个舒适的环境。合理饮食、注意节制才是患者的饮食之道，百无禁忌或诸多忌口的做法都是过于极端的，反而容易造成病情恶化。一般情况下，肿瘤患者可以和正常人一样，以新鲜、清淡、易消化的食物为主。但由于患肿瘤使味觉有所改变，肿瘤患者常常患有厌食症，富含蛋白质的食物会使癌症患者感到味苦，但蛋白质是一种极重要的营养素，对患者提高抵抗力大有益处，故应设法鼓励患者食用，并可以多添加维生素。

家属应该向医生咨询一些基本的医药知识，如应该了解药物的名字、药物的性质，是口服的还是外用的，剂量是多少，空腹服用还是饭后服用，是一天服用几次还是几天服用几次，有没有副作用，副作用是什么样子的，是正常的还是不正常的，如果有了副作用要怎么处理，各种药物是分开服用还是一起服用，服用期间要注意些什么等。家属甚至可以了解所用药物还可以治疗哪些疾病。对于服用中药控制疾病的，也应该了解如何煎药，是先煎还是后下，要放多少水，煎多久时间，药物煎好后要怎么服用，能不能复渣，什么时间服用疗效最好，除了内服药物之外是否还有其他方法，服用药物期间是否还可以配合食疗等来一起治疗，等等。

肿瘤患者在进行化疗的过程中，无论是静脉注射化疗药，还是口服化疗药，常常出现胃肠道不良反应和骨髓抑制。放疗期间，患者又常常出现口干纳差等症状。此时，应给患者进食流质或半流质饮食；若并发口腔炎，则应避免摄入过冷或过热的食物，饭后可用淡盐水漱口。骨髓抑制可使血小板减少，易发生牙龈出血，所以，应用软牙刷代替硬牙刷刷牙；骨髓抑制还可致白细胞减少，使患者的抗病能力降低，因此不宜让肿瘤患者与感冒患者密切接触，还要按期给肿瘤患者复查血象，如有异常应及时处理。

晚期癌症患者常有持久而剧烈的疼痛，家属要认真对待，切勿把它当作理所当然的事而置之不理。现代科学对疼痛已有很好的控制方法，应尽早请医生给予指导处理，按照世界卫生组织三阶梯的方法，按时、足量使用止痛药，可以很好减少痛苦。同时要想办法分散患者的注意力，可用热水袋敷于痛处，或用冰袋放在疼痛部位，这有助于减缓痛觉向大脑皮层传导的速度，使疼痛减轻。

家属平常也应该注意：患者患上什么病，平常有哪些不舒服？需要注意什么？现在做的是什么治疗？应该什么时候回院复诊？主诊医生什么时候出诊？是让患者单独复诊，还是陪同复诊。总之，家属是患者的港湾，平常应该多一个心眼，留意患者的变化，及时同医生沟通，做医生的帮手。

5. 家属也要学习医学知识

随着科技的发展，分工也越来越细。但医学是关于人自身的科学，癌症患者家属可以通过网络、电视、报纸、书籍等渠道获取医学知识，包括患病的机理、病情的演变、患病后的养生等。由于经济利益的驱动，现在有很多人利用市民医学常识的匮乏大肆做医学广告，夸大其医疗价值。林丽珠教授告诫说，"一般可以到正规的书店买某一专业的基础、科普类书籍，这样能减少上当受骗的概率。"

下面几个步骤可以教你看穿虚假广告：①只要在广告中出现绝对化的语言，如"最高级别的、世界最先进的"，或承诺治愈率的，比如"癌症保证治愈，患者想吃啥就吃啥"等，肯定都是虚假广告。②医生、专家、患者、孩子现身说法的也是虚假信息。《药品广告管理办法》中明确规定，严禁"利用医药科技单位、学术机构、医院或儿童、医生、患者的名义和形象作为广告内容"。③只要有领导人或国家机关在职人员出现的广告，肯定都是违法广告，因为《中华人民共和国广告法》明确规定，禁止使用国家机关和国家机关工作人员的名义进行广告宣传。④出现医疗技术、诊疗方法，比如"基因治疗""纳米技术"等都是违反规定的。⑤打着解放军或武警部队旗号进行宣传的也是虚假信息。根据规定，凡使用解放军或武警部队名义的医疗广告，都是违法的。

6. 化疗的同时，不忘"话聊"

随着研究的深入，研究者发现，心理因素在肿瘤诊疗过程中日趋重要，对于缓解患者症状、延长生命、提高生存质量意义重大。研究发现，目前，临床上70%～80%的肿瘤患者伴有心理障碍，常常表现为抑郁、沮丧、焦虑、焦躁、惊骇、失望、绝望、妄想等。除了癌细胞对身体的疯狂残虐外，心理因素也日益成为抹杀肿瘤患者生命的一个重要因素。临床实践还发现，消沉沮丧的不良情绪长期作用于人体，也可导致人体患上肿瘤，而肿瘤造成的机体不适又会产生不良情绪，反过来加重患者的病情。作为一种恶性刺激，不良的情绪会使机体的免疫功能低落，影响对癌细胞的免疫监督，以致癌细胞继续"疯"长，这样的恶性循环，将直至生命的终结。

林丽珠教授指出，在肿瘤患者接受化疗等各种治疗前后，与患者进行沟通，以及各种良性的心理干涉，对帮助其克服各种不良情绪有着非常重要的作用。林丽珠教授还表示，在肿瘤患者接受化疗、放疗的同时，也不忘与其"话聊"。据介绍，"话聊"就是谈话聊天，作为癌症诊疗中的重要心理干涉方法日益得到重视，近几年已被越来越多的医疗机构所采用。

7. 让肿瘤患者参加力所能及的活动，实现"带瘤生活"

医生往往会建议患者多休息。但有些人简单地将"休息"理解为睡觉，一旦得了病，就整天躺在床上，一动不动的，什么也不做，饭来张口，衣来伸手。而有些家属一见患者得病了，什么都帮着做，什么也不让做，什么地方也不让去。其实这是有悖养生之道的。林丽珠教授表示，肿瘤患者也应该适当活动一下。

其实，好好休息指的是肿瘤患者应该遵守正常的作息时间，做一些力所能及的事，如打太极拳、做八段锦、练气功、散步、做家务、看电视节目、听广播、听音乐等，这些都能使患者感到轻松愉快，并利于养生。如时逢冬季，冬日阳虚阴盛，室内外温差比较大，晚上寒邪重，最好早睡、晚起，睡觉的时候，被子要盖住双肩与双足；一定要严格遵守作息时间，等太阳升起、阳气上升时再出门，出门时也要注意保暖；中午可以小睡一会，但时间不要过长，免得影响夜晚的正常睡眠；患者还需要进行康复训炼，一定要根据自己的病情和身体状况进行相应的锻炼。要选择太阳已经完全升起以后进行，同时选择空气流通好、人比较少的地方进行，如果锻炼时出了汗，一定要及时更换衣服，防止感冒。

8. 一人患病，全家注意

研究发现，肝癌常有家族聚集的倾向，常见一个家族有几个人得病。有乳腺癌家族史（母亲或姐妹患乳腺癌）的妇女，发生乳腺癌的机会比无乳腺癌家族史的人高3～4倍。国内外都有关于"癌症家族"的报道，例如拿破仑本人、他的祖父、父亲、一个兄弟和三个姐妹七人均死于胃癌。有"广东癌"之称的鼻咽癌也与遗传关系密切，广东人移民到国外，其后代鼻咽癌的发病率仍明显地高于当地人。

癌症发生是由于外界致癌因子的反复刺激和机体内不健全的防癌机制共同作用的结果。这种体内不健全的防癌机制是由于细胞内某些染色体和基因的异常，造成机体对致癌因子非常敏感，而染色体和基因的异常是具有遗传性的，因而使这个家族对某些癌症有易感的遗传倾向。流行病学研究显示，癌症与遗传因素有关，而且部分类型与遗传关系密切，癌症的遗传与机体对致癌因子的易感性和倾向性有关，个体之间也有差别。所以，如果家里有人得病，作为家属就要注意，要警惕患病的可能，注意相似的症状，如有症状就要早日就诊，及时体检，发现潜在的疾病；对于某些致癌因素，就尽量要避免，以免引起疾病。如家族有肝癌的家属，饮酒就要挑选品质信得过的产品，并少量饮用，千万不要酗酒，不要熬夜；对于家族中有食管癌患者的，就要尽量不饮用过热的茶、粥；对于有肺癌的家族，则要戒烟。

目前，我国已经进入老年化的社会，心血管疾病、癌症等疾病日益增多，抗癌的路任重道远，离不开社会的投入，离不开每一个人的付出。

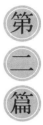

第二篇

肿瘤的蛛丝马迹

出现这些症状要警惕肿瘤存在的可能
—— 中医专家教你识别肿瘤常见十大危险信号

文 / 张少聪　蔡陈浩　医学指导 / 林丽珠

作为国内知名中医肿瘤专家，林丽珠教授接诊过的患者不计其数。然而，当遇到一些未及时重视自身问题而错过了最佳治疗时间的患者，她总为之扼腕叹息。林丽珠教授告诫大家，防治肿瘤牢记 "三早"：早发现，早诊断，早治疗。当身体发出以下信号时，你需要及时就医。

1. 逐渐增大的肿块

如颈前部有肿块要考虑可能是甲状腺肿瘤；乳房内有肿块要鉴别是否乳腺癌；颈上部耳后摸到无痛性肿块时，应警惕为鼻咽癌的转移癌，或是肉瘤引起的，如淋巴系统肿瘤、神经纤维肉瘤、血管肉瘤、脂肪肉瘤等，也可能是非肿瘤疾病如炎症、结核等，或是良性肿瘤。因此，遇到逐渐肿大的肿块，要尽早请医师诊断清楚，及时治疗。

2. 咳嗽、胸痛、痰中带血

咳嗽长期不愈，伴有胸痛或痰中带血，是肺癌最典型的症状，当肿瘤直接侵犯胸腔纵膈或转移到淋巴结压迫喉返神经则可引起声嘶，男性、长期吸烟者或40岁以上的患者更需提高警惕。然而，肺结核、支气管扩张等疾病亦可引起上述症状，因此需及时就诊，明确问题所在。

3. 消化不良、腹部疼痛或肿块

消化系统的炎症、溃疡、肠胃痉挛、胆道结石等病也可发生胃癌、肝癌、胰腺癌等的病情，肠梗阻、肠寄生虫病等也可引起腹内肿块，所以要尽早到医院就诊检查。

4. 咽喉异物感、吞咽困难

吞咽食物时，有进行性吞咽困难、梗噎感或胸骨后不适，这是食管癌的常见症状，有长期进食刺激性食物或吸烟、饮酒、饮浓茶及进食腌制食物者更需谨慎，但是要与慢性咽炎、食管炎和胸腔纵膈内其他疾病压迫食管所引起的症状区分开来。

5. 大便习惯改变、变细、带血，血尿

近年来，结肠癌、直肠癌在我国发病率连年攀升，当出现大便习惯改变、大便变细或带血时，需警惕结肠癌、直肠癌的发生。痢疾、痔疮、结肠炎等疾病也可引起上述表现，需至有经验的医生处就诊。肾癌、膀胱癌、输尿管癌可出现尿中带血的症状，需与泌尿道结石、肾炎等相区别。

6. 经期大出血，经期外或绝经后出血

月经期间或绝经期后出现不规则阴道出血，特别是性交时出血是宫颈癌常见的症状，要及时到医院检查。需与宫颈糜烂、宫颈炎、子宫功能性出血以及子宫其他疾病相区别。

7. 鼻塞、鼻涕带血、颈部肿块、视觉障碍

经常出现鼻塞、鼻涕带血、鼻出血是鼻咽癌、鼻腔癌、副鼻窦癌常有的症状与体征，当有颈部肿块时则更加典型。要及时到医院检查诊断，不要误认为是鼻炎、鼻腔息肉等而遗漏了诊断。

8. 疣或黑痣发生变化

疣和黑痣如出现迅速长大或表面汗毛脱落，或局部发痒、分泌液体等体征时都要警惕。黑痣如果发生恶性变化，就变成恶性黑色素瘤，它的恶性度高，要及时治疗。

9. 久治不愈的伤口、溃疡

一个伤口或是溃疡超过8周都不愈合，就要到正规医院就诊。有可能是继发细菌感染造成伤口不愈，或者患了糖尿病等慢性疾病造成局部血管阻塞、循环不佳，或者怀疑有恶性肿瘤，需及时就诊。

10. 原因不明疼痛及体重减轻

很多肿瘤患者的首发症状就是疼痛，疼痛程度有别，严重疼痛可影响休息睡眠，当身体某部位出现不明原因的疼痛时需警惕肿瘤；肿瘤代谢生长旺

盛，对营养的摄取量巨大，尤其是消化道肿瘤患者可出现体重下降的情况，需及时排查肿瘤。

林丽珠教授指出：预防癌症最有效的手段是防癌体检，40 岁以上人群应每半年进行一次防癌体检，这可大大提高癌症的检出率。要做到早发现，早诊断，早治疗。

耳鸣长期不得治警惕"广东癌"

文 / 陈壮忠　医学指导 / 林丽珠

江门市 69 岁的张大叔，退休后赋闲在家，身子一向还可以，日子过得倒也很惬意。谁知道，2009 年 6 月开始出现右侧耳鸣，好像有蛐蛐在耳边叫一样。刚开始张大叔没有怎么留意，但由于症状逐渐加重，不得已，找了当地的"名医"看了好多次，"中医"说是老人肾虚引起，"西医"说是中耳炎，药吃了不少，症状却越来越重，甚至还伴有右侧头痛。2011 年元旦过后，他在儿女的陪伴下到医院就诊，并进行了鼻咽镜和磁共振检查，确诊为未分化非角化性鼻咽癌，就是俗称的"广东癌"。经过治疗后，张大叔的症状得到了初步的控制。

1. 长期耳鸣小心鼻咽癌

林丽珠教授指出，鼻咽癌是鼻咽部上皮组织发生的恶性肿瘤。在我国，鼻咽癌是常见的恶性肿瘤之一，其发病率和死亡率居恶性肿瘤的第八位。据世界卫生组织估计，世界上 80% 左右的鼻咽癌发生在我国，而广东、广西、福建等地为多发区，尤其是广东地区，而且广东人移居欧美国家后，其发病率也较之当地人高，故鼻咽癌也有"广东癌"之称。

鼻咽癌好发于鼻腔后方的鼻咽部，其位置较为隐蔽，早期无明显症状，容易被忽视。大部分患者是因发现颈部肿块或其他转移症状后才被确诊，从而失去治疗的最佳时机。

很多人都知道，鼻塞、鼻涕带血、颈部出现肿块，这些可能是鼻咽癌引起的。除此之外，不明原因的单侧耳鸣、单侧头痛，也是鼻咽癌的一个重要症状。统计数据显示，鼻咽癌就诊人数中，约有半数的患者有耳鸣症状。

2. 鼻咽癌和家族遗传有关，也可能与吸烟、吃腌制食物等多种因素有关

目前所知的鼻咽癌的发病可能与多种致病因素有关，如 EB 病毒感染、长期吸烟喝酒、吃腌制食品、微量元素摄入不平衡等。另外，临床上发现鼻咽癌具有较为明显的家族聚集性倾向。"当家族中有人患有鼻咽癌时，其他的人要高度重视该疾病，最好半年到一年时间就做一次正规的检查。出现症状时就要高度警惕该病！"林丽珠教授提醒说。

另外，多项流行病学的研究证实，吸烟与鼻咽癌显著相关。吸烟年龄越早，诱发鼻咽癌的风险就越大。香烟及其烟雾中含有 3 800 多种化合物，其中至少有 43 种是致癌物质。苯并芘是烟焦油中的主要成分之一，是大气致癌物的代表。除此以外，烟草中的亚硝胺类、焦油、尼古丁均是强致癌物。长期吸烟者，烟雾反复刺激鼻咽部，是导致鼻咽癌的主要原因之一。需要指出的是，长期被动吸烟者，诱发肿瘤的风险与主动吸烟者相当，甚至更高。

3. 鼻咽癌患者为什么会耳鸣

有 65% 以上的鼻咽癌患者发现有耳鸣症状，耳内声响因人而异，有的像蝉鸣、虫叫，有的像风声、机器轰鸣声等，轻重不一。耳鸣使患者感到心烦意乱，严重影响生活及工作。

人的鼻咽部与中耳腔之间有根相通的咽鼓管，它可以调节中耳腔内的气压，保持鼓膜内外压力的平衡。鼻咽癌好发于鼻咽部鼓管开口的附近，癌肿压迫咽鼓管开口，导致阻塞，引发了耳鸣。

林丽珠教授提醒：出现原因不明的单侧耳鸣，特别是 30 岁以上的男性，又有耳闭现象者，应高度警惕鼻咽癌的可能。此外，耳鸣也是其他某些疾病的先兆。如果出现持续性耳鸣，尤其是伴有耳聋、眩晕、头痛等其他症状，则须尽早就医，细查病因。

4. 头痛、视物重影也要警惕"广东癌"

鼻咽癌除晨起涕血、鼻塞等症状，尤其是单侧出现外，还有一个症状表现是头痛，表现为持续性的一侧头痛。这主要是因为肿瘤侵犯到颅内所致，多为鼻咽癌的晚期表现。林丽珠教授提醒说，日常生活中很多人都有过头痛的表现，一旦出现头痛症状，要及时排查原因，切勿耽误治疗。"还有的鼻

咽癌患者，其症状表现集中在眼部，出现看东西重影、眼球固定、外展受限等。"林丽珠教授提醒，出现眼部症状时多是鼻咽癌晚期了。

5. 早期诊断，中西医结合治疗，"广东癌"预后好

林丽珠教授表示，由于鼻咽癌的解剖学特点和生物学特性，放射治疗是目前对鼻咽癌的首选治疗手段，应根据病情需要及时配合化疗，近年来还有靶向药物治疗等。在治疗的过程中，结合中医药的治疗，可以明显减轻放疗的毒副反应，包括近远期的毒副反应，提高免疫力，防止复发。同时，在治疗过程中，要做好护理，配合适当的营养，增强氨基酸、维生素等营养物质的摄入，才能更好地促进患者康复。

经过及时、有效地治疗，目前鼻咽癌患者5年生存率不断提高，早期患者有痊愈的希望，生活质量也得到很大的提高。

"疾病不是检查出来的，而是本身有病变才能检查出来。鼻咽癌的一些症状看似'很温柔'，其实到了晚期鼻咽癌对人体破坏性较大，常常导致患者的生活质量低下，被视为头颈部恶性肿瘤发病的第一位。因此，早期发现、及早治疗鼻咽癌对该病的意义重大，生活中要尽可能多学习健康保健常识，不忽视身体的微小症状，一旦有异常表现时，要及时到医院做检查，切勿讳疾忌医！"林丽珠教授告诫。

如何早发现"肺癌君"

文／张晶

李叔，60岁，吸烟多年，今年5月因为咳嗽、咯血到医院来就医，经查胸部CT和肺穿刺活检，发现为肺癌晚期。李叔很难过，同时也很疑惑，问医生："怎么会这样子，我每年都有体检的，我上年12月才刚体检完。"医生追问："你每年有做肺部的检查吗？做什么检查？"李叔说："有呀，有做呀，拍片。"他把报告给医生看，医生一看，体检做的是胸片。医生解释道："李叔，你是高风险的患者，每年的体检需要做低剂量螺旋CT来筛查，而不是普通的胸片。"

在中国的最新癌症统计数据中，肺癌的发病率和死亡率在男性中占据了第一位，在女性中分别占据了第二位和第一位。肺癌在60～74岁年龄段人群中，无论男女，发病率和死亡率均占据所有癌种的首位。肺癌属于恶性程度高的肿瘤，但早期的肺癌可以通过根治性手术或者先进的放疗技术治愈，获得长久的生存。早期肺癌患者手术切除后5年生存率可达60%～90%，而晚期肺癌患者5年生存率只有5%。所以肺癌的筛查至关重要。

1. 什么是癌症筛查

癌症筛查指的是出现症状之前，通过检查手段来判断是否患病。癌症筛查有助于发现早期的癌症，以及提高治疗效果，延长生存期。

2. 哪些人需要进行肺癌筛查

美国国立综合癌症网络（National Comprehensive Cancer Network，NCCN）指南提出了肺癌筛查的风险评估因素，包括吸烟史（现在和既往）、氡暴露史、职业史、患癌史、肺癌家族史、疾病史（慢性阻塞性肺疾病或肺结核）、烟雾接触史（被动吸烟暴露），并将其分为3组风险状态，分别是：①高危组：年龄55～74岁，吸烟史不小于30包/年，戒烟史小于15年；或年龄不小于50岁，吸烟史不小于20包/年，另外具有被动吸烟除外的一项危险因素。②中危组：年龄不小于50岁，吸烟史或被动吸烟接触史不小于20包/年，无其他危险因素。③低危组：年龄小于50岁，吸烟史小于20包/年。

而我国在2015年中华医学会放射学分会心胸学组发布的《低剂量螺旋CT肺癌筛查专家共识》建议，在高危人群中进行肺癌筛查。其中高危人群是指：年龄50～75岁；至少符合以下一项危险因素：吸烟不小于20包/年，其中也包括曾经吸烟但戒烟时间不足15年者；被动吸烟者；有职业暴露史（石棉、铍、铀、氡等接触者）；有恶性肿瘤病史或肺癌家族史；有慢性阻塞性肺疾病（COPD）或弥漫性肺纤维化病史。

其中"包/年"是用来衡量吸烟严重程度的一种方法，它的计算方式为每天吸烟的包数（假设每包约20支烟）×吸烟时间，比如：每天吸1包烟、吸烟20年，烟龄为20×（1×20）包/年。

3. 最有效的肺癌筛查利器

低剂量螺旋CT（LDCT）发现早期肺癌的敏感度是常规胸片的4～10

倍，可以检出早期周围型肺癌。国际早期肺癌行动计划数据显示，LDCT 筛查能发现85% 的 I 期周围型肺癌，术后10 年预期生存率达92%。此外，美国国家肺癌筛查研究显示，胸片检查并未能降低肺癌的死亡率，LDCT 筛查可降低20% 的肺癌死亡率，是目前最有效的肺癌筛查工具。

4. 多久应进行一次低剂量螺旋 CT 筛查

高危的人群应该每年进行一次 LDCT 检查。如果这次筛查结果是阴性，那么下次体检是否还需要接受这项检查呢？下次体检时，如果仍属于高危人群，建议每年进行 LDCT 肺癌筛查。但如果已经不再符合高危人群标准，可以不接受筛查。

5. 低剂量螺旋 CT 辐射大吗

LDCT 较常规 CT 辐射量降低75% ~ 90%，接受一次 LDCT 相当于接受15 次常规 X 线胸片检查，或者相当于人体6 个月内接受的自然辐射（自然存在氡的辐射）。

长期声音嘶哑不缓解要警惕食管癌

文 / 陈壮忠　医学指导 / 林丽珠

74 岁的张伯，来自三水迳口华侨农场，平素身体还可以，退休后一直在家莳花弄草，日子倒也过得清闲。谁知道，2010 年3 月，他出现声音嘶哑的症状。刚开始张伯没有留意，以为是上火，于是自己去药店买了点消炎药服用，但是几个月过去了，还是老样子。他不得已到当地医院就诊，胸透也没有找出异常。医生按照咽炎给予治疗，但过了一段时间后，病情不但没有好转，症状反而逐渐加重，几乎讲不出话来。在广州上班的儿女知道父亲的病情后，很是着急，赶紧回家把父亲接到广州检查，做了 CT、胃镜病理检查，结果才发现张伯是因为食管癌而导致的声音嘶哑，而且肿瘤已经开始扩散到肝脏了。这不啻是一个晴天霹雳，张伯不得不面对一个完全不一样的老年生活。

声音嘶哑，往往被人们简单地认为是感冒发烧或咽喉炎引起声带水肿所致，其实不尽然。医生提醒，长期声音嘶哑不容忽视，要小心食管癌。

1. 食管癌为什么会出现声音嘶哑

林丽珠教授表示，食管癌出现声音嘶哑，主要是由于肿瘤压迫喉返神经所引起的，声音嘶哑也可见于肺癌、喉咽、淋巴瘤等胸部、头颈部肿瘤。这是因为控制左侧发音功能的喉返神经由颈部下行至胸部，绕过心脏的大血管返行向上至咽喉，从而支配发音器官的左侧，胸部肿瘤在生长的过程中不断"扩张恶性势力"，压迫了该神经导致声带麻痹，从而导致声音嘶哑。以声音嘶哑为首发症状占所有食管癌病例的 15.5% 左右。出现声音嘶哑的时候，已经是食管癌晚期的表现之一，所以千万不要掉以轻心。

2. 如何鉴别声音嘶哑是炎症还是肿瘤所引起的

"肿瘤如此可怕，有什么简单办法鉴别是肿瘤还是炎症呢？"林丽珠教授指出，要鉴别这个疾病，就要对常见的不良症状加以留心。有一个简单可行的办法——如果是一般性炎症，两周时间基本能改善或恢复，除非有慢性喉炎或咽炎病史的患者。如果是用嗓过度引起的声音嘶哑，经过两周时间的静养，声带紧张状态也可以得到缓解。如果出现原因不明的声音嘶哑，经过两周的对症治疗后仍然没有改善，那么就必须引起足够的重视；三个月不能缓解，就要高度警惕是不是肿瘤所引起的，应该考虑到正规医院接受专业检查。

3. 做哪些检查可以排查肿瘤呢

林丽珠教授指出，出现声音嘶哑，做一些检查可以明确鉴别是喉部炎症还是其他原因所引起。最简单的有间接喉镜、电子显微喉镜、动态喉镜等，还可以采取喉部 X 线检查、CT 或者核磁共振等检查方法。最后的确诊须行"活检"，经过病理检查是否有癌变细胞存在，这种方法可以明确分辨出肿瘤是良性还是恶性。

4. 哪些原因可导致食管癌

食管癌在我国有明显的地理聚集现象，在我国广大农村地区并不少见。粤东、粤西农村有比较高的发病率。食管癌发生的确切病因目前尚不十分清楚，但经多年的研究发现，长期吸烟，喝酒，喜食烫食、腌制品，食用发霉食物等不良的饮食生活习惯，以及膳食营养微量元素缺乏等因素有关。

5. 晚期食管癌患者是不是没得治疗了

很多人以为肿瘤到了晚期就没得治疗了。其实不然，即使晚期肿瘤患者，也有许多方法缓解病痛。当肿瘤发展到一定程度的时候，患者会很痛苦，如很多食管癌患者因为肿瘤阻塞食管，导致难以吞咽，活活被"饿死"。

林丽珠教授指出，目前肿瘤有很多治疗的方法，包括针对肿瘤本身的治本治疗和治疗常见症状的治标治疗，中西医结合，可以很好地控制症状，提高生存质量，延长生存期。食管癌的治疗应采用手术、放化疗、中医药治疗相结合的综合治疗方式，视不同病情在有经验的医师的指导下选用不同的治疗方法。最关键是要早发现、早诊断、早治疗，越早治疗效果越好。

食管癌导致的声音嘶哑，在临床上容易被忽略，以致延误治疗时机。林丽珠教授提醒，如果出现声音嘶哑，并且有吞咽疼痛和异物感，或吞咽时出现胸背部疼痛等症状时，应及时到医院就诊，排除患食管癌的可能，如检查发现单侧声带麻痹时应高度警惕食管癌的可能。

6. 不可掉以轻心的症状

日常生活中，如果碰到以下症状或长期不缓解者，千万不要掉以轻心。

（1）咽下有哽噎感，可自行消失和复发。食物滞留感和异物感，是指咽下食物或饮水时，有食物下行缓慢并滞留的感觉，以及胸骨后紧缩感或食物黏附于食管壁等感觉。

（2）咽下食物时有胸骨后或剑突下痛，可有烧灼感、针刺感或牵拉感，以咽下粗糙、灼热或有刺激性食物时最为显著，且症状反复发作。

（3）胸骨后闷胀不适、隐痛和嗳气等症状长期不缓解者。或咽下干燥、粗糙食物时出现咽喉部干燥和紧缩感，情绪波动时最为明显。

出现上述症状长期不缓解时，就不能掉以轻心。因为有可能是食管癌的早期表现，要及时到医院就诊，排除恶性疾病存在的可能。

7. 声音嘶哑防治策略

林丽珠教授提示，出现声音嘶哑，有可能是普通的咽喉炎症，也可能是食管癌、肺癌、喉癌等恶性肿瘤的讯号。所以出现声音嘶哑也不要掉以轻心。

平素应提倡少吸烟、少喝酒，不吃发霉变质食物；不吃过热、过烫食物，喝茶、喝粥以50℃以下为好；防止水源污染、改善水质；补充人体所需的微量元素；多吃蔬菜水果，增加对维生素 C 的摄入。如果声音嘶哑超过两周，经消炎治疗及休息仍无好转者，应该及时到医院做详细的检查，以排除其他疾病可能。

8. 食管癌患者饮食指南

林丽珠教授指出，如果确诊为食管癌，除了日常的治疗之外，平素饮食也要加以留意，以免加重疾病，引起不适。

（1）当患者出现哽噎感时，不要强行吞咽，否则会刺激局部癌组织出血、扩散、转移和疼痛。在哽噎严重时应进流食或半流食。

（2）不能吃辛辣等刺激性食物，因为这些食物能引起食管痉挛，使人产生不适。

（3）避免进食冷流食，放置较长时间的冷的面条、牛奶、蛋汤等也不能喝。因为食管狭窄的部位对冷食刺激十分敏感，容易引起食管痉挛，发生恶心呕吐，疼痛和胀麻等感觉。所以进食以温食为好。

【常用食疗法推荐】

橄榄罗汉果茶

> **材料**　橄榄20枚，罗汉果1个，菊花10 g。
>
> **做法**　橄榄略捣碎，与罗汉果、菊花一起加水入锅，煎汤代茶饮。
>
> **功效**　解毒清肺、利咽开音。
>
> **适应证**　适用于食管癌出现声音嘶哑，咳嗽痰多或食管癌放疗中出现口咽黏膜溃破者。

沙参玉竹银花饮

> **材料**　北沙参30 g，玉竹30 g，金银花15 g，蜂蜜适量。
>
> **做法**　将北沙参、玉竹、金银花拣去杂质，加清水适量，浸泡10分钟；煮沸后，再用文火煮10～15分钟，去渣取汁；待药汁稍凉后加入蜂蜜适量调匀服用。
>
> **功效**　清热开音，生津润肺。
>
> **适应证**　适用于食管癌患者饮食难进或放疗后伤及肺胃津液者，症见口干舌燥，发热体倦，声音嘶哑。

牛奶马蹄饮

材料	鲜牛奶200 mL，蜂蜜20 g，马蹄10枚。
做法	先将马蹄煮熟榨汁，然后煮沸牛奶，再调入蜂蜜及马蹄汁，频频咽服。
功效	滋阴生津，化痰止呕。
适应证	适用于因食管癌纳呆食少、消瘦痰黄者。

"肩井"反复疼痛要警惕肝癌捣乱

文／陈壮忠　　医学指导／林丽珠

来自化州的温先生，近一年来反复觉得右肩膀疼痛不适，刚开始他也未加以注意，谁知道症状有逐步加重的趋势，尤其是晚上，总是觉得肩膀隐隐酸痛，让人觉得很不舒服，有时候半夜会痛醒，活动后症状又有所好转。他以为是睡觉时着了凉，找了一些膏药外贴，可是连贴几天仍不见好转。后来怀疑是肩周炎，到当地诊所就诊，诊所医生给予一些通络活血止痛的药物服用，并给他推拿按摩，一开始症状有所好转，但是症状总是反反复复，让人很是烦心。近一个月来，温先生的症状更加严重，同时伴有腹胀、纳差，有时候还有恶心欲呕，老伴着急了，逼着他到医院做进一步检查。医生全面给温先生检查了一下身体，建议他住院全面检查一下，尤其是要注意肝脏有没有问题。"不是骗钱吧！这么久没有治好，还要住院检查？"温阿姨嘀咕着，但是为了老伴的健康着想，她打电话告诉子女，并帮老伴办了住院手续。"你们要做好思想准备，你爸爸患了肝癌，病情已经是晚期了。"当患者子女赶到医院时，医生告知他们。经过全面的检查，温先生确诊为肝癌，病属晚期了。为什么肩膀疼痛会是肝癌？温先生一家愕然。

1. 经验教训

"一说到肝癌，老百姓想到的就是肝区痛、黄疸、腹胀、消瘦，眼前浮现体弱多病的形象。其实不然，由于肝脏强大的代谢功能，肝癌的表现多种多样，早期往往缺乏典型临床症状，容易被忽略。如果出现反反复复的右肩膀隐痛不适，通过适当的治疗也未能好转时，要及时检查肝脏有无病变，以排除存在隐匿肝癌的可能，对于有肝炎病史的患者来说更为重要。"林丽珠教授指出。右肩的疼痛，对于许多人来说也许只是小毛病，普遍以为是睡觉时压着了或者是干重活时累着了，因此很少能引起重视，即使是引起重视，也会以为是肩周炎，当发现是肝癌时，却错过了最佳的治疗时间。

为什么肩膀疼痛会是肝癌引起的呢？林丽珠教授指出，体表皮肤的疼痛部位往往就是皮肤受伤的部位，但是内脏的病变引起的疼痛就不像体表的皮肤那样定位准确，往往会表现为反射痛或牵涉痛，疼痛的部位并不是病变的部位。肝癌引起右肩部疼痛就是牵涉痛，这可能是肝癌压迫附件的膈肌或肺部以下的肌肉神经所引起的。肝位于上腹部，肝癌初期并无征兆，一般人难以察觉，甚至当肿瘤增殖至十厘米以上时，有的人还是缺乏典型症状。当肝脏肿瘤逐步增大，有可能会压迫附近的横膈膜，亦可压着肺部以下的肌肉神经，而这些被压着的神经正好连接右肩的神经，就会引发右肩疼痛。所以，当出现反反复复的右肩膀疼痛，经过适当的治疗症状未能好转者，要及时检查肝脏以排除病变的可能。

从中医角度来说，肩部为足少阳胆经所主管。足少阳胆经承接手少阳三焦经，起于目锐眦，从头走足，行头侧面，下肢外侧正中间分五条路径接足厥阴肝经，属胆，络肝，如同掌管门户开合的转轴，为人体气机升降出入之枢纽，能够调节各脏腑功能，为十二经脉系统中非常重要的部分，素有"少阳为枢"之说。此外，足少阳胆经与足厥阴肝经相表里，肝胆疾病会循着经络传变，引起经络循行部位的不适，常表现为肩膀肿痛、腋下肿痛、口苦、黄疸、胁肋疼痛、善太息、恼怒、惊悸、虚怯、失眠等。肩井穴位于足少阳胆经上，少阳胆经上部经脉下行而至的"气血津液"，至本穴后，由本穴的底部孔隙流入地之地部。

因此，肝胆疾病亦可在肩井穴上有所表现，当此处反复不适时，需要警惕肝胆病变。因此，提醒有肝炎病史的患者，如果右肩反复疼痛，不要掉以轻心"自诊"为肩周炎，应该及时做甲胎蛋白和超声检查，必要时行增强CT或磁共振成像（MRI）检查。

2. 注意要点

目前研究认为，肝癌的病因是多种因素共同作用的结果，主要与乙型肝炎病毒、丙型肝炎病毒、黄曲霉毒素、饮水污染、某些微量元素缺乏、遗传因素、嗜酒、吸烟、熬夜、饮食作息不规律等因素有关。研究表明，慢性乙型肝炎患者发生肝细胞性肝癌的危险性高出正常人40倍。但癌症的发生是多因素作用、多阶段演变的过程，不是所有乙肝患者都会患肝癌。如果已经感染乙型肝炎，且经常嗜酒吸烟、作息不规律、心情郁闷，那患肝癌的概率将进一步加大。

肝癌的症状在早期很不明显，甚至患者在患病后较长时间毫无感觉，待病情发展到一定程度才会逐步出现一些症状。若出现以下症状，应格外留心。

（1）食欲下降。腹胀，消化不良，有时恶心、呕吐。

（2）肝区疼痛。肝区持续性或间歇性疼痛，有时可因体位变动而加重，有时后背、右肩疼。

（3）出血。肝组织破坏导致出血；门静脉高压引起的食管、胃底静脉曲张破裂出血；癌组织侵入肝门的胆管，引起胆道出血。

（4）代谢异常。如果出现黄疸、腹水、蜘蛛痣、肝掌，亦要高度警惕。

（5）举止异常。思维混乱，陈述不正常，或者欣快激动，或者淡漠少言，衣冠不整，随地便溺，举止反常，容易失眠或昼睡晨醒，出现幻觉、恐惧和烦躁。这有可能是肝癌导致肝昏迷的前奏。

（6）异常气味。呼气时可嗅到特殊气味，似泥土味、果味或食物消化不良气味。

3. 治疗选择：中西医结合，疗效更佳

近年来，肝癌由过去的"不治之症"转变为"部分可治"，5年生存率也由2.6%提高到20.6%。许多患者经过综合治疗，能取得较好的疗效，早期患者疗效更佳。

但目前肝癌的治疗手段有限，往往受到患者的肝功能好坏的制约，临床上强调以多种手段综合治疗为主，将多种治疗手段结合起来，根据患者的个

体情况选用合适的治疗方法，以提高患者的生活质量和延长生存期。

中医药具有很好的扶正保肝、退黄抑瘤的作用，而且许多抗癌中草药的提取物或者复合物，经证实可以抑制肝癌细胞的增殖，诱导癌细胞的分化，减轻其他治疗所致的并发症。因此，在肝癌治疗的各个阶段，中西医结合，多管齐下，可达到保肝抑瘤的目的，提高临床治疗效果。中医强调辨证施治及"整体"治疗观，运用得当可与手术、放化疗等治疗手段互为补充、相得益彰。

林丽珠教授指出，千万不要等到手术和放化疗等各种现代医学手段用尽了才来求助中医。"将中医药当成癌症的最后的治疗手段，其实是个误区。"林丽珠教授认为，以肝癌治疗为例，早期患者手术后5年复发率高达50%，术后配合中医药治疗健脾保肝，可提高患者的机体免疫力，促进脏腑功能恢复，降低复发率；而对处于放化疗阶段的肝癌患者，配合中医药治疗能够减少药物的副作用，提高生活质量和生存期。

反复低血糖竟是肝癌作祟

文 / 陈壮忠　　医学指导 / 林丽珠

田阿姨2009年就被诊断为Ⅱ型糖尿病，在医院治疗后，按照医生的吩咐定期使用降糖药，血糖控制还比较理想。出院后，田阿姨自觉身体恢复不错，也就没有定期到医院复查治疗，每月到当地门诊开降糖药服用而已。可是最近一段时间以来，田阿姨经常觉得头晕不适，进食后或者休息后症状可以改善，有时还觉得右侧胁肋骨胀痛不适。刚开始，田阿姨也没有当一回事，谁知道症状越来越严重，而且发作越来越频繁，早上起床后时常会觉得头晕，有次刷牙时还不自觉地跌倒在地，幸亏被家人发现，送到医院检查才发现原来是低血糖惹的祸。经过对症治疗后田阿姨的症状好了许多，但是经过重新调整用药后，医生发现田阿姨还是反复低血糖。经过全面检查发现，田阿姨肝脏上有一个大约5 cm×3 cm的肿瘤，最后确诊为肝癌，需要进一步治疗。田阿姨和家人百思不得其解：低血糖和肝癌，这两个病怎么会联系在一起呢？

1. 要警惕肝癌的不典型症状

林丽珠教授指出，由于人体肝脏强大的代偿功能，早期时候肝癌的临床症状往往不明显，很多患者在得病很长时间之后没有任何感觉，等到病情发展到一定程度才会出现一系列症状，如肝区疼痛、疲乏无力、食欲下降、日渐消瘦等，到晚期则会有黄疸、呕血、腹水、昏迷等表现。临床上，防治肝癌，要警惕肝癌的不典型症状，如腰背痛、胃痛、腹胀、腹痛、腹水等，定期进行肝脏的体检是最好的排除办法。

林丽珠教授指出，肝癌伴发血糖不稳定在临床上并不少见，有10%～45%的原发肝癌患者出现血糖不稳定的症状，有的表现为糖耐量异常，有的表现为高血糖，有的则表现为低血糖，其中糖耐量异常最常见，少部分患者因为血糖不稳定就诊进一步检查确诊为肝癌。晚期肝癌患者发生血糖不稳定的现象更为明显。众所周知，血糖不稳定的危害是很大的，尤其是低血糖的发生，可引起头晕、昏迷、休克，严重者可造成死亡，因此日常要加以防范，避免低血糖的发生。

2. 肝癌患者血糖不稳定原因尚不明确

林丽珠教授指出，肝癌低血糖的机制尚不十分清楚，推测可能有以下主要因素。

（1）肝癌巨大、生长迅速，对葡萄糖的需求量增加，导致血糖不稳定。

（2）肿瘤释放胰岛细胞刺激因子，使胰岛增生，胰岛素含量增加，导致血糖不稳定。

（3）肿瘤细胞异位分泌胰岛素或胰岛素样物质，使血中胰岛素含量增加导致低血糖。有报道称，从肿瘤中提取了胰岛素样生长因子，发现该因子与低血糖有一定关系。

（4）肝功能受损，对胰岛素的灭活能力下降，导致胰岛素含量增加，导致血糖不稳定。

（5）肿瘤巨大，使剩余的正常组织不能产生足够的葡萄糖来满足机体的需要，导致血糖不稳定。

（6）肝癌患者消化系统功能紊乱，吸收有障碍，不能摄取足够的营养物质。

（7）基因缺陷。近期中美联合研究发现基因缺陷能够同时诱发肝癌和糖尿病。

3. 中西医结合治疗，疗效更佳

目前，肝癌的死亡率已超过胃癌，位居我国消化道恶性肿瘤死亡率之首，在所有恶性肿瘤中居第二位。治疗上，原发性肝癌的治疗手段虽然很多，但治疗效果都不尽如人意。对于早期肝癌患者，手术切除是最好的治疗手段，但术后要警惕复发转移。高达80%的肝癌患者一经发现已是晚期，不宜手术治疗，需要选择经导管肝动脉化疗栓塞、射频消融等治疗手段。但肝癌病灶的供血十分丰富、侧支循环多，无论是微创介入或是放射治疗，对肿瘤的灭活都很难做到十分彻底。

由林丽珠教授所带领的肝癌研究团队发现，中药的早期干预、中西医结合治疗比单纯中医、单纯西医治疗能够为肝癌患者增加100余天的生存时间。该项研究为国家中医药管理局"十一五"重点专科肝癌协作组验证，由林丽珠教授所带领的广州中医药大学第一附属医院牵头，从2006年1月至2013年1月，历时7年，全国共15家医院参与，采用多中心、回顾性队列研究方法分析中医药组、中西医组、西医组三组队列中晚期肝癌患者的生存时间。结果显示，中位生存期中医药组为214天，西医组为189天，中药加局部微创治疗可达312天。"对于大部分中晚期患者进行多学科、规范化的综合治疗已成为医学界的共识，而中医药则是综合治疗的一个非常重要的部分。"林丽珠教授说，"中西医结合治疗，对于控制肝癌的生长转移，提高患者的生存质量，延长生存时间，疗效更佳。"

反复腹泻也要警惕肝癌

文 / 陈壮忠　　医学指导 / 林丽珠

老吴最近几个月来总是闹肚子，有时还伴有轻度的腹痛，他自己也感觉有些纳闷，平日里自己的生活起居都很注意，饮食都很有规律，也没有吃啥生冷的东西，为何却一直拉肚子呢？老吴也有到药店买些促消化药服用，但效果并不理想，症状还有逐步加重的趋势。于是他到医院做了相关的检查，却发现肝内有个较大的肿块，经诊断为肝癌。

为什么闹肚子会跟肝癌扯上关系呢？在多数人眼里，拉肚子是个很常见的小毛病，通常都不会拿它当回事，认为只是饮食不当或是受凉所致，过几天就会自愈。其实不然，反复腹泻时，很可能是某些癌症的报警信号，一定要尽早就医，寻求正确诊断和治疗。

有资料表明，50%左右的原发性肝癌患者在确诊前有腹泻的表现，每天2~20次不等，是由肿瘤引起消化吸收或分泌功能紊乱所致。因此，腹泻是肝癌不可忽视的症状之一，但无特异性。中老年人，特别是慢性肝炎或肝硬化患者或者有家族史的人，若出现腹部右上方不适、肝区肿大、闷痛并逐渐加重，或食欲不振、逐渐消瘦，要尽早到医院接受肝脏彩超、肝脏功能、甲胎蛋白、胃肠镜等检查，以排除潜在的病变。

那么，肝癌患者为何会出现腹泻呢？原因主要有以下几点。

（1）肝癌患者常伴有肝硬化，造成门静脉高压或栓塞，导致肠壁淤血、水肿、蠕动加快、消化吸收与内分泌混乱，因而产生腹泻。

（2）肝癌并伴随有慢性病的患者，小肠内细菌过度繁殖，分泌大量的肠毒素，使肠黏膜变性水肿及通透性增加，水分进入肠腔引起腹泻。

（3）肝癌患者胆盐缺乏，可导致脂肪吸收障碍，肝癌的早期症状再加上饮食不当，容易引起消化不良性腹泻。

（4）肝癌细胞在分裂增殖过程中，可产生胃泌素、血管活性肽、前列腺素 F2 等活性物质，肥大细胞受到这些物质的刺激后，便会增殖并释放出过多的组织胺，促使肠道黏膜血管壁通透性增加，肠液分泌增多而引起腹泻。

除此之外，若是晨起腹泻或腹泻、便秘交替，排便习惯和大便性状发生改变者，也需要注意排查是否为肠癌。由于肿块及其分泌物刺激肠道，可使大小便规律的人突然变得大便次数频繁或明显减少，便秘和腹泻交替出现、早上起床后腹泻等，特别是同时伴有黏液血便、脓血便、便中带血呈鲜红色或果酱色等，或原因不明的贫血、消瘦、无力时，都要高度警惕。

咳嗽久治不愈亦要警惕肝癌

文 / 陈壮忠　医学指导 / 林丽珠

提到肝癌，很多老百姓想到的就是肝区痛、黄疸、腹胀。其实不然，肝癌有多种表现，久咳不愈也可能是肝癌的一种表现。来自湛江的李先生回忆爸爸的病，潸然泪下：爸爸平时性格比较急躁，也时不时有点咳嗽，症状比较轻，也没有太当一回事。从岗位上退休下来后，爸爸还是闲不住，里里外外帮忙照顾得很好，他自己也安心在外面打拼。但是后来发现他爸爸的咳嗽越来越重，刚开始以为只是太过劳累导致，也劝过他好好休息，但并没有好转；以为是抽烟的缘故，但戒了烟还是一个样；又以为是支气管炎发作，到门诊拿点"消炎药"吃一下，好一些，但随后更加严重了，尤其是晚上，咳嗽已经严重影响家人的休息。在家人的多次劝说下才来到医院检查，经过全面的检查，李爸爸最后确诊为肝癌。为什么咳嗽会是肝癌引起的？

1. 肝癌早期症状不典型，久咳不愈也要警惕

林丽珠教授指出："有一部分肝癌患者在确诊前常会出现干咳，有时伴有肋骨疼痛，但胸片照射没有发现问题，经过长期治疗也没有看到效果，等到医院全面检查或病情恶化后才知道是肝癌。这其中有两个主要的因素，一是呼吸过程中，肝脏肿物刺激了膈肌，引起肺部的反射，从而出现了咳嗽；二是肝癌出现肺部转移而引起咳嗽。中医经典典籍《黄帝内经》指出：'五脏六腑皆令人咳，非独肺也。'所以咳嗽久治不愈就要全面检查，排除其他器官引起的疾病。"

"肝脏是人体最大的生化工厂，由于肝脏强大的生化代偿功能，早期肝癌往往缺乏典型的临床症状，等到肿瘤较大或者肝功能受到损害时才表现出特殊的症状。"林丽珠教授指出，除了咳嗽外，有的患者会出现腰背痛，这可能是突出的肝肿瘤刺激膈肌或者是转移瘤引起的；另外有的患者被突出的肿瘤压迫胃和十二指肠，吃下去东西就感觉疼痛，自以为是消化不良，按照胃病治疗，耽误了病情；还有的肝癌患者会有腹痛、腹胀、腹水等症状，

这是因为门静脉被癌栓堵住了。因此，慢性咳嗽、腰背痛、胃痛、腹胀、腹痛、腹水等久治不愈，需要警惕肿瘤的可能。

2. 广东是肝癌"重灾区"，体检别忘记查肝脏

全国肿瘤登记中心发布的《2012 中国肿瘤登记年报》中指出，我国每年新发肿瘤病例约为 312 万例，平均每天 8 550 例，全国每分钟有 6 人被诊断为癌症。同时，癌种也呈现地域化特点，如肝癌高发区集中在东南沿海及东北吉林等地区。

同样，广东省疾病预防控制中心的数据显示，1970—1972 年、1990—1992 年、2004—2005 年广东省 3 次死因调查显示，恶性肿瘤在广东省全人群中的死因顺位逐渐前移至第一位，构成也在逐渐提高，死亡率上升幅度较全国上升幅度大，目前死亡率水平虽低于河南、江苏等地区，但高于全国平均水平，尤其是男性。而在 3 次调查中，肝癌一直居第一位，与全国比较，广东省肝癌死亡率高于全国水平的 50%，是世界水平的 3~4 倍。

林丽珠教授指出，肝癌之所以在广东比较高发，可能与广东省天气比较湿热、食物容易发霉（黄曲霉毒素较高）、肝炎病毒感染、肝吸虫高感染率等因素有关。

林丽珠教授强调，肝癌要做到早期发现，健康人每年要做一次体检，高危人群（乙肝病毒携带者、长期喝酒者或家族有肝癌患者）可每半年或三个月体检一次。在做肝癌的筛查时，最好"影像学检查和抽血"同时进行，比如先做 B 超、CT、磁共振成像（MRI）等检查，再结合肿瘤指标（抽血）的检查，双管齐下。因为在临床上，大约有 30% 的患者对甲胎蛋白不敏感，甲胎蛋白（AFP）呈现假阴性，但这并不意味着肿瘤不存在。因此，只有结合影像学检查，才能得出较准确的判断。

3. 中西医结合，疗效更佳

相比 20 年前，目前肝癌的治疗有了较大的进步。许多患者经过综合治疗，能取得较好的疗效，延长生存期，早期患者效果更佳。

目前肝癌治疗上还是以手术为主，但是有部分患者往往伴有肝硬化的情况，不适合手术治疗；也有的患者发现时肝肿瘤已经进展了，无法手术

治疗；还有的患者为弥漫性肝癌，也无法手术治疗。治疗须根据具体的表现或采用介入治疗（化疗栓塞）、射频消融、氩氦刀冷冻消融、粒子植入治疗等，目前单一的治疗手段疗效有限，往往受到患者的肝功能好坏的制约，临床上强调多种手段综合治疗为主，将多种治疗手段结合起来，根据患者的个体情况选用合适的治疗方法，以提高患者的生活质量和延长生存期。

中医药具有很好的扶正保肝、退黄抑瘤的作用，而且许多抗癌中草药的提取物或者复合物经证实可以抑制肝癌细胞的增殖，诱导癌细胞的分化，减轻其他治疗所致的并发症。因此，在肝癌治疗的各个中西医结合，多管齐下，可达到保肝抑瘤的目的，提高临床治疗效果。

盗汗不断为什么被诊断出淋巴瘤

文 / 陈壮忠　医学指导 / 林丽珠

身体一向很强壮的小余是公司的主力干将，业务成绩不错，但近一年来总是不断地冒冷汗，有时候每天晚上需要更换几套衣服。一开始他到社区服务站看医生，但效果也不怎么好，后来经人介绍到私人诊所就诊，说是身体虚，开了许多滋补的药物，但盗汗总是好一阵坏一阵的，小余为此也失去信心了，见状也没有其他不舒服，也就没有当一回事了。直到 2015 年初在一次洗澡的时候，无意中摸到自己颈部有一个硬块，被家里人送到医院进行检查，医生怀疑可能是鼻咽癌或是结核。为确定硬块性质，他又进行了全面检查，综合各种检查结果，最后被确诊为弥漫大 B 细胞淋巴瘤，且病情已经进展到中晚期，需要尽快住院治疗。盗汗不断为什么被诊出淋巴瘤呢？小余一家非常不解。

1. 盗汗不断与淋巴瘤有何关系

对于这一问题，林丽珠教授这样解释：盗汗是一个不典型的症状，很多病都可能会伴随这个症状。淋巴瘤伴有盗汗并不少见，和发热、皮肤瘙痒、体重减轻等称为淋巴瘤的 B 症状。当然，由于盗汗不是典型症状，并不是所有的盗汗都是淋巴瘤引起，身体虚弱、过度劳累、结核等均可引起盗汗，需要有经验的医生仔细鉴别，以防误诊、漏诊。对于经过积极治疗后，症状改善不明显或者症状反复的患者，要进一步全面检查，以排除其他的健康隐患。

林丽珠教授介绍说，淋巴细胞是人体的健康卫士，它们抵抗外来细菌、病毒等的入侵，清除机体内衰老坏死的细胞，维护着人体内环境的"整洁有序"。淋巴细胞发生了恶变即称为淋巴瘤。淋巴细胞和淋巴系统分布在人体全身，淋巴细胞既可以在它的"出生地"（胸腺、骨髓）恶变，也可以在它的"战斗岗位"上（淋巴结、脾脏、扁桃体及全身其他组织和器官的淋巴组织）恶变，所以淋巴瘤是一个全身性的疾病，临床表现复杂多样，用"千变万化"来形容毫不夸张。

由于恶性淋巴瘤表现比较隐匿，不易被察觉，没有什么特别症状，或者表现为不明原因的发热（尤其是夜间发烧）、盗汗、自汗、体重下降、没有胃口、乏力、消化不良、腹泻、咳嗽、呼吸困难、皮肤发痒、扁桃体肿大、头疼等"小毛病"，症状均不典型，容易失诊、漏诊。淋巴瘤最明显的症状就是颈部、腋窝或腹股沟出现无痛性的浅表淋巴结肿大，尤其是生长比较快的淋巴结。如果身体出现这些异常情况，千万不要自作主张，一定要及时到正规医院就诊检查，以免延误病情。

2. 淋巴瘤疗效取决于能否早期诊断，早期治疗

林丽珠教授指出，恶性淋巴瘤的表现比较隐匿，不易被察觉，早期发现症状，及时就诊，治愈率会大大提高。对于淋巴瘤患者而言，治疗效果主要取决于是否及时采取了恰当的治疗手段。通常来说，早期淋巴瘤的治疗以化疗为主，可辅以放疗、中医药治疗，以起到增效减毒的作用。但所有的治疗方案一定要根据患者的身体体质来加以选择。所以患者的身体机能与治疗也密切相关。身体机能好，免疫力强，才能抵抗癌症肿瘤的发展，耐受各种药物治疗。因此，提高免疫机能，增强对肿瘤的抵抗力，对恶性淋巴瘤患者尤其是中晚期恶性淋巴瘤患者极为重要。淋巴瘤的治疗和预后，与患者自身的身体状况、对化疗的耐受程度、综合治疗的情况、经济状况、心理承受力、心理状态有着密切关系，特别是早发现早治疗，非常关键。

3. 专家支招：防治淋巴瘤，要学会释放压力

林丽珠教授指出，目前研究发现引起淋巴瘤的病因很多，主要有细菌、病毒感染、放射性物质辐射、化学毒物或人体免疫力低下等，但目前这些病因如何引起淋巴瘤还有待进一步深入研究。此外，现代人的生活状态也是不可忽视的重要因素，比如心理压力过大、生活不规律、食物污染、饮酒吸烟等。名人李开复患上淋巴瘤就是最好的例子。

因此，要想防治淋巴瘤，除了远离各种致病因素之外，最主要的还是要调节好生活节奏，学会释放心理压力，将存在的问题及时与朋友、亲戚、家里人倾诉，遇到问题及时寻求帮助，避免长时间工作、加班，加强体育锻炼，如爬山，游泳，练太极、瑜伽、八段锦等都是不错的选择，全面提高自身的抵抗力和抗压能力，身体如有不适，及时到医院诊治，以免延诊。

老人腰腿痛长期不缓解要警惕肿瘤骨转移

文/陈壮忠　医学指导/林丽珠

75 岁的王大爷来自潮州，既往有类风湿性关节炎多年，腰腿部每逢天气变化就酸痛得要命，经过积极治疗后，症状得到明显好转。但是近一年来，腰腿酸痛却逐渐加重，就连平时都有隐隐约约的不适感，王大爷以为又是类风湿性关节炎犯上作乱，没有特别重视，按照以往医生所给的药物服用，并给予推拿按摩，谁知道症状逐渐加重，最后连站立都没有力气，家人连忙将他送到医院。经过一系列检查，他被确诊为"左上肺周围型肺癌肋骨、腰椎、骶髂关节转移"，病属晚期。

无独有偶，71 岁的练阿姨来自肇庆，17 年前曾因腰部受伤落下病根，平常时有腰痛不适，在当地医院予以对症处理后症状缓解，但是时有反复，天气变化时症状更加明显。2009 年年底以来症状明显加重，练阿姨以为是老毛病发作，按照以往医生的方法处理，但症状改善不明显，到了 2010 年 4 月甚至连起床都困难，到医院全面检查才考虑"左下肺腺癌双侧肺门、纵隔淋巴结、肺内、肋骨、胸椎、腰椎广泛转移"，经过多个疗程的化疗、中医药治疗后，症状才有所好转。

1. 什么是肿瘤骨转移

林丽珠教授指出，肿瘤骨转移是晚期肿瘤的恶性表现之一，临床上骨肿瘤只有小部分是原发于骨的肿瘤，而大部分的骨肿瘤则是由其他肿瘤转移来的。至于什么是肿瘤骨转移，顾名思义，就是肿瘤通过某种方式扩散到骨头处，民间俗称"骨头被肿瘤吃掉了"。发生肿瘤骨转移的机理比较复杂，主要是原发肿瘤细胞脱落释放进入血液和淋巴等脉管系统，随着人体循环，停留在骨髓内的血管壁，再透过内皮细胞逸出血管，继而增殖于血管外，建立转移癌病灶内的血运，最后形成骨转移病灶。

2. 哪些肿瘤容易发生骨转移

"肿瘤骨转移病灶可见于髂骨、椎体、肋骨、颅骨和长骨近端等，大多发生在骨骼中轴线血运丰富的部位，腰椎、骨盆是肿瘤骨转移的最好发部位。"林丽珠教授指出，"几乎所有的肿瘤都可以产生骨转移，最常见的有乳腺癌、小细胞肺癌、淋巴瘤和生殖细胞肿瘤等。"

3. 肿瘤骨转移有哪一些症状

"肿瘤骨转移并非威胁癌症患者生命的直接原因，但却常常给患者造成非常痛苦的感受，是晚期肿瘤患者生活质量低下的主要原因之一。"林丽珠教授表示。首先，最常见的也是最早的肿瘤骨转移临床表现是全身骨骼的疼痛。持续的钝痛、钻心的痛，常常令患者非常痛苦，其发作缺乏规律，以夜间明显，许多患者常常在睡梦中被痛醒。其次，肿瘤分泌的各种物质，常常影响患者的食欲及日常的生活，以致患者日渐消瘦，甚至出现了恶病质。再次，由于骨头一点一点地被骨肿瘤细胞"吃掉"，被转移的骨骼很容易发生病理性骨折，甚至发生脊柱不稳、脊髓压迫、高钙血症和骨髓衰竭等并发症，加速了病情的发展，严重影响了患者的生存质量，也会使治疗更加棘手。如肿瘤转移到机体承重骨如颈椎、胸椎、腰椎等部位则可造成患者瘫痪的严重后果。因此对肿瘤出现骨转移的患者应及时治疗。也有部分患者即使发生了肿瘤骨转移，也没有什么自觉症状，这个时候也不能放松警惕，因为其潜在的危险可能更大。

4. 肿瘤骨转移有哪些治疗方法

常常有人会这样问：是不是发生肿瘤骨转移就是晚期肿瘤？是不是无药可救了呢？林丽珠教授说，按照西医所讲的，肿瘤一旦发生了骨转移就是晚期了，但并不是无药可救，无药可用。近十余年来，许多学科在肿瘤骨转移的发生机理、防治方法等方面进行了不懈的努力，得到许多突破性的成就。目前来说，肿瘤骨转移的治疗主要包括全身治疗和局部治疗两种。全身治疗主要是针对原发病的治疗，包括放射性核素治疗、化疗、内分泌治疗、中医药、磷酸盐等骨吸收抑制剂的应用等，如选择多西他赛＋顺铂（DP）等化疗方案治疗肺癌、妇科肿瘤。内分泌药物他莫西芬、来曲唑、依西美坦辅助治疗乳腺癌。唑来磷酸等骨吸收抑制剂抑制破骨细胞、保护成骨细胞等，另外还包括止痛、营养支持、对症治疗等姑息性治疗等提高生存质量的方法。而局部治疗则包括各种针对转移灶的手术、放疗、中药外敷、封闭治疗、腰拖等骨架外固定器材应用等，主要是针对局部病灶及其可能带来的并发症的治疗。临床上，也有很多患者虽然肿瘤发生了骨转移，但经过治疗后，没有什么自觉症状或自觉症状很轻，生存质量较高，生存期也较长，临床上8年、10年甚至更长生存期的患者也不少见。

随着生活水平的提高和医疗观念的更新，以及肿瘤科的不断发展，对肿瘤骨转移治疗的概念也在不断地更新，对肿瘤骨转移不应采取消极的态度，而应认识到出现肿瘤骨转移并不都是癌症患者的终末期，恰当的治疗在减轻疼痛、提高生存质量甚至延长生存期等方面有确切的疗效。目前对于肿瘤骨转移的治疗，多提倡要明确诊断，遵循综合治疗、个体化治疗、中西医结合治疗的原则，对不同病例、不同症状的患者，采取不同治疗方法或手段，以减少患者的症状、提高患者的生存质量为最终目的。

5. 专家建议

从多年的临床实践出发，林丽珠教授指出：由于原发肿瘤的症状表现不明显，肿瘤骨转移所造成的疼痛很容易让人们误以为是简单的腰腿痛，因此，很多患者都是在疼痛的症状明显加重或是骨痛难忍时，才会做进一步的检查，进而才发现肿瘤骨转移。肿瘤骨转移并不是无药可治，但其往往会造成并发症，需要加以重视，早期加以干预的效果会比较好。所以对于有肿瘤病史的患者，出现这些症状应该加以留意。而对于类风湿性关节炎、糖尿病、风湿性关节炎的老年患者，出现腰腿酸痛，长期不缓解，也不能掉以轻心，建议进一步诊治。

腹胀反复发作的女性朋友要警惕卵巢癌

文/陈壮忠 医学指导/林丽珠

公司白领杜小姐虽年纪轻轻，但社交能力非常出色，总是能够将难以解决的项目拿下，为公司增色不少。经过一番拼搏，她在岗位上表现突出，不断晋升，慢慢成为公司的"一姐"。但这几个月来不断的腹胀腹痛打乱了杜小姐的工作计划。刚开始，杜小姐以为是应酬吃坏东西引起的，自己服药后就继续上班，谁知道症状并没有改善，不得已在同事的陪同下到当地诊所找了消化科的医生，开了胃药，服用后症状好了一些，但是不久症状又复发了，于是换了另一位医生，又开了另一些药，但服药后症状仍无改善。她在医生建议下做了一个胃镜，结果为慢性浅表性胃炎，此后服用药物，效果也是一般。"你可能还需要到妇科看一下。"复诊的时候医生建议说。"腹胀腹痛关妇科什么事啊？不会是医术不行吧。"杜小姐心想。"你不如到××医生那边治疗吧，我就是在那边治好的。"走出医院时，杜小姐被一群"老乡"介绍到一个私人门诊看病，服用了一些不知名的药物后，症状缓解了不少。杜小姐以为病好了，非常感谢那些"老乡"。可谁知过了不久，症状再次出现，而且越来越重了，并出现月经不调等症状，这时候杜小姐才想起医生的建议，到妇科看病，经检查发现右侧卵巢有一个大约 43 mm×35 mm 的肿块，做了手术，确诊为卵巢内胚窦瘤。

腹胀腹痛为什么要来看妇科？在大多数人的印象中，肚子胀是消化科的事，和妇科没有什么关系。恰恰就是这种想法，让很多人丧失了早期发现妇科常见恶性肿瘤——卵巢癌的机会，就像上文提到的杜小姐一样。

林丽珠教授说，卵巢恶性肿瘤是指发生于女性卵巢组织的病变，包含了上皮癌、恶性生殖细胞肿瘤、性索间质肿瘤等。卵巢恶性肿瘤在我国的发病率居妇科恶性肿瘤第三位，位于宫颈癌和宫体癌之后。然而，其死亡率却居首位。据统计，我国卵巢恶性肿瘤每年新发病人数为19.2万人，但死亡人数却高达12.5万人；在美国每年发病人数为2.2万人，死亡1.6万人。其主要原因在于约有70%的卵巢恶性肿瘤患者就诊时为时已晚，肿瘤已经发展到3~4期了，增加了治疗难度，预后很差，5年生存率仅为30%。

卵巢癌可发生于任何年龄段，卵巢上皮癌最常见于50~70岁妇女，而生殖细胞肿瘤常见于20岁以下的女性。本病发病隐匿，早期症状不明显。临床以下腹不适、腹痛、腹部肿块、不规则阴道出血为主要症状，晚期常有胸腹水和脏器转移症状。随着肿块的增大或出现腹水时，以上症状更加明显，并可伴消瘦、低热乏力等症状。

卵巢恶性肿瘤的发病原因尚不十分清楚。中医认为，卵巢恶性肿瘤的发生是由于七情内伤等致脏腑气血功能失调，又感受邪毒，致湿热瘀毒积聚于卵巢所致。流行病学研究显示，不育、少育或者初产年龄较大（大于35岁）是卵巢内胚窦癌发病的高危因素。相反，怀孕或初产年轻、使用口服避孕药和母乳喂养，可使发病危险下降30%~60%。

卵巢位于盆腔深处，如果出现病变，早期症状并不典型，当出现典型的症状，如腹胀、腹痛、胃口不佳，甚至腹部明显胀大、腹部包块、消瘦明显时，很多已经是晚期了，治疗的难度也大大增大。卵巢恶性肿瘤早期以手术治疗为主，晚期多需要辅以放射治疗、化学治疗、中医药等治疗手段联合治疗，中西医结合，标本兼治，才能取得很好的效果，否则转移后再治疗就比较晚了。

"女性能顶半边天！"如今的女性无论是在家庭还是在工作中都扮演着

非常重要的角色。在工作上，有些女性成为各部门、各行业的主力，任务重，责任大，对事业成就的期望高，劳心劳力；在家庭上，女性既要照顾年迈的老人，又要对孩子的教育操心，家中有大大小小的事务要处理，往往使她们对自己的健康状况疏忽不顾，使得疾病的早期症兆往往被忽视。即使出现一些明显的症状，也缺乏必要的重视和措施。这可能是缺乏医学知识，也可能是一种心理防御。哪些人应该提高自身警惕呢？哪些方法可以普查卵巢疾病？

林丽珠教授指出，罹患卵巢癌的高危因素包括：有卵巢癌或者乳腺癌家族史、年龄大、未生育、高脂肪饮食、使用促排卵药物等；月经初潮前和绝经后的妇女，有卵巢性肿物，应考虑为肿瘤；月经不规律者，要时刻警惕是否存在卵巢的病变；育龄期妇女有附件囊性肿块者，也要警惕；有妇科疾病的朋友，在治疗妇科疾病的时候，也要警惕是否存在卵巢的病变。卵巢疾病的普查方法其实很简单，包括妇科检查、超声检查、血清 CA125 测定等。对于难以确诊或已有明确病变的，可进一步行 CT、磁共振成像（MRI）、正电子发射计算机断层显像（PET-CT）、病理活检等检查。

女性出现了腹胀、腹痛、胃口变差等症状，大部分的人都会第一时间选择去看消化科。但是，如果治疗了一段时间（一般以半个月至一个月为期限）后，腹胀腹痛仍然没有好转，或者好转一下子又再次出现以上症状的，那么就要警惕是否需要进行妇科方面的检查了，也许身体已经发出了罹患卵巢癌的警告信号了。

最后，林丽珠教授建议，育龄期的女性朋友，应该关注自身健康，每年定期进行一次身体检查；有卵巢癌高危因素的女性，应半年进行一次妇科检查及 B 超检查，以便排除可能存在的病变。若有疾病者，早日治疗，效果比较理想。

震惊！那些事竟是患宫颈癌的祸根

文/陈壮忠　医学指导/林丽珠

陆小娟（化名）来自江西的一个小山村，因为家庭经济不好，初中毕业后就南下深圳打工。她谈了几次朋友，由于保护知识不够，很快就将身体"交了出去"。由于没有做好保护措施，陆小娟多次怀孕，却因各种原因只能去流产。陆小娟2年前认识了现在的男朋友，相处不错，到了谈婚论嫁的时候，他们同居了。她与男友性生活时常忘记采取安全措施，导致再次怀孕，因为条件还没有成熟，她又做了人流。人流以后，由于经济原因，她只服用完医生开的一个疗程的药，很快又和男朋友过了一次性生活，但医生曾说过人流后一个月都不能过性生活，后来她就感觉不对劲了，腰部酸痛，白带量增多，又稠又黄。她为了省钱到药店买了一些妇科消炎药服用，治疗了一段时间，不仅问题没解决，反而加重了，精神也有点恍惚。男朋友带她到医院去检查，才发现是宫颈癌。

流行病学显示，近年来宫颈癌患者有年轻化的趋势。影响青年人患病率上升的主要因素有以下几点。

1. 过早开始性生活

由于各种因素的影响，青少年的生殖健康意识不强。部分青年生殖健康知识贫乏，但性观念非常开放，婚前性行为发生的比例增加，人工流产的现象很普遍，并且由于不采取保护措施过性生活，性传播疾病感染率增加，也为罹患宫颈癌埋下了祸根。

由于青春期少女生殖管道发育尚不成熟，外阴及阴道都很娇嫩，阴道短、表面组织薄弱，性交时可造成处女膜的严重撕裂及阴道裂伤而发生大出血，同时还会不同程度地将一些病原微生物或污垢带入阴道，而此阶段女性自身防御机能较差，很容易造成人乳头瘤病毒（HPV）感染。因此，20岁以下女性最易感染人乳头状瘤病毒，诱发宫颈癌。

据研究报道，初次性交年龄越小，发生宫颈癌的危险性就越大。14～15

岁即过性生活者，患宫颈癌的危险性是 20 岁以后过性生活者的 18 倍，比 26 岁以后过性生活者高 7 倍。

2. 性伴侣过多

女性可顶半边天。在很多方面，女性的能力并不比男性差，而且随着国家、政府和个人的不断投入，当今女性的地位也越来越高。但现代年轻人性观念开放，对感情抱着随便的心理，缺乏责任心，随意发生性关系。一部分女性觉得自己尚年轻，疾病离自己尚远，殊不知，过早地发生性行为、有多个性伴侣，都是诱发宫颈癌的高危因素。

女性有 5 个以上性伴侣，罹患宫颈癌的概率会增大。1989 年美国一项研究表明，有大于 5 个性伴侣者较小于 3 个性伴侣者的相对危险性高 3 倍以上，性伴侣数大于 10 个者在宫颈癌新发病例中占 36%。同样，若男性朋友有 10 个以上的性伴侣，女方患宫颈癌的风险也会高 4 倍。过早、过密、过多的性生活，不洁性交，病原体更容易经阴道进入侵犯子宫，子宫是首当其冲的受害者。而在各种病原体中，HPV 病毒感染是导致宫颈癌的重要因素。

3. 暴力性交，性虐恋

现代社会赋予性生活更多的意义，认为它是两性亲密接触、互相依恋、情感交流的一种方式。

但在性生活中，有的人夸大甚至片面追求 "性姿势""快感""高潮"，而缺乏性技巧和两性呵护，缺乏磨合，暴力性交，不合理使用各种性工具，这样对女性稚嫩的阴道内皮细胞损伤很大，更容易导致宫颈受损，长期以往，女性罹患宫颈癌的概率将增加。

此外，性虐恋也给宫颈癌埋下祸根。性虐恋是虐者和受虐者通过一些非常规的性虐来满足各自的性需求，获得性快感。其中，女性往往充当受虐一方，在这个过程中，往往会采取非常规的性方式、性姿势，这些非常规的性生活除了对女性的心理造成伤害之外，对女性宫颈的伤害更加直接，如果同时夹有不洁性交，那伤害是毋庸置疑的。长期以往，宫颈癌的发病率也会大大上升。

4. 多次人工流产

对避孕知识的缺乏是导致年轻女性宫颈癌发病越来越多的另一个重要原因。许多女性缺乏合理的避孕措施和知识，不重视避孕，对待意外妊娠和人工流产态度轻率。调查显示，进行人工流产的女性中有65%是20～29岁的年轻女性。有些女孩甚至认为无痛人工流产术是一种避孕方式，这是造成人工流产和重复流产率高的重要原因之一。

许多女性只知道多次的人工流产会导致宫颈炎，却不知道会导致宫颈癌。反复做人工流产手术，往往要刮去子宫内膜，刮的次数越多，对子宫内膜损伤越大，子宫内膜的基底层会反复受到损伤，因而造成功能层无法重新生长或者生长异常、异位生长。由于多次吸取子宫腔内容物可能造成子宫腔及子宫颈管发炎、粘连，女性生殖系统的天然防御能力受到破坏，防御能力下降，细菌、病毒可以趁机犯上作乱，甚至发生子宫腔积血或经血倒流入腹腔。反复的人工流产手术，还容易引起内分泌紊乱，导致月经不调、免疫功能紊乱，使得异常细胞逃脱人体免疫的监测，逐步演变为宫颈癌；有些患者在流产后，短时间就开始性行为，再次对子宫颈和子宫造成伤害，容易感染人乳头瘤病毒等，这些都是诱发宫颈癌的不良因素。

此外，长期应用雌激素或雌激素类避孕药的女性发生宫颈癌的可能也比较大。其危险程度与服用激素剂量的大小、服用时间的长短、是否合用孕激素、中间是否停药有很大的关系。服用的剂量大、时间长、中间没有停药的女性受到的危害就会比较大。口服避孕药时间超过4～8年以上（包括未婚未育者），其癌前病变、宫颈癌的危险性有可能增加。而应用避孕套、杀精药膜或避孕环，可降低宫颈癌的发病率。

事实上，像陆小娟这样的女性并不在少数，这也是宫颈癌高发的因素之一。为了有效预防宫颈癌，女性应该保护好自我，推迟性生活的年龄，避免不洁性交和暴力性交，性生活时注意合理避孕，减少生育次数，适时接种疫苗，减少细菌、病毒感染的机会，这样也就能减少宫颈癌的发病机会。

长期皮肤瘙痒要警惕淋巴瘤作祟

文／陈壮忠　　医学指导／林丽珠

面对眼前的检验结果，身为公司高级白领的朱小姐站在医院门口，怎么也不相信是这个病。

原来从 5 年前开始，朱小姐就出现全身皮肤瘙痒的现象，尤其是双腋下和足底，一到晚上就开始出现瘙痒，刚开始朱小姐也不怎么注意，后来逐渐加重，她以为是脚气，自行购买了达克宁等药物外涂，但效果并不理想。她断断续续看了不少皮肤科医生，但未能根治。今年朱小姐自觉左侧腋窝很不舒服，到医院检查，医生摸到一个肿大的淋巴结，建议朱小姐做一个全面检查，谁知道病理结果竟是弥漫性大 B 细胞淋巴瘤。"淋巴瘤，是不是就是罗京得的那个病？"一看到淋巴瘤的诊断，朱小姐愣住了，"怎么会是淋巴瘤来的？怎么我一点感觉也没有？""你那个皮肤瘙痒可能就是淋巴瘤的早期信号。"医生追问了病史后说。

1. 淋巴瘤可发生于身体任何部位

据林丽珠教授介绍，淋巴瘤是一组起源于淋巴细胞或淋巴组织恶变所引起的恶性肿瘤，在我国发病率比较低，但近年来呈上升趋势。正常的淋巴细胞是人体不可或缺的免疫细胞，淋巴细胞及淋巴组织在体内的分布非常广泛，淋巴组织遍布全身，所以淋巴瘤可以发生在人体的任何部位，临床表现也多种多样，最常见的症状就是局部无痛性淋巴结肿大，类似于中医古籍中"石疽""恶核""痰核""失荣""阴疽"等病的描述。

2. 警惕皮肤瘙痒等早期症状

淋巴细胞、淋巴组织在人体分布广泛，因此发病时症状可能多种多样。因此，不可忽视一些身体的疾病，对于早期症状的警惕和及时就医检查十分重要。

"国外医学文献阐述表明，瘙痒与内脏恶性肿瘤关系密切。原因目前不明，推测可能是肿瘤组织细胞会产生组胺及一些生物活性物质，这些物质随血液循环到达皮肤后，刺激皮肤的感觉神经末梢，引起不同程度的皮肤瘙痒，尤以发病初期表现最为明显。皮肤瘙痒属于淋巴瘤的 B 类症状。有数据显示，有 16%~30% 恶性淋巴瘤的患者，尤其是女性患者，会出现不同程度的皮肤瘙痒。"林丽珠教授说。

林丽珠教授还总结了可能出现的典型淋巴瘤早期症状：长期发热（不明原因发热 1 周以上）、盗汗（夜间睡眠后出汗）、不明原因的体重减轻、皮疹、皮肤瘙痒；或者有浅表淋巴结的肿大，包括耳前、枕骨后、颌下、颈部、锁骨上、腋窝、滑车、腹股沟、腘窝等，如在这些地方发现有比较明显的肿硬结节，感觉"皮肤上长了个包"，而且往往是不痛的，应该及时到正规医院就诊并进行相关的检查。除此之外，一些比较特殊的淋巴瘤，患者伴有腰背痛、乏力的感觉、皮肤瘙痒等，也应及时检查身体，关注自己的健康状况。

3. 心理压力过大也会诱发淋巴瘤

导致淋巴瘤的病因很多，常见的病因包括：病毒感染，如 EB 病毒、艾滋病（HIV）病毒、麻疹病毒、肝炎病毒、人类 T 细胞淋巴病毒 –1 等；化学毒物，如染发剂、有机氯（如接触此物较多的林业工人等）；免疫抑制人群，如风湿病患者、接受激素替代治疗或化疗患者、器官移植的患者等；细菌感染，如幽门螺旋杆菌感染引起的胃黏膜相关性淋巴瘤。

"现代人的生活状态也是引起淋巴瘤的不可忽视的重要因素。比如心理压力过大、生活不规律、食物污染、饮酒吸烟等，造成身体抵抗力降低，可能是淋巴瘤发病的重要诱因或病因。"林丽珠教授说。

4. 早发现、早治疗是关键

对于高度侵袭性淋巴瘤，目前的治疗方案就是采用联合化疗，部分患者可进行造血干细胞移植手术进行治疗，治疗过程中配合中医药治疗，副作用减少，疗效更明显。淋巴瘤的治疗和预后，跟患者自身的身体状况、对化疗的耐受程度、经济状况、心理承受力、心理状态有密切关系，而早发现、早治疗非常关键。

"我们曾经诊断过一例弥漫大 B 细胞淋巴瘤的患者，初期在外院就诊时仅表现为长期发热、皮疹、皮肤瘙痒，并没有发现明显的淋巴结肿大，一直作为风湿病治疗。大概两个月后查了 CT 才发现纵隔、胰腺周围淋巴结明显，后来转到我们医院治疗，一查骨髓被浸润了，贫血很厉害，血小板低至 $1 \times 10^9/L$［正常人是（$100 \sim 300$）$\times 10^9/L$］，病情很重，经过一系列诊治，确定是淋巴瘤，经过益气扶正的中药和西药联合治疗，才保住了性命。"林丽珠教授称。

"由淋巴瘤等肿瘤所导致的痒，与一般的痒是有区别的，其特点是：平时无瘙痒史而突然发生顽固性的全身痒，皮肤表面一般看不到任何变化，仅仅是难以忍受的剧痒；与气候变化无关，用任何止痒药物均无效，但瘙痒严重程度及持续时间与肿瘤有关。"林丽珠教授说。

"以前没有患过皮肤病的人，在没有药物过敏、食物过敏及其他因素刺激时，突然发生持续的、剧烈的皮肤痛痒时，或是皮肤原因不明的持久性瘙痒，不能一抓了事，应尽早查明，及时诊治，排除疾病可能，以免耽误病情。"林丽珠教授还提醒说，"另外需要提醒一下的是，淋巴瘤是预后相对良好的肿瘤，经过正规积极的治疗，还是有治愈的希望的，千万不要讳疾忌医。"

孩子腿疼要警惕骨肉瘤

文／陈壮忠　医学指导／林丽珠

来自深圳的小张只有 9 岁，平时非常健康。也许是父母平常教导得好，小张比一般的小朋友都乖巧聪明，也比其他小朋友掌握更多的知识，是学校里有名"智多星"。可是 3 个月前，小张出现右膝关节疼痛。刚开始，张爸张妈以为是生长痛，或是小朋友在撒娇，没有当一回事。谁知道他的病情却越来越重，连路也走不了，夜间疼痛明显，在当地门诊对症处理也没有好转。张爸张妈这才慌了，马上带他到市里医院拍片检查，发现右膝关节有一个瘤子，肺上也有一个阴影，医生说可能是骨肉瘤，需要到大医院进行进一步检查。张爸张妈马不停蹄地带着小张到省里的医院全面检查，确诊为右膝小圆细胞骨肉瘤脊柱、肺转移，病已属晚期了。

林丽珠教授指出，骨肉瘤是最常见的原发性恶性骨肿瘤，好发于8~25岁的青少年，严重威胁青少年的生命。骨肉瘤常见于四肢，发展迅速，病程短，早期即可发生血行转移。据了解，骨肉瘤目前的发病率已经占据儿童肿瘤的15%~20%，占成人肿瘤的1%。骨肉瘤的发病率大约是2/10万，恶性程度很高，有85%~90%的患者就诊时已存在临床上不能发现的微转移灶，肺是最常见的转移部位，约占90%。

1. 孩子腿疼警惕骨肉瘤

从多年的临床经验出发，林丽珠教授指出，膝关节是骨肉瘤最常出现疼痛的部位，特别是儿童、青少年活动量大，关节部位出现疼痛往往归结为运动损伤，关节疼痛不易让人联想到骨肉瘤，但是疼痛却是骨肉瘤的一个主要症状，尤其是夜间疼痛加重就应警惕骨肉瘤。

由于青少年的骨骼快速生长，所以肿瘤引起的疼痛很容易被人误诊为生长痛，或以为是一般的关节炎、运动损伤等，家长很少会因为孩子关节疼痛而联想到肿瘤，这种轻微的疼痛常常被忽视而未引起家长的重视，病情被耽误，错失最佳治疗时机。如果青少年出现膝关节肿胀、疼痛、皮肤温度增高，并伴有关节活动受限，应尽快就医，最基本的是拍关节部位的X光片。如果仍无法确定，就需要做CT检查，最好是找专科医生排除肿瘤。

由于许多家长和非专业医生对骨肉瘤缺乏认识，疾病早期临床症状又不太明显，导致有60%的患者就诊时已为中晚期，有50%的患者因不能得到及时诊断和规范治疗而延误病情，有30%~40%的骨肉瘤患者曾遭遇过误诊。

林丽珠教授指出，如果小朋友出现腿痛3周不缓解，甚至逐渐加重，并伴有夜间疼痛明显，走路困难，就要高度警惕，及时针对疼痛部位拍片检查，排除肿瘤可能。

2. 骨肉瘤要如何诊治

林丽珠教授指出，骨肉瘤的恶性程度高、发展迅速，分类和诊治比较复杂，诊断应是临床、影像、病理三结合。单纯依靠临床检查和影像学很难做出正确的诊断，活检是绝大部分骨肉瘤诊断的必要途径。但活检和手术必须在专业医生的指导下执行，不正确的活检或手术，很可能使患者丧失保肢的机会。本病如未经规范治疗，半年至一年内肿瘤就会发生肺转移，导致死亡。早期发现、规范治疗是提高生存率的有效途径。

很多家长总认为小孩子的病比较轻，总希望采取保守治疗，对手术、化疗感到恐惧，甚至是抗拒，这是可以理解的。但骨肉瘤不同于一般的疾病，规范化、综合治疗是骨肉瘤治愈的关键。手术、化疗是骨肉瘤最重要的治疗手段，结合术前化疗、手术、术后化疗的模式已被广泛接受，成为骨肉瘤的标准治疗模式。如果此病属于早期，可以考虑保肢手术，保存的肢体功能要好于假肢；如果病情属于晚期或无保肢条件者，则建议采取截肢手术。化疗药可以杀伤体内的肿瘤细胞，导致肿瘤坏死，杀死微转移灶，化疗是提高患者远期存活的重要途径，可以大大提高患者预后。医学家也在着手研究更加有效的化疗药物，以期更好地提高肿瘤的空置率。有条件的医院也可以考虑配合放疗。

3. 中医药早期加入，疗效更佳

目前由于骨肉瘤缺乏特效的药物，加之西医治疗手段对身体存在一定的损伤，早期配合中医药治疗，可以更好地提高西医的治疗效果，也可以减少骨髓抑制等西医治疗的不良反应。中医药注重提高患者的耐受性和远期疗效。在手术前利用中药外敷、针灸等中医方法治疗，可以起到缓解疼痛、减少病痛的目的；手术前后配合应用中医药，能达到调理气血、增强免疫功能等作用，更好地耐受手术治疗。在化疗时配合中药治疗，可以预防骨髓抑制、恶心呕吐、消化道溃疡等不良反应；化疗后配合中医药治疗，可以健脾补肾，提高体质，提高生活质量。近年来，中医药已经逐步成为骨肉瘤综合治疗不可缺少的一部分。

由于此病来势凶险，预后不良，当然不能仅仅依靠中医药来治疗，而且使用中医药治疗，也应该在专业中医师的指导下辨证论治。那些说单纯依靠局部中药外敷和中药内服，不用检查就可以 "包治百病" 的，不是 "江湖医生" 就是在 "诓骗" 家长，只会延误治疗时机，最终导致病情进展。

中药味道可能会比较苦，患儿可能不喜欢吃，可以考虑配合使用食疗。患儿生病或化疗后疲倦乏力、面色无华、形体消瘦者，可以使用益母草五爪龙瘦肉汤来活血祛瘀、健脾益气。具体材料包括鲜益母草150 g，五爪龙30 g，瘦肉100 g。方法是将鲜益母草捣烂，放纱布内取汁备用；五爪龙洗净；猪瘦肉洗净、切小块、余水去除血水；将五爪龙、猪瘦肉同时放入瓦煲中加适量开水煮开，放入益母草汁后再煮沸10分钟，和盐调味温服。

4. 不放过蛛丝马迹，早期发现该病

父母要怎样才能做到早期发现小孩患病呢？林丽珠教授指出，在疾病的早期总是有一些症状可寻的，父母要密切注意。如果小孩腿痛出现以下特征，就应及时到医院就诊，做到早期发现，早期治疗。

（1）发病早期患肢常有不规则的隐痛不适，开始表现为关节周围间歇性疼痛、酸痛、钝痛，服止疼药有效。随着病情加重，疼痛剧烈难以忍受且持续时间延长，普通止疼药无效，而且疼痛会向其他部位放射。

（2）逐渐出现关节周围肿胀、肿块，并伴有皮肤温度升高，静脉怒张等表现。肿块不断增大，症状日益加重。

（3）与运动无关的疼痛，"夜痛"明显，因为晚上疼痛是肿瘤的生长表现；运动时关节疼痛加重。

病程发展十分迅速，甚至隔天都有加重。出现以上情况应及时就医。

此外，有的骨肉瘤患者还可能出现体温升高、厌食、消瘦和面色苍白等全身反应。如果能在发病初期做出正确诊断，得到规范治疗，治疗的效果也比较好，而且可明显延长患儿的生存时间。

老年人经常咬伤舌头要小心

文 / 陈壮忠　　医学指导 / 林丽珠

　　香港的陈阿姨已经80多岁了，身体一向还算硬朗，平时一个人住，家里人忙着上班，周末才有空陪伴老人。自从2008年开始，老人家总是一不小心就咬到舌头，当时也不怎么在意，家里人比较忙，也没有留意。谁知道到了2009年12月，老人家开始觉得舌根部疼痛不适，照镜子看到舌右缘肿物，表面还有溃疡，进食时疼痛明显，同时摸到右颌下有一大小2 cm×2 cm的肿物。这时家里人着急了，带着老人到医院检查，确诊为舌鳞状细胞癌颌下淋巴结转移，行放射治疗了11次，老人口干明显，疼痛却未见明显好转。后经朋友介绍后求诊于林丽珠教授，林丽珠教授综合陈阿姨的病史及检查结果，制定了详细的中西医结合综合治疗方案，经过积极治疗，陈阿姨明显好了很多，现进食基本上无障碍。

　　无独有偶，来自佛山的85岁的胡大叔吸烟50多年，2009年开始就觉得舌头肿痛不适，还经常咬伤疼痛，后发现右舌根长出一个肿物，伴有溃疡，进食感觉疼痛，在当地医院治疗后改善不明显，后来经人介绍得到林丽珠教授治疗，确诊为低分化鳞癌。林丽珠教授综合胡大叔的病史及检查结果，制定了中医药结合化疗、舌头肿物注药术的中西医结合综合治疗方案。经过积极治疗，胡大叔现在症状基本上消失了，每天记挂的就是林丽珠教授开的中药。

1. 老人经常咬伤舌头要留意

　　"上了年纪的老人，吃饭或说话时不小心咬伤自己的舌头是很常见的。"林丽珠教授表示，"可是如果经常不经意咬伤舌头，就要格外小心了，因为有可能是舌头、口腔有肿物或者脑部疾患所导致。长期吸烟、经常有口腔溃疡或者长期戴假牙的人更要注意。"林丽珠教授在多年的临床实践中发现，老人经常咬伤舌头，要留意是否患有该类疾病。该类疾病发病之初，其症状并不明显，可能会有如讲话不太利索、口角稍有流涎、吃饭吞咽动作减慢、常咬伤自己舌头等症状。

2. 口腔肿物的常见症状

舌癌等口腔肿物常见于不注意口腔卫生，长期吸烟，酗酒，嗜好咀嚼槟榔者，也可见于金属牙托、义齿修复不良、长期刺激舌黏膜产生溃疡，经久不愈者。从多年的临床实践出发，林丽珠教授指出舌癌等口腔肿物常见症状有下面几点。

（1）口腔内突然出现黏膜红斑、水肿、糜烂、白斑、皲裂、扁平舌藓、隆起和颗粒状肉芽等，虽无明显不适，但经过2～4周的治疗，非但不愈，反而慢慢扩散增大。

（2）口腔内有些隆起和赘生物，特别是肿物表面有溃疡，经久治不愈的，也应引起警惕。

（3）局限性唇红黏膜增厚与鳞屑形成，伴有灰白色角化斑。

（4）突然出现牙齿松动、脱落，咀嚼食物时牙齿咬合不良，经常咬伤舌头时，有假牙者自觉假牙不适，口腔与咽部麻木、疼痛，经一般对症治疗不见好转。

（5）口腔内有多次原因不明的出血和张闭口困难。

（6）突然出现的舌头运动受限、语言不清、说话和吞咽时感到疼痛。

（7）突然出现的唾液分泌增多、流涎、鼻涕带血、吞咽哽噎感、颌面部肿块及淋巴结肿大，并且持续存在，甚至逐渐加重。

如果经常出现上述症状，一定要注意，经久不愈合者要到医院找专科医生看病，及早发现存在的问题。

3. 做好平常护理

（1）平常要注意口腔卫生，做到每天早、晚刷牙，饭后漱口。

（2）正确佩戴假牙，如有龋洞应尽早填补，能修补利用的残冠、残根要及时处理，早些恢复牙齿的正常解剖形态。

（3）戒除吸烟、嗜酒等不良习惯，加强体育锻炼，改善营养，多吃富含维生素和有防癌、抗癌作用的新鲜水果，少食刺激性食物。

（4）如发现舌表面有经久不愈的糜烂、皲裂或溃疡时，应高度重视，并及时到医院就诊，早期切除活检，或积极治疗，定期观察。

4. 中西医结合疗效更佳

舌癌等口腔肿瘤的治疗往往需要综合治疗，如手术切除、放射治疗、化学治疗、免疫治疗、中医药治疗等，在疾病的早期就加用中药治疗可达到更好的疗效。口腔肿物在中医古籍常被称为 "岩""舌疳""舌菌"或者 "失荣"等，口腔与五脏六腑相关，舌为心之苗，舌癌等口腔肿物往往由于脾肾亏虚、心火过旺、痰瘀毒结所导致，初期以邪实为主，呈火毒结聚之证，继则虚实夹杂，晚期往往邪盛正衰，呈气血两虚状态。临床上可按病程辨证论治，并随证加减。中西医结合治疗效果会更好！

5. 日常生活防治口腔癌肿要注意的问题

防治癌肿，林丽珠教授指出："健脾和胃第一关，中药调理食欲添。开胃进食体方健，果蔬搭配要齐全。精神舒畅记心中，心情开朗要轻松。生冷硬黏难消化，莫贪海鲜辣酒烟。"

在日常饮食上，宜清淡、富营养，忌食煎炒辛热、甘肥厚味、生冷酸辣之品。癌肿患者术后宜用清补兼施之物，如白茅根、生地黄、党参、灯心草、沙参、天冬、赤小豆等；放疗患者宜用滋阴清热之物，如新鲜蔬菜、水果、银耳、白茅根、生地黄、灯心草、沙参、麦冬、绿豆等；化疗患者则宜用健脾补气血之品，如鲜鲫鱼、百合、香菇、黑木耳、红枣、红豆等。

第三篇

肿瘤的科普知识

肿瘤标志物升高未必就是癌症

文／陈壮忠　医学指导／林丽珠

> 40岁的余小姐在家人的搀扶下颤巍巍地走进了诊室。事情是这样的：每年的常规体检，作为公司高管的余小姐各项指标挺好的，就是EB病毒抗体阳性，听说EB病毒呈阳性代表会得鼻咽癌，来自肇庆的余小姐就害怕得要命，茶饭不思，惶惶不可终日，最后在家里人的劝说下终于鼓起勇气走进了医院……

"在平常的临床工作中，像余小姐这样的患者并不少见，平常不体检，不看医生，一有不舒服或体检有异常时，就担惊受怕，不敢面对……"林丽珠教授指出，"肿瘤标志物是判断恶性肿瘤治疗的疗效、预后及选择方案的参考依据，其临床意义根据具体情况而定。如果体检中发现肿瘤标志物升高，不要过于恐慌，因为在机体存在炎症、某些慢性疾病发作时，某些肿瘤标志物也可能会上升，还需进一步检查来鉴别诊断。"

1. 肿瘤标志物升高未必是得了癌症

林丽珠教授指出，肿瘤标志物升高不一定就是得了癌症。所谓肿瘤标志物是机体对肿瘤细胞反应产生（或）升高的、可预示肿瘤存在的一类物质，通过人体的血液、体液、肿瘤组织或细胞可以检测到，是诊断鉴别疾病、治疗方案确定、预后判断的一个比较重要的指标。

肿瘤标志物的升高会引起人们的警惕，一些早期的病例因此得以发现，经过及时的治疗获得了很好的疗效。但值得注意的是，并不是每位癌症患者的肿瘤标志物都会增高，也不是每个人肿瘤指标升高都意味着会得肿瘤，须结合具体的情况经有经验的专科医师进行综合判断分析后才能下结论。例如原发性肝癌患者中也只有70%～90%的患者的甲胎蛋白（AFP）会升高，诊断为原发性肝癌需要有CT、磁共振成像（MRI）等影像学及病理学的支持。

近10年来，肿瘤治疗效果大大提高，有一大部分功劳要归于肿瘤标志物的发现和体检的普及。很多研究者致力于发现更加敏感的肿瘤标志物，但直到目前为止，虽然有几类肿瘤标志物的敏感度比较高，但是还没有发现100% 敏感的肿瘤标志物，如前列腺癌特异性抗原（前列腺癌PSA）总体阳性率也只有70% 左右而已，前列腺炎在急性发作的时候可伴有发热和排尿灼热疼痛的症状，同时也可引起血清PSA值暂时性升高。再如鼻咽癌（NPC）的发病与EB病毒存在很大关系，但尚无法证明EB病毒是NPC的唯一病因，有许多人EB病毒是阳性，但并不患有鼻咽癌。

2. 单项指标升高需要全面检查

"对于肿瘤标志物轻度升高者，不用过于恐慌，可以通过全面检查来排查是否患病了，另外也需要定期复查监测指标的数值变化情况。如果复查后数值一直维持在参考值上限的临界水平，则意义不大。"林丽珠教授指出，"肿瘤标志物升高可能会是多方面原因导致的。如AFP，除原发性肝癌外，怀孕、活动性肝炎和生殖系统肿瘤等都可能导致其数值出现升高的情况；因检测仪器或试剂的不同，有时也会有假阳性现象出现，具体情况要结合临床来确定。"

"但对于50岁以上、有家庭肿瘤史、长期慢性乙型肝炎患者或肿瘤高发区的高危人群来说，即使没有症状，也要进行肿瘤标志物筛查及追踪随访，以免贻误病情。"林丽珠教授强调，以下几类情况更要特别重视：一是单次检查升高特别明显，数倍于正常值的上限。二是反复检查，数值动态持续升高。三是有家族性遗传史，肿瘤筛查时肿瘤标志物增高。前两种情况先查该标志物最常见的某种疾病，如癌胚抗原（CEA）升高，可以先查有无胃肠道的疾病，若胃肠道没有异常，还需检查肺部、食道、乳腺、肝脏、妇科等。有家族性遗传史者如出现标志物升高的情况，即便没有症状和体征，也必须复查和随访。曾经有一个患者，体检的时候CEA只是升高了一点，因为她家族有人患有肠癌，且有多发性肠道息肉家族史，我建议她做全面的检查，她总是以工作忙推托了，三个月后出现腹痛，一查就是肠癌晚期了……

3. 肿瘤标志物主要判断治疗效果和预后

肿瘤标志物的含量与肿瘤的恶性程度、转移、复发等息息相关，标志物的检测有助于医生及时为肿瘤患者选择个体化治疗方案。肿瘤标志物被广泛应用于判断恶性肿瘤的疗效，成为选择治疗方案的有力依据之一。临床上一般会以初次治疗达到疗效后的标志物水平作为其特定的"个体参考值"，根据其动态变化情况来判断疗效：如果下降幅度较大，提示治疗有效；如果下降幅度不明显，则有可能有肿瘤残留和（或）转移；下降到参考值内一段时间后重新升高，则提示复发或转移的可能。

"中医药也可以让肿瘤指标下降吗？"针对这一问题，林丽珠教授回答道："这个当然也可以，只要肿瘤得到控制，肿瘤指标就有可能会下降，但中医药主要在扶正祛邪，所以下降的速度可能没有西药来得快，下降的水平也可能没有那么大，需要长期动态监测。临床上，治疗方案的确定要根据病情来选择，中西医结合起来，效果可能更好。"

肿瘤不传染，为何兄弟同患癌

文 / 陈壮忠　　医学指导 / 林丽珠

1. 肿瘤是否也会传染

来自电白的吴先生39岁，2011年3月无明显诱因下出现"肝区疼痛不适"，后来症状越来越重，到医院检查，发现肝脏一个很大的占位，住院进一步检查，确诊为肝癌，已经失去手术的机会，只能行肝动脉化疗栓塞术（TACE术）、中医药等来治疗。哥哥患病期间，35岁的弟弟吴添（化名）一直忙里忙外，出钱出力帮忙照顾哥哥。2013年5月他开始出现腹胀不适，刚开始还以为是过度劳累、消化不良所引起，也没有在意，但后来越来越严重，在哥哥住院期间，他也顺便做了个体检，结果让他们一家人大为震惊，吴添的病跟哥哥一样，同为肝癌。

"肿瘤会不会传染？""肿瘤也有遗传因素吗？""这个是不是要隔离啊？"兄弟俩患同一种癌症，让一家人疑心，弟弟的病是被哥哥传染的，亲戚朋友们开始议论纷纷。

仔细追查了兄弟俩的病史，让人惊讶的是两人均为乙型肝炎病毒携带者，还有多年的吸烟史和饮酒史，"癌症并不传染，乙型肝炎病毒携带、多年的吸烟史和喝酒史可能是导致兄弟俩患肝癌的重要原因。"林丽珠教授说。

2. 肿瘤不传染，患病因素是关键

夫妻、父子、兄弟、姐妹同患癌现象现在比较常见。前段时间，一对50多岁的夫妻同患肺癌，妻子责怪是丈夫抽烟所致，最后二人还分开在不同的医院住院治疗。

"虽然有家人共同患癌的个案，但并不代表癌症有传染性或遗传性。"林丽珠教授说，虽然肿瘤细胞裂变比正常细胞快8倍，当癌细胞复制它的基因（DNA）并分裂增殖时，每个子细胞都带有相同的癌基因，随着癌细胞的不断分裂增殖，在患者体内能够扩散和转移，但它不会像细菌和病毒那样，由一个人传染给另一个人。世界上还没有哪一个国家把恶性肿瘤列为传染病，也从没有医院对癌症患者进行过隔离。因此，患者和家属都不要过分恐慌。

"夫妻、父子、兄弟、姐妹同患癌症的病例很常见，这也是癌症发展的一种现象。"林丽珠教授介绍，从流行病学研究结果来看，家人同患癌症的比例占癌症总发病率的5%左右，肿瘤与遗传有关，但肿瘤并不会直接遗传，肿瘤的发病取决于精神因素、环境因素、饮食因素及生活习惯等诸多后天因素和外界致癌物的综合作用，例如吴氏兄弟共同患肝癌，可能就是乙型肝炎病毒携带、多年的吸烟史和喝酒史所引起的。

"癌症本身不传染，但致癌病毒会传染"。林丽珠教授说，例如乙肝病毒可传染，她曾接诊过一家人四人同患肝癌的病例，是因为他们共同感染了乙肝病毒，最后都发展成肝癌，但并不是肝癌细胞直接传染的。

3. 防治肿瘤：良好生活方式和体检

"肿瘤是由环境与遗传因素相互作用引起的，有些人更易发生某种肿瘤说明了这些人对某种癌症具有遗传易感性。肿瘤真正和遗传相关的很少，80%是由不良生活方式引起的，所以要想防治肿瘤，关键要改掉不良生活习惯。"林丽珠教授指出，"夫妻、父子等家人长期生活在一起，如果饮食结构不合理、生活习惯不好，会导致共同发病的概率增加。另外，如果夫妻中有一方患癌，另一方势必会处于焦虑忧愁中，无论是在精神上还是体力上，都要承受巨大的压力，这样就会造成其免疫功能下降，增加患病概率。"

因此林丽珠教授指出，肿瘤的发生确实有一定的遗传因素作用，但并不会直接遗传肿瘤，所以有家族肿瘤病史的人并不意味着就一定会得肿瘤，人们应摆正心态，保持良好的精神状态，加强体育锻炼，正如古书所言"正气存内，邪不可干"。另外，家庭成员应该共同建立健康的生活习惯，尽量不吃或少吃烟熏、火烤、煎炸类食物，多吃新鲜蔬菜水果。还应注意生活习惯的改变，禁烟限酒，改善环境，提高防癌意识，降低肿瘤发病率。

此外，林丽珠教授还提倡每年定期体检，特别是40岁以上人群，其中男性应注重对肺、肝、食管、胃、结直肠等身体部位的检查，女性除做以上项目的检查外，还应定期进行乳腺、宫颈、子宫、卵巢等妇科检查，如有不适，要尽早就诊，努力做到"早期诊断，早期治疗"。

女性不吸烟也得肺癌？赶紧打响厨房保卫战

文 / 张少聪　医学指导 / 林丽珠

> 家住佛山的陈阿姨家境殷实，儿孙绕膝，退休后赋闲在家的她或含饴弄孙，或外出旅游，小日子过得津津有味。近半年来，平日里身体强健的她却患上了咳嗽，到社区医院开了几服药治疗，好上一阵又反复了，自恃体健的她也没去在意。不料这咳嗽竟日渐加重，家人这才察觉不对，到医院一检查，竟然是肺癌！陈阿姨和美的小生活也因此而戛然而止。
>
> 孙阿姨从老家搬来广州住还不到半年时间，在一次体检中竟发现罹患了肺癌且已经发生转移，孙阿姨甚至没有感觉到丝毫的不适。子女们难抑悲愤，"树欲静而风不止，子欲养而亲不待，"母亲的命运为什么这么坎坷！

仔细询问两人的病史，我们发现她们都不吸烟，家人也不抽烟，更没有二手烟之说，但是两人都有一个共同特点，经常炒菜做饭，这很可能是症结所在。林丽珠教授提醒大家，在中国，近20年来女性的肺癌发病率逐年上升，甚至赶上了男性的发病率，而其中有80%以上女性肺癌患者从不吸烟，患病原因却是多方面的，而厨房油烟则是一个重要因素，而且容易被人忽略。

中国人烹饪的方法多种多样，尤其喜欢煎炸爆炒，以欧洲为代表的国外烹饪多用橄榄油，烹饪值在80 ℃左右，而国内人们常使用动物油、豆油、花生油、菜油等，烹饪值达到200 ℃。而在这种高温下，将产生大量的热氧化分解产物，而分解产物又以烟雾形式散到空气中，形成油烟气，相信很多家庭主妇都有煮饭时被呛得咳声连连的经历。这些分解物的主要成分为苯并芘、挥发性亚硝胺、杂环胺类化合物等高致癌物。研究表明，油烟中含300多种有害物质，最主要的肺癌致癌物是硝基多环芳香精（DNP），家庭主妇在厨房里准备餐食时所吸入的DNP，是室外新鲜空气的188倍。更让人震惊的是，在通风系统差、燃烧效能较低的炊具上做饭，对健康造成的损害等于每天吸两包烟！

这么说来，厨房好比战场，那么如何打好厨房保卫战，把伤害降到最低呢？下面专家给你支几招。

（1）控制油烟最好的方法是掌握油温，推荐的油温应是在"八成热"时，即将油倒进锅后，待油面波动加剧，没有多少油烟（此时油温在150 ℃左右）时加入菜。

（2）家庭烹饪时尽量减少爆炒、煎炸方式。可适当增加煮、蒸等以水为媒介的方式，这样温度最高也只有100 ℃，这样不但保持食材营养，而且对人体无害。

（3）厨房需备油烟机，准备炒菜前就要打开抽油烟机和排气扇，炒菜完成后5～10分钟再关闭油烟机和排气扇，以便更彻底地排除废气和油烟，净化厨房空气。

（4）做饭时需打开门窗，形成空气流通，定期检查抽油烟机的排气管是否通畅，定期清洗油烟机吸气口。

（5）建议经常下厨的主妇要多喝水，尤其是炒菜后，通过水的循环将一部分堆积于体内的有害物质排出。此外，还需增强体检意识，防患于未然。

你是大肠癌的高危人群吗

文／肖志伟　医学指导／林丽珠

　　李师傅是一名长途汽车司机，多年以来一直有大便不畅的毛病，一年前他开始出现大便带血，后来便血次数增多，肛门伴有下坠感。他以为只是痔疮，在诊所开了痔疮膏外用，但半年来仍有便血，而且大便带有黏液、脓血，次数增多，总感觉排不干净，甚至排便困难。后做直肠指检，在距肛门 8 cm 处触到一菜花样硬肿物，凹凸不平，结合肠镜结果，诊断为大肠癌。

　　大肠癌是一种常见的消化道肿瘤，以 40～50 岁发病率最高。其发病率与死亡率尽管低于胃癌、食管癌、肺癌等常见恶性肿瘤，但随着人们生活质量不断提高，饮食结构改变，使得发病率节节攀升。林丽珠教授说，结肠癌早期多无症状，随着癌体积增大和产生继发病变，才出现症状，如果这时才发现，大多时候已经到了癌症的中晚期了，这给治疗带来很大的难度。因此，平时应注意身体的变化，了解大肠癌患病的风险因素，对预防结肠癌是很有帮助的。

1. 大肠癌的高危人群

　　（1）慢性肠道症状且持续性加重者。慢性肠道症状主要有腹痛、腹部不适、腹胀、腹泻、便秘、大便习惯改变等不适，许多肠道疾病患者会出现以上症状，这些症状的诊断与鉴别诊断是相当复杂的。因此需要根据实际情况，有选择地进行必要的体检，以排除肿瘤的可能。

　　（2）"富贵病"结伴而行。结直肠癌是个典型的"富贵病"。有研究显示，结直肠癌与糖尿病、高血压、冠心病都有密切联系。在生活方式上，常年高脂肪饮食、缺少膳食纤维摄入，以及久坐少动、不按时排便等不良生活习惯，都是导致肠癌的风险因素。

　　（3）大肠息肉患者。肠息肉是从肠黏膜上长出来的一种赘生物，大小、形状、数目、部位各异。患者中以 40 岁以上的中老年人较多，随着年龄的增加，息肉也在增多，依靠结肠镜即可确诊此病。息肉究其来源主要分为腺瘤性和增生（炎症）性两大类。已知腺瘤性息肉，尤其是多发性的和直径大于 1 cm 的腺瘤性息肉癌变危险性较大，被称为大肠癌的癌前病变，必须摘除干净；即便已经治疗了腺瘤性息肉的患者，也要定期复查，以观察是否复发。

（4）有肠癌家族史者。在临床上，经常会遇到家族中有多位亲属患上肠癌的案例，这类肠癌叫家族性肠癌，分为家族型息肉病和非家族性息肉病。家族性息肉病起病的时候，家庭成员最先表现是结肠息肉。这些息肉不切除，到了 40 岁以后，多数会发展为肠癌。非家族性息肉病的结肠息肉为散发性，息肉也要小一点，发病时间会比家族性息肉病要迟。对于有家族性肠癌史的家族成员，建议从 20 岁开始坚持每年做一次肠镜，一旦发现息肉就及时摘除，这是预防这类肠癌最有效的方法。

（5）遗传性非息肉病性大肠癌（HNPCC）家族成员。又称林奇综合征，占所有结直肠癌患者的 5% ~ 15%，既可见于癌症患者，也可见于尚无癌症者。该综合征定义为因基因突变引起的对结直肠癌及某些其他癌症（如子宫内膜癌、胃癌）的遗传易感性。患有 HNPCC 的人一生中患结直肠癌的可能性约为 80%，而且其结直肠癌发病年龄早，平均年龄约 45 岁。

（6）炎症性肠病。包括溃疡性结肠炎和克罗恩病（Crohn）。溃疡性结肠炎以反复发作的脓血便为主要症状，结肠镜检可见 "口疮" 样溃疡的结肠炎。溃疡性结肠炎发生癌变的概率比正常人高 5 ~ 10 倍，特别是未成年时就发病，而且病变一直在活动，病变范围广泛，病程在 5 年以上的人，癌变危险性更大。值得注意的是，近年来我国溃疡性结肠炎患者明显增多，由此引发的癌症患者也在增多。

克罗恩病同样也是一种原因不明的肠道炎症性疾病，又称为局限性肠炎、节段性肠炎、慢性肠壁全层炎等，能够累及消化道的任何部位。克罗恩病通常在青壮年时起病，在一生中会引起严重的健康问题，消化道炎症可表现为腹泻、腹痛、体重减轻、瘘管形成，可伴有发热、贫血。病程多迁延，反复发作，不易根治，目前尚无根治手段。

以上这些人群在日后罹患大肠癌的概率，较一般正常人群高出许多，因此对大肠癌的防治更加需要重视。

2. 医生建议

肠癌高危人群，从40岁起每3～5年接受一次大肠癌筛查；其中对有家族遗传史的人群，建议尽早前往正规的肿瘤中心就诊；对于非高危人群，应从50岁起每5～10年进行一次大肠癌筛查。

女性防治肺癌，远离"气"

文／郑心婷　医学指导／林丽珠

近几十年来，世界各国肺癌的发病率和病死率均迅速上升，特别是女患者日益增加。中国台湾女歌手凤飞飞和大家熟知的著名艺术家赵丽容等很多女性名人均因晚期肺癌而死亡。与男性患肺癌人数不到30%的上升速度相比，女性患肺癌上升更明显，为40%左右。造成这种现象的原因可能是多方面的。

1. 烟气——女性吸烟率、被动吸烟率不断上升

美国调查发现，有两成女性肺癌患者从不抽烟，她们之所以患上肺癌，可能是因为二手烟。在我国，不吸烟女性患上肺癌的比例更高。一位专治肺癌的医生在经手的500名肺癌患者中，有其中一半多是吸烟引起的。为什么吸烟会导致肺癌呢？

香烟燃烧产生的烟雾中含有二氧化碳、一氧化碳、各种氮氧化合物、焦油、尼古丁、苯并芘和亚硝胺等有害物质，其中致癌物质超过30种。这些物质吸入后既可作用于支气管和肺，也可随血流进入人体各器官、组织，最终导致癌变。其中苯并芘和亚硝胺有强烈的致癌作用。所以吸烟不但对自身有危害，对周围人群也是一个潜在的威胁。据世界卫生组织调查报告，全世界每天要新增加60万肺癌患者，其中绝大部分是由于吸烟引起的。美国癌症协会调查了1亿人口后发现，吸烟者得肺癌的危险性是不吸烟者的8～12倍，一些与吸烟者共同生活的女性患肺癌的概率就比正常人高出6～12倍。显然，二手烟是让女性肺癌患者激增的主要原因。

2. 尾气——汽车尾气、空气污染

城市空气污染主要是来自汽车尾气，城市效应让空气污染更难以消除。汽车尾气主要指排气管排出的废气，废气中含有150～200种不同的化合物，其中对人体危害最大的有一氧化碳、碳氢化合物、氮氧化合物及悬浮微粒等。如燃料不完全燃烧时，碳氢化合物和氮氧化合物会反应生成挥发性有机化合物（如苯）和烟雾（地面臭氧），这些物质会导致人嗜睡、眼睛发炎，产生神经毒性效应，并造成呼吸暂时困难、长期肺损伤，同时也是强致癌物质，会引发肺癌等癌症；微粒物和硫氧化物还可形成酸性硫酸盐溶胶，深入肺部对肺造成伤害。汽车尾气排放污染高度主要在0.3～2米之间，排放颗粒中很多都是PM2.5，正好是人体呼吸范围和可吸入颗粒。这些颗粒会刺激呼吸道，降低肺通气功能，使呼吸系统免疫力下降，导致暴露人群慢性气管炎、支气管炎、呼吸困难、肺功能下降的发病率升高，对市民尤其是少年儿童的健康造成巨大威胁。如果汽车尾气和雾霾联合起来，对呼吸道的破坏就更厉害，长期下去，为罹患肺癌埋下了祸根。

3. 油烟气——厨房油烟污染

家庭烹饪所产生的油烟是厨房环境的主要污染源。如果厨房通风条件不够，或使用柴火、煤灰等不达标燃料，产生过多浓烟，则烹饪者容易受到浓烟侵袭；如果煸炒、油煎食品使用菜籽油，会散发含有化学诱变物质的油烟；如果使用贮存过久的劣质油，其中多含有游离脂肪酸、醛、酮类物质，当油温达到一定高度时，极易挥发含有多种有害物质的油烟，这些油烟微粒经测试证明具有致癌的危险性。此外，高温燃烧时，厨房产生的"氡"气也对人体有致癌作用。这种病因在中老年女性肺癌患者中特别突出，其危险因素是正常人的3倍。

4. 生闷气——女性精神压力过大

自古以来，女性由于生理条件、社会地位等原因，相对男性来说，女性更容易紧张多疑虑，难以释放，容易造成沉重的心理压力和精神负担。

在目前的社会转型期，女性会受到来自工作、家庭、感情等多个方面的心理冲击，极易导致女性的角色紧张，造成其心力交瘁，心理压力增大，精神负担加重。还有一种是与个体自身性格相关的，现在称之为"癌性性格"，专业上叫"C性格"，在女性身上表现更为明显。这种性格的人，爱生闷气，钻牛角尖，焦虑不安，总是得不到化解，郁结于内，会伤身体。外在的压力和内在的性格也为患肺癌，特别是女性埋下了祸根。

其实，导致女性肺癌的因素是多种多样的，除了上面的这些因素之外，还有其他因素，包括总体的老龄化、自身免疫力下降、环境污染、重金属超标、食物污染等。但直到目前，引起肺癌的确切原因尚未完全被破解，一般认为是多种因素相互作用引起的。当人体免疫力下降，这些致癌因素相互叠加，长期作用于人体，引起基因的变异，人体失去对变异的基因的正常调控，变异基因异常增殖，久而久之就会形成肺癌。所以防治肿瘤，任重道远，要从多方面下手，多管齐下，才能更好地防治。

前列腺癌早发现早治疗很重要

文 / 陈焯平　医学指导 / 林丽珠

> 张大叔 64 岁了，是一名高级知识分子，由于工作需要经常熬夜，3 年前体检时发现前列腺特异性抗原（PSA）升高，行前列腺彩超检查未发现明显异常，本人未觉特殊不适，遂未予重视。3 个月后，张大叔开始出现排尿困难的症状，复查 PSA 较前明显升高，行 MRI 检查发现前列腺肿物，已侵犯膀胱及发生盆腔转移，进一步行前列腺肿物穿刺活检诊断为前列腺癌，当时已无法手术，进行内分泌治疗及分子靶向药物治疗，但出现耐药现象，因自身体质较差，无法耐受化疗等治疗，只能以对症治疗为主。

1. 前列腺癌早期发现很重要

前列腺癌是老年男性最常见的恶性肿瘤，占男性恶性肿瘤的第二位。我国目前前列腺癌呈上升趋势，95% 发生于45 岁以上的中老年人。前列腺癌早期多无任何症状，即使有所不适，也不足以引起患者的重视。仅在体检时直肠指诊发现前列腺结节。因此约80% 的患者被发现时已出现转移病灶，此时病变已经属晚期，预后多不良。可见，早期发现前列腺癌十分重要。

2. 男性需定期体检是防范前列腺癌

（1）年龄在45岁以上的男性，特别是60岁以上的老年男性应每年做一次直肠指检以及前列腺特异性抗原检查（抽血查PSA最好在肛门指检两周后进行）。这对于早期诊断至关重要。直肠指检的准确率达70%左右，可获得早期诊断及根治机会。可是，这种检查在目前的一般体检中往往容易被忽视。

（2）每年至少一次进行前列腺B超检测：如见前列腺低回声结节，怀疑前列腺癌的患者，可进一步行CT、核磁共振检查，对前列腺癌的诊断也有帮助。

（3）高度怀疑患者患有前列腺癌，要采取经会阴、直肠穿刺，取活体组织检查，其诊断的准确率可达80%。

（4）前列腺癌的发生与遗传因素、性活动、生活饮食习惯及药物治疗等有关。性活动较多者患前列腺癌的风险增加。常熬夜、高脂肪饮食与发病也有一定关系。应用非那雄胺或度他雄胺（治疗前列腺增生的药物）可使前列腺癌的患病率降低25%，但可能增加患高分级前列腺癌的风险。具有以上危险因素人群需更加提高警惕，发现前列腺异常情况时应积极明确诊断。

3. 中西医结合治疗前列腺癌疗效好

（1）西医治疗原则。对于早期前列腺癌患者可采用根治性治疗方法，能够治愈早期前列腺癌的方法有放射性粒子植入、根治性前列腺切除术和根治性外放射治疗。

对于中期前列腺癌患者应采用综合治疗方法，如手术＋放疗、内分泌治疗＋放疗等。对激素敏感型晚期前列腺癌患者以内分泌治疗为主，内分泌治疗的方法包括去势（手术去势或药物去势）和抗雄激素治疗（比卡鲁胺或氟他胺）或去势＋抗雄激素治疗。手术去势或药物去势的疗效基本相同，但几乎所有患者最终都会发展为激素非依赖性前列腺癌或激素抵抗性前列腺癌。

对去势抵抗性前列腺癌患者可采用二线内分泌治疗或新型内分泌治疗药物（阿比特龙、恩扎鲁胺等）。对激素抵抗性前列腺癌患者应持续保持去势状态，同时采用以多烯紫杉醇、米托蒽醌为基础的化疗。

对于有骨转移的前列腺癌患者应联合骨保护剂（主要是双膦酸盐类药物，如唑来膦酸）进行定期治疗，预防和降低骨转移，缓解骨痛，提高生活质量，提高生存率。此外，体外放射治疗或放射性核素也可改善局部骨痛。

（2）中医治疗原则。中医认为饮食失宜、情志抑郁、外感湿热是前列腺癌的主要病因，而肾气亏虚是发病的内在条件。前列腺癌为全身虚损而局部邪实之证，多为本虚标实，虚以肾气为主，实以湿热、气滞、血瘀、痰毒为多。所以前列腺癌的治疗应兼顾标本，扶正祛邪。

需要指出的是，很多患者都知道肾气亏虚是引起前列腺癌的根本，得病后则大量进食鹿茸、鹿角胶、海马等温阳补肾的食物，病情不但未得到控制，反而进展更快，这都是不分阴阳惹的祸。

中医认为肾气包含肾阴、肾阳两个方面，由于先天体质及后天生活饮食习惯的不同，人体可出现肾阴虚、肾阳虚的体质状态。阴阳其性相反，阳虚及阴盛，阴虚则阳盛，若阴虚阳盛的患者多服温肾阳的食物，那就是火上浇油，后果可想而知！所以补肾要得法，肾阴虚者宜食鱼胶（花胶）、蛤蜊、桑葚、黑木耳、黑芝麻、黑豆、山药等进行食补，肾阳虚者宜食鹿茸、海马、枸杞子等进行食补。

得了癌症，到底还能活多久

文 / 李佳殷　医学指导 / 林丽珠

想知道癌症患者到底能活多久，我们需要先了解两个概念：一个叫"5年生存率"，另一个叫"肿瘤 TNM 分期"。

一、5 年生存率

5 年生存率，就是指某一种癌症患者，能够活过 5 年的人数比例。为什么要谈"5 年生存率"，而不是 1 年、2 年或者 10 年呢？这是因为，绝大部分的癌症出现死亡、复发或转移的高峰期就是在 5 年之内，如果经过系统治疗（手术、放疗、化疗、中医治疗等），肿瘤 5 年之内都没有出现问题，那么就可以说治愈了。所以说，癌症的 5 年生存率也就等同于完全治好的人数比例，能活过 5 年的患者大部分会长期存活，最终死亡也不是因为癌症。

二、肿瘤 TNM 分期

肿瘤 TNM 分期是国际抗癌联盟（UICC）制定的一套分期系统，像肺癌、肠癌、肝癌、甲状腺癌等恶性肿瘤都有自己的 TNM 分期。根据 T（原发肿瘤）、N（淋巴结）、M（远处转移）的情况，可以将癌症分为 Ⅰ ~ Ⅳ期，Ⅰ 期是最早的，Ⅳ 期是最晚的。一般来讲，分期越早，疾病的治疗效果越好，生存时间越长。

知道了这两个概念，我们就可以回答刚才的问题了。

癌症分很多种，病种不同、疾病分期不同、病理类型不同，生存期就会相差十万八千里。

（1）不同的疾病。甲状腺癌与胰腺癌患者，他们的生存期就差别很大。甲状腺癌的 5 年生存率超过 90%（有 90% 的人长期存活），而胰腺癌的 5 年生存率只有不到 10%。

（2）不同的分期。Ⅰ 期的肺癌，做完根治性手术后 5 年生存率超过 90%，然而Ⅳ期的肺癌 5 年生存率仅有 20% 左右。

（3）不同的病理类型。同为肺癌，肺腺癌的治疗效果相对较好，生存期也相对较长，但是小细胞肺癌的生存期整体就比较短。

最后补充一点，同样的癌症，同样的病理类型，同样的分期，不同的患者生存期也可能不一样。这是由患者是否接受规范治疗和个体差异所导致的。比如同为 Ⅰ 期肺癌，一个患者发现之后立即去做手术，另一个一直拖着不治，等到全身转移之后才去治疗，那术后效果与康复就大不一样。另外，不同的患者心态不同、家庭因素不同、经济情况千差万别，所以生存期也会相差很远。所以，作为医生和患者家属，我们应该多鼓励患者，多让患者看到积极的一面，这样才能获得更好的治疗效果。

肿瘤患者看病应注意的问题

文 / 陈壮忠

小影的爸爸2009年因为"反复便血伴有腹痛"在当地医院诊断为肠癌，家里人不放心，将他接到广州治病，然而看病过程是比较周折的，他们辗转了几家医院，做了不少检查，最后确诊下来是肠癌，行了术前化疗，又行手术切除，术后也行了几个疗程的化疗和中医药治疗，折腾了将近1年，最后病情总算是得到很好的控制，进入随诊阶段。然而，小影的爸爸并未听从医生的嘱托，每半年至一年随访一次。到了2014年，总是反反复复咳嗽，看了不少医生，服了不少药物，效果不见好，行胸片检查，发现肺部有肿物，医生怀疑是肺癌，准备行进一步治疗时，小影说："如果像5年前那么辛苦，要不要做手术、化疗？"这让医生感觉到问题并没有那么简单，经过反复追问，才把5年前的病史给追问出来了，但是患者手上却没有一点资料，小影只好带上身份证明，到以前的医院复印资料，反反复复又折腾了大半个月……

如今，肿瘤已经成为一种常见病、多发病和慢性病，患者往往需要接受一个比较长的规范治疗。有些肿瘤患者可能怀疑当地医院的检查准确性，或者由于其他原因而把其他医院的检查资料或出院小结丢弃，看病就诊无法提供既往的诊治资料，实为大忌。凡遇到需要随访的患者，就需要将各个时间的资料保存妥当，看病就诊时，最好能将以往的资料进行分类整理，按照时间顺序排列好，提供给医生，这样医生才能方便查看、总结、制定治疗方案。那么肿瘤患者看病时需要提供哪一些材料呢？

1. 看病时需要准备哪些方面的资料

一般来说，患者就诊时所需要携带的资料主要包括以下四个方面。

一是发病的过程和治疗经历，如其他医院的出院小结、用药方案、治疗效果等，千万不要隐瞒病史。

二是病理资料，如病理报告、切片等，最好还有生物标志物（通俗地讲就是基因检测）的检测报告，例如肺癌表皮生长因子受体（EGFR）及间变性淋巴瘤激酶（ALK）基因检测、肠癌的鼠类肉瘤病毒癌基因（KRAS）检测报告等，这个非常重要，因为病理资料是确定患者所患肿瘤疾病的金标准。

三是 X 光、CT、磁共振成像（MRI）、正电子发射计算机断层显像（PET-CT）等影像学检查资料，有助于对肿瘤进行分期等。

四是其他检查报告，如血液常规、心肺功能、肝肾功能等，有助于对患者的整体脏器功能进行评估，确定治疗方案等。

2. 为什么要带上以往的资料

在诊治肿瘤过程中进行检查所获得的资料都非常珍贵，患者一定要妥善保存。再次就诊时，一定要携带这些资料。一个疾病从发病到确诊，再到治疗，往往有一段较长的时间，也往往接受过多家医院的治疗，看病的时候，最好能把过去的情况进行一个简单的描述，千万不要对病史有所隐瞒。因为后续的治疗往往是建立在之前治疗的基础之上的，如果医生不了解以往的治疗经过，很难给出合适的治疗方案。

一般而言，患者需要简单地描述以下几个方面：曾用什么治疗方案，用过什么药，治疗几个周期，治疗后有无评估，效果如何等。患者在治疗之后会进行相应的检查，比如 CT、抽血检查等，能反映当时治疗的真实情况，为进一步的治疗提供指导和建议，有时候也可以节省时间，避免重复检查。应用某个治疗方案后的评估，是一件相当重要的事情。患者由于不是专业人士，对疾病的诊治往往难以描述，而出院小结往往能够对住院和治疗过程做简单概括，对患者的诊治弥足珍贵。

3. 为什么必备病理报告

直到目前为止，尽管影像学发展很快，但是肿瘤疾病的诊断的金标准仍然是病理结果。有些人因为身体不舒服去拍片子，或者偶然体检发现身体里面有肿物（阴影）。然而，单纯从影像学来看，无法明确判断该阴影或肿物是否肿瘤。它有可能是结核，也有可能是炎症，还有可能是风湿免疫方面的疾病。为了明确这个阴影的良恶性，最根本的就是获取病理诊断结果，有的时候还需要结合其他的检查报告来综合诊断。在临床实践中将良性疾病当恶性肿瘤治疗是不能接受的。

获取病理结果的方式有很多，如通过手术切除获得病理标本，或通过支气管镜检查、胃肠镜检查、鼻咽镜活检或彩超、CT 引导下的穿刺取病理，还有可能是淋巴结切除活检或痰液检查等。通常推荐先行非创伤性的检查，其次是创伤小的检查。最终，病理检查会生成一个病理报告，上面会有一系列的病理诊断结果。

已确诊为肿瘤的患者，看病时一定要携带以往的病理报告，这对于医生了解过往病情是非常重要的。对于诊断不太明确或存在疑虑的病例，最好能从医院病理科借出切片，进行病理会诊。

4. 为什么要进行肿瘤分期？需要哪些资料

所谓肿瘤的分期主要是根据肿瘤病变的范围，所受累的器官，有无颅内转移，有无骨转移，以及淋巴结受累情况等判断。不同的分期会直接影响到最佳治疗方式的选择。例如：对于早期的肺癌，医生会建议手术切除，再根据术后的病理情况决定是否需要辅助治疗。而对于局部晚期或局部进展期的患者，例如Ⅲ A 期的肿瘤同时存在纵隔淋巴结转移，如果处理得好，接受了同步的化放疗，患者可以获得和手术相似的痊愈的治疗效果。

确定肿瘤分期的资料主要是影像学检查结果，包括增强的胸腹部 CT、骨扫描、脑核磁等。有的患者会问是否需要 PET-CT？PET-CT 是一个功能影像，对于肿瘤治疗前的分期很重要，尤其是淋巴结的分期。但是，它存在一定的缺点：一是治疗比较昂贵；二是它对于非常小的肿瘤病变或分化较好的肿瘤显示不太好，同时对于部分不典型的结核、慢性炎症也不太容易鉴别。因此，对于肿瘤的分期，最重要的检查是增强 CT、骨扫描、MRI，而PET-CT 检查的适应人群需要严格掌握。

5. 对患者身体整体情况的评估包括哪些检查

无论肿瘤患者接受任何一种治疗，治疗前医生都需要评估患者的整体身体状况，查看患者有没有伴随其他疾病。例如，是否做过心脏手术，是否有糖尿病、高血压，肾脏功能是否正常，以及是否感染乙肝病毒，等等。一般而言，通过血液、心电图、超声等检查即可对整体脏器功能进行较为全面的评估。此外，如果找中医师看病，患者最好能够亲自到场，因为中医讲究的是望、闻、问、切四诊合参，才能综合辨证，对症下药。

有的患者看病时，会抱着一大摞的资料，没有归类，没有整理。甚至有人会拿着以往住院时的每日结账单，而有些结账单上的药物是商品名，由于药物厂家众多，医生可能不能迅速地了解患者具体应用的是哪种药物。遇到这种情况，医生就要花大量的时间给患者整理资料，从一大堆的资料中寻找患者以往的治疗经历。之后，医生才能梳理思路，跟患者沟通后续的治疗方案。

因此建议肿瘤患者在看病时，可以自己先按照时间的先后顺序将治疗过程、出院小结、验单梳理清楚，让医生一目了然，这样医生才能全面了解患者以往的治疗过程以及目前的身体状况，继而就有较充裕的时间与患者沟通今后的治疗方案，无论对节省时间还是对治疗都大有裨益。

"要"与"不要"之间，防治消化道肿瘤

文/陈壮忠　医学指导/林丽珠

老林50岁出头，是个典型的潮汕农民。年轻时，兄弟姐妹多，家里穷，活儿倒是不少，也练就了他"风风火火"的急性子。干什么都是急急忙忙的，急急忙忙地吃饭，急急忙忙地干活。像很多潮汕农民一样，家境贫寒的他，平常就喜欢就着咸菜、萝卜干、豆腐乳送热粥或者吃砂锅粥。近些年来家里条件宽裕了很多，他也喜欢招呼三两好友，一起喝最喜欢的潮汕工夫茶。刚沏出来的茶水，拿着都烫手，却还仰头一饮而尽，老林说这才是地道的喝法。

但自2014年9月开始，他开始觉得吃饭不对劲，吞咽时总感觉不顺畅，刚开始也没怎么留意，喝口汤也就过去了，谁知道后面越来越严重，甚至吃一小口饭都能噎到，所以只能吃稀粥。家人见老林不对劲，整个人感觉消瘦了许多，2个月竟然瘦了8斤。赶紧送他到揭阳市某医院就诊，做了胃镜检查，发现食管有一段隆起的病灶，表面糜烂坏死，见溃疡，病理提示食管鳞状细胞癌。

老林一下子懵了，一直健健康康的他万万没想到居然得了这么严重的病。家人赶紧将老林送到广州某三甲医院，完善了CT等检查后，评估肿瘤尚未到晚期，便顺利开展了手术。做了肿物切除手术后的老林，听从医生的指导，改变了饮食习惯，腌制的食品再也不吃了，最爱的工夫茶也晾凉了再喝，并长期门诊服用中药抗肿瘤治疗。现在老林定期复查相关指标及CT等都没有异常，恢复得很好，饭吃得下去，体重也上去了，人又恢复了之前的活力。

俗话说：民以食为天。琳琅满目的食物，有的吃了可能会致癌，有的又可以防癌。究竟该吃什么，不该吃什么？很多人都表示很是矛盾。其实所有事物都存在两面性。不良的饮食习惯可以致癌，健康的饮食习惯可以防癌。防治消化道肿瘤的总原则是以新鲜为主，少食多餐，再好的食物也不能贪多。

1. 要温，不要烫

口腔和胃肠道黏膜上皮以及食道内壁都是由黏膜组成的，非常娇嫩。人在体温正常时，口腔和食管内的温度多在 $36.5 \sim 37.2$ ℃，最适宜的食物温度在 $10 \sim 40$ ℃，一般能耐受的食物最高温度为 $50 \sim 60$ ℃。当口舌感觉到很烫时，温度多在 70 ℃左右。

经常吃烫食的人，其口舌已经习惯了高温，在食物温度很高的情况下也不觉得烫，但是娇嫩的口腔、食管黏膜、消化道黏膜则受不了高温，在接触 75 ℃左右的热食、热饮时，黏膜会有轻度烫伤，会出现水肿、充血，甚至黏膜下的组织发生改变。消化道黏膜被烫伤后，为了及时修补损伤，黏膜上皮细胞就要加快增殖。若长期吃辛辣食物，如火锅、麻辣烫、喝烈酒等，则容易在黏膜损伤尚未修复时又被烫伤，这种烫伤—修复—再烫伤—再修复的过程，会使消化道黏膜发生质的变化，水肿的黏膜发生异形性改变、不典型增生，最终导致癌变。

消化道被烫伤，反复修复，已经是滋生癌变的温床（物理致癌因素）。此时如果饮食不慎，再进食腌制食品或煎炸食品，致癌物质会对受伤的食管造成二次伤害，致癌的可能性就大大增加（化学致癌因素）。由此可知，潮汕地区之所以是食管癌的高发区，而部分村镇的发病率高达 1.3% 以上，这与长期不良饮食习惯有着密切关系。

2. 要软，不要硬

由于消化道黏膜的稚嫩，所以总体上消化道"欺软怕硬"。如果长期进食过硬的食物，会造成稚嫩的消化道黏膜损伤，损伤的上皮细胞要修复，长期反复作用就有可能造成黏膜增生，其修复的过程中也会导致基因错配，进而引起癌变。此外，过粗过硬的食物或者咀嚼不完全的食物，会增加胃肠道的消化吸收的压力，人体就需要分泌较多的消化液才能更加完全地消化这些食物，此时，如果被粗糙食物磨损的消化道黏膜细胞遇上较强的消化液，就有可能导致炎症，甚至是溃疡等，如此长期反复，再加上其他因素的影响，也会埋藏癌变生肿瘤的危机。

3. 要细，不要粗

消化道的管壁是富有弹性的组织，由黏膜上皮层、黏膜下皮层和肌肉层组成，通过柔软、弹性的食道肌肉蠕动收缩，将食物团送入胃内。过于粗糙的食物在通过消化道、接触黏膜上皮时，有可能会擦伤食管黏膜上皮，使黏膜上皮发生破损、溃烂、出血等。

如果反复受到不良刺激，黏膜上皮就会在反复增生—修复的过程中出现形态、功能不正常的"异形性"细胞。而这些不正常的细胞积累多了，就会逐渐发生恶变，在食管黏膜上皮的表面出现突出、增生、破溃、出血，造成人体的不舒服。

4. 要慢，不要快

现代生活节奏快，生存压力大，人们都变成了急性子。学生时期为了赶作业，甚至为了多玩会儿游戏，都不怎么重视吃饭，都是应付了事；很多人的早餐都是在路上解决的，而午餐又往往对着书本、电脑屏幕边看边吃，晚餐又是暴饮暴食。殊不知，吃饭过快也会导致消化道肿瘤的发生。

食物消化有个完整的链条，首先要经过口腔牙齿咀嚼，将食物切碎，通过唾液搅拌后再到胃里面，胃里的酶、酸等物质再把食物打散，这样才利于吸收。进食速度过快，食物未得到充分咀嚼，不利于口中食物和唾液淀粉酶的初步消化，加重肠胃负担。进食速度过快，一方面粗硬的食物容易刮去上消化道黏膜表面所覆盖的黏液，擦破消化道黏膜，形成疤痕，使上消化道特别是食道变得狭窄；另一方面，上消化道的黏膜及其表面的黏液是器官的保护层，保护层遭到破坏后，食物中所含有的各种致癌物质容易侵害消化道而发生癌变。

5. 要淡，不要咸

滚烫的奶茶、烟熏的马肉……到过新疆的游客，大都品尝过这些美食。然而这些饮食习惯对新疆居民的营养健康并不利。新疆哈萨克族居民多分布在高寒山区，为增加御寒能力，日常饮食就有了高钠盐的习惯，在长期游牧生活中，他们形成了特有的食物存储方式，如盐腌、烟熏、发酵等加工方法。这使得食物易于长期保存，但却使得食物中的盐分含量和各种致癌物质含量明显增多，各种抑癌物质的含量则明显减少。

因为食盐的渗透压高，长期摄入高盐食物对消化道黏膜会造成直接损害，导致消化道黏膜产生广泛弥漫性充血、水肿、糜烂、出血和坏死，低浓度的食盐则不会引起这些改变；长期摄入高盐食物，还会使胃酸减少，抑制前列腺素 E 的合成，降低胃黏膜的抵抗力，从而使胃黏膜受损发炎，乃至发生溃疡；此外，高盐及盐渍食物中含有大量的硝酸盐，它在胃内被细菌转变为亚硝酸盐，然后与食用物中的胺结合成亚硝铵，具有极强的致癌性。因此，长期摄入过量的高盐食物，对消化道的影响是非常大的，有滋生消化道肿瘤的风险。

6. 要新鲜，不要腌制霉变

在食品的腌制过程中，通过一些细菌的无氧酵解，硝酸盐会被转化为亚硝酸盐，成为腌制蔬菜中亚硝酸盐的主要来源。亚硝酸盐本身并不致癌，但在烹调或其他条件下，肉品内的亚硝酸盐可与氨基酸降解反应，生成有强致癌性的亚硝胺。长期食用，则有滋生癌变的可能。腌渍食品、熏烤食品中可形成亚硝基化合物和多环芳烃类化合物两类物质，后者可直接致癌，前者可在低酸或与细菌作用下合成致癌的亚硝胺类化合物，进入体内后产生强致癌性从而引发胃癌、肝癌、食管癌等消化道肿瘤。

经过多年的调查证明，高发区居民比低发区居民食用发酵和霉变的食物多得多。深入研究发现，其中居民饮食中存在三种污染率高的真菌毒素——黄曲霉毒素、杂色曲霉素和脱氧雪腐镰刀菌烯醇。这三种毒素可能在食管癌、胃癌、肝癌等消化道肿瘤高发区当地暴露人群中发挥一定作用。这些真菌产生的毒素直接作用于人体细胞，使之突变致癌，同时这些真菌毒素也能促使亚硝胺及其前体的形成，进一步促进消化道肿瘤的形成。研究显示，如果用从这些霉变食物中分离出的真菌喂养老鼠，可诱发肿瘤。

7. 要多样化，不要单一

防治肿瘤，饮食应当是多样化，荤素搭配，保持营养均衡。通过多样化的食谱能够帮助患者吸收各种养分，同时还能抑制有害致癌的物质。饮食单一，营养不均衡是导致消化道肿瘤的高危因素之一。

饮食中缺乏维生素、蛋白质以及必要的氨基酸，缺少荤素搭配，除了会导致营养不良之外，也是导致消化道肿瘤的危险因素之一。肉、蛋、蔬菜与水果的摄入减少会导致营养的不均衡，从而会导致维生素 A、维生素 C、维生素 E、维生素 B_2、烟酸、动物蛋白、脂肪、矿物质、微量元素的缺乏。这些营养元素的缺乏与消化道肿瘤的发生息息相关，如维生素 C 能抗氧化，可以修复细胞，防止细胞老化损伤，同时与摄入人体的亚硝酸及硝酸相互作用，可防止形成致癌物质的亚硝胺。

微量元素是指存在于人体内含量极少的元素，它包括铜、铁、锌、钼、镍、钴、硒等元素，某些微量元素缺乏或者偏高都可能是食管癌发生的直接或间接原因之一。国内外的研究表明，水及食物中缺乏钼、锌、铁、氟等，对动物的生长发育、组织的创伤修复有一定影响，这一影响是否同样存在于人类尚无定论。微量元素缺乏也可能使植物中硝酸盐聚集为合成亚硝胺提供前身物质，而亚硝胺具有很强的致癌作用。食管癌高发地区中，微量元素如钼、铁、锌、氟、硒等在粮食、蔬菜、饮水中含量偏低，而铅的含量升高则可能是食管癌致病的高危因素。

8. 要按时，不要不定时

饥一顿，饱一顿，经常不吃早餐，有时又暴饮暴食，长期吃消夜，睡前大量进食，同时开夜车、通宵麻将、生活无规律，让消化道肿瘤发病有了"良好"的土壤。三餐不定时，患上胃癌的概率会是常人的1.3倍。

消化道是人体的"第二大脑"，是一个习惯遵守"时间表"的器官，胃液等消化液的分泌在一天中存在生理性的高峰和低谷。如果在消化液分泌高峰期没有进食，消化液中的胃酸、胃蛋白酶、胰液等没有及时和食物中和，就会对消化道黏膜造成损伤，导致消化道黏膜产生广泛弥漫性充血、水肿、糜烂、出血和坏死；如果在消化液分泌的生理低峰期暴饮暴食，除了食物本身会对消化道黏膜产生损伤之外，还会给人体分泌消化液造成压力，引起消化系统的分泌机制紊乱，导致消化不良、消化液炎症、反流等，久而久之，还会导致消化道肿瘤的发生。

9. 要开心，不要郁闷

常言道，人生之不如意十有八九，愤怒、烦闷的情绪总是难以避免。但是，清代文学家梁章矩的《退庵随笔》指出"怒后不可便食，食后不可发怒"，意思是说，吃饭前后动怒有损健康。如在生气时进食，容易发生胃癌等消化道肿瘤的危险性是正常人群的 1.5 倍。

中医认为，大怒伤肝，思虑伤脾，不良的情志是导致消化道肿瘤的一个重要因素。不良情绪和不良性格是癌症启动和发展过程中的危险因素之一，而性格开朗、精神健康的人则不易患上癌症。进食时情绪良好，食欲增强，血液循环良好，胃肠的消化功能强，免疫力增强，还能美容；如在吃饭时情绪压抑和郁闷，则会影响食欲，致使血液循环失常，降低整个消化系统的分泌、消化、吸收等功能，降低消化吸收的动力，不利于食物的磨碎、分解、消化、吸收，导致胃肠道功能紊乱，出现嗳气、恶心、呕吐、腹胀、腹泻等消化道症状。长此以往，患上消化道肿瘤的危险因素增加。北京城区调查表明，"好生闷气"居胃癌各类危险因素之首。

民以食为天，从古至今中国人都非常注重饮食，且深谙病从口入的道理。在防治消化道肿瘤的过程中，要纠正进食过烫、过硬、过粗、过快、过咸、腌制、单一以及三餐不定时的习惯。提倡细嚼慢咽、荤素搭配、多样化的餐饮方式，适当多食用水果、蔬菜，保证维生素和微量元素的摄入。此外，也要避免不良情绪的影响，提倡营造快乐和谐的环境。

抗癌中药的认识误区及使用原则

文 / 陈壮忠　医学指导 / 林丽珠

大家都知道，在肿瘤的综合治疗过程中，中医药治疗扮演着举足轻重的作用。林丽珠教授指出，可以使用抗癌中药进行扶正抗癌、调理身体，但中药治疗肿瘤需要有的放矢，讲究辨证论治，并非多多益善，最好在专业医生的指导下根据病情使用。

1. 使用抗癌药物的误区

在抗癌中药的使用中，存在以下认识误区：

（1）以毒攻毒才是抗癌药。许多患者认为，中药处方中不但要有半枝莲、白花蛇舌草、大黄等清热解毒中药，还必须有蜈蚣、全蝎、蟾皮等以毒攻毒的中药。如果没有辨证用药，处方没有合理配位，患者服用后，往往消化道反应很大，徒伤正气。

（2）名贵药材才是补药。很多人认为各类名贵药材可以给肿瘤患者最好的营养，经济条件稍好一点的，一定要用韩国的高丽参、东北的鹿茸、西藏的冬虫夏草；经济条件稍差的也要买野生的灵芝等来补一补，方才罢休。

（3）中药越多，价格越高，才是好药。患者常常拎回一大包中药，每帖有几十味药，每味几十克，需用特大号锅子煎煮，乐此不疲，认为越贵、越多药材才能治好病。

（4）秘方才是治癌的药方。一些肿瘤患者或家属千方百计地寻找抗癌偏方、秘方。药方越神秘越能够引起患者和家属的兴趣，不管实际效果如何，非得一试。

2. 中医药抗癌的原则

"其实，上述认识有悖中医抗癌治癌原则，必须引起肿瘤患者和家属的重视。"从多年的抗癌临床经验出发，林丽珠教授指出中医药抗癌主要有以下几点原则：

（1）调节阴阳，扶正祛邪。肿瘤患者的肿块虽然长在局部，如肺、肝、大肠、胃、乳腺、卵巢等部位，但它是整体疾病的局部表现，病因病机往往比较复杂。因此，中医认为肿瘤是正不胜邪、正虚邪盛，而单用清热解毒药、以毒攻毒药来祛邪，或单用人参、西洋参、灵芝等药来扶正，均难以解决正虚邪盛这一病理状态。

（2）辨别标本，对症下药。标多为邪，从中医角度判断有瘀毒、痰湿、火热等表现。瘀毒常见疼痛固定、肿块、舌质青紫、舌下脉络粗黑，常用桃仁、红花、三七等；痰湿常见于呕吐、恶心、浮肿、舌苔厚腻，常用白术、茯苓、陈皮等；火热常见口干、便干、尿赤、舌边尖红等，常用金银花、白花蛇舌草、半枝莲等。本指正气，正气虚又可分为气虚、血虚、阴虚、阳虚等，它们各有其证候。气虚选用人参、黄芪、五指毛桃等，血虚选用当归、白芍等，阴虚选用生地、沙参、杞子等，阳虚选用仙灵脾、肉苁蓉等。绝大多数肿瘤患者均正虚与邪盛并存，只是不同的患者邪正之间的偏重有所不同。

因此，必须通过辨证，了解患者邪正的偏重后，再增减扶正祛邪药。

（3）同病异治，异病同治。同病即指同一种疾病，如肝癌，西医治疗方法及用药可以相同，但中药不行。中医辨证将肝癌分为几种证型，如肝郁脾虚型、肝胆湿热型、肝肾阴虚型等，中医用药必须辨证分型，辨证错了，效果必差，甚至引起不良反应。异病指的是不同的疾病，这里指的就是不同肿瘤疾病，症状有可能相似，辨证也可以是一样的，所用的方药也许就是一样的。因此，使用中药汤剂，必须通过望、闻、问、切四诊合参，才能处方用药。

（4）中西汇通，各施其责。许多人认为看中医时，无须告知医生其正在使用的西医治疗；也有人认为中医不用懂西医，甚至认为会西医的中医不是好中医。其实，这些认识都是错误的，肿瘤的分期不同，既往和目前，所用的西医治疗方法不同，中医药治疗也要随之变化。例如早期鼻咽癌通过放疗可以达到根治的目的，但放疗的热毒作用强烈而持久，此时中医药治疗的重点主要是减轻放疗的不良反应，多用滋阴清热的药物，而非祛瘀消积攻邪之品。化疗期间，患者多表现纳差、疲倦、白细胞下降等脾胃虚弱的症状，中医药治疗的重点主要是健脾和胃，以减轻化疗的不良反应，如一味用苦寒抗癌的中药则为雪上加霜。服用特罗凯、易瑞沙等分子靶向药物时，患者有可能出现皮疹、腹泻等不良反应，处方用药针对性也有所不同。中西医结合治疗，取长补短，相辅相成，患者才能获得更好的治疗效果。所以，林丽珠教授提醒患者，找中医看病时应尽可能地将所有的治疗过程告诉医生。

（5）因人制宜，因病制宜。同样是乳腺癌，不同年龄、体质的差异，是否有高血压、糖尿病、心血管病等并发症，中药处方是完全不同的，如表现为阴虚火旺，常可以用六味地黄丸来治疗，但不同的乳腺癌患者必须有所加减。此外，中医处方讲究君臣佐使，讲究配伍，药味太多未必能增效。

"对于肿瘤患者而言，在专业医生的指导下，适时适量服用抗癌中药是应该提倡的，但一定不能盲目使用，否则对自己身体造成相反的后果，就得不偿失了。"林丽珠教授告诫广大肿瘤患者。

给肿瘤患者的体力评分

文 / 陈壮忠　医学指导 / 林丽珠

很多肿瘤患者就诊时，肿瘤专科医生往往会在病历上写上 KPS 评分是多少、ECOG 评分是多少。那么，KPS、ECOG 究竟是什么？

1. 什么是 KPS 评分

KPS（Karnofsky Performance Status）评分，又称卡氏评分，用于对癌症患者进行身体机能测定，评价其生活质量、能否接受化疗与化疗后生活质量的变化。KPS 评分把患者的健康状况视为总分100分，10 分为一个等级。评定标准见表1。

表1　KPS 评分标准

分值	评分标准
100	正常，无症状及体征
90	能进行正常活动，有轻微症状及体征
80	勉强可进行正常活动，有一些症状或体征
70	生活可自理，但不能维持正常活动或工作
60	生活有时需要人协助，但大多数时间可自理
50	生活常需要人照料
40	生活不能自理，需特别照顾
30	生活严重不能自理
20	病重，需住院积极支持治疗
10	病危，临近死亡
0	死亡

得分越高，健康状况越好，越能忍受治疗给身体带来的不良反应，也就越有可能接受彻底的治疗。得分越低，情况则相反。如果卡氏活动状态评分在40 分以下，治疗反应常常不佳，许多有效的抗肿瘤治疗无法实施，患者难以耐受抗肿瘤治疗。

KPS 评分在评价患者的体力状况方面有着非常重要的作用，在肿瘤患者中应用广泛，KPS 评分系统越来越得到医疗界的关注，并由此开始应用改良 KPS 评分系统，对糖尿病患者、冠心病患者、高血压患者、慢性肾炎患者等体力状况进行评价，甚至延伸至普通人群的体力状况评价，结合其他指数综合评价其生活质量。

2. 什么是 ECOG 评分

ECOG 评分和 KPS 评分异曲同工，作用也大同小异，它是美国东部肿瘤协作组（ECOG）制定的一个较简化的活动状态评分表。

体力状况 ECOG 评分标准（Zubrod–ECOG–WHO），将患者的活动状态分为 0 ~ 5 级共 6 级。具体见表 2。

表2　ECOG 评分标准

分级	体力状态	相当于 KPS 分值
0 级	活动能力完全正常，与起病前活动能力无任何差异	100
1 级	能自由走动及从事轻体力活动，包括一般家务或办公室工作，但不能从事较重的体力活动	80
2 级	能自由走动及生活自理，但已丧失工作能力，日间不少于一半时间可以起床活动	60
3 级	生活仅能部分自理，日间一半以上时间卧床或坐轮椅	40
4 级	卧床不起，生活不能自理	20
5 级	死亡	10

一般认为 ECOG 评分大于 3 级的患者不适宜进行化疗。70 岁的王伯体检时发现肺部肿物，经过一系列系统检查，确诊为右下肺腺癌，而王伯除偶尔觉得右下肋处轻微隐痛不适之外，无其他明显自觉不适，吃饭睡觉如常人一般，给王伯的体力打分，KPS 评分为 90，ECOG 评分为 0 级，可以行化疗、手术等治疗。王伯听从医生的建议，经过 6 个疗程的化疗，肺部肿物控制得非常好。而 60 岁的李大叔，吸烟多年，因"反复咳嗽咯白色黏痰伴胸痛乏力半年余"被查出右肺中央型肺癌，此时李大叔消瘦明显，自觉疲倦乏力，

动辄气促、咳嗽咯痰，胸痛，站立不稳，卧床吸氧后方可好转，此时给李大叔的体力打分，KPS 评分为 40，ECOG 评分为 3 级，暂时不能行化疗、手术等治疗，需要行支持治疗及中医药治疗等。若李大叔病情有所好转，则再评价后采取下一步治疗。

体质学说不一样，关键是四诊辨证

文 / 陈壮忠　医学指导 / 林丽珠

2018 年，大名鼎鼎的 "酸碱体质理论" 创始人罗伯特·欧·阳（Robert O. Young），被美国加州圣迭戈法庭判决赔偿一名癌症患者 1.05 亿美元，罗伯特·欧·阳当场认罪甘愿受罚。消息震惊了世界，谎言被戳破，很多人都拍手称快。

1. 谎言戳破，"酸碱体质" 只是骗局一场

酸碱体质学说认为：人的体质有酸碱性之分，偏酸性的体质会导致包括癌症在内的各种疾病。想要健康，必须保证身体的碱性环境。这一 "理论" 一被让很多人奉为经典，并衍生出了很多保健方法。

很多人对他这一说法产生了巨大的兴趣，甚至深信不疑，更有一些绝症患者仿佛看到了希望，不少人求助于他的 "神奇疗法" 希望能够治愈癌症。有了声望后的罗伯特·欧·阳自然就靠着这一理论赚了不少钱。除了出版著作，他还开始基于自己的理论生产保健品和药物，甚至开办了诊所。然而，在一次非法行医的指控中，他就已经当庭承认自己并不是什么微生物学家、血液病专家、医学专家及自然疗法师，也没有受过任何科学训练。没有行医资质，连文凭也是买来的假货。如今罗伯特·欧·阳已经为这个缺乏科学的理论的骗局付出代价，但他的认罪让很多人心有不甘。

事实上，从这一理论诞生的十几年以来，国内外众多科学家、医生和科普工作者，就在强调它就是一场骗局。关于酸碱体质，压根就连一点最简单的研究、一篇像样的文献都没有！但是利用大众对健康的渴望、对癌症等疾病的恐惧，一些商家大肆推崇伪科学，将其包装上 "健康" 的外衣牟利。

如今国内仍充斥该糟粕理论的产品，如酸碱平衡水等保健品。

对于酸碱体质学说谎言被戳破，很多人都拍手称快。但有一部分人又把这个歪门邪说往中医上面扣了——中医不是 "人有体质""酸儿辣女"之说吗？中医不是说可以看出体质吗？

欲加之罪何患无辞。没错，中医确实有体质之说，但中医 "看体质"的过程其实就是辨证的过程，根据体质可以来指导养身，防治疾病。

2. 什么是中医"体质学说"

中医讲 "证"，是对机体在疾病发展过程中某一阶段的病理反映的概括，包括病变的部位、原因、性质以及邪正关系，反映这一阶段病理变化的本质。要看清楚事情的本质，就需要一个辨识过程，去伪求真。所谓辨证，就是通过望、闻、问、切四诊收集的各种患者的资料，通过综合分析，辨清疾病的病因、性质、部位，以及疾病与身体正气之间的关系，并概括、判断为某种性质的证，然后根据辨证的结果，确定相应的干预手段和治疗方法，这就是论治，或称为施治。这就是中医体质辨识、诊治疾病的过程。

归纳起来，中医所说的体质，是指人的先天禀赋 （含遗传）和后天生活相融合而形成的身心整体素质，体现在人的形态、结构、功能、心性、伦理和适应环境 （自然和社会）的能力等方面。体质的形成和变化与以下两个主要因素有关。一是先天禀赋。可以理解为，一个人出生时父母给你的所有，就是先天禀赋，这个是体质形成的重要基础。另一个是后天的培养。既存在于社会之中，也存在于自然之中。所以，每一个人的体质就必然和社会因素与自然环境因素有着千丝万缕的联系。目前体质最基础的可以分为九类，即平和质、气虚质、阳虚质、阴虚质、痰湿质、湿热质、血瘀质、气郁质、特禀质。但又不只限于这九类，还有许多交叉的部分，如复合型体质或者疾病特殊阶段表现出来的特殊体质。

3. 体质辨识有什么作用呢

对老百姓来说，尽管身体没有明显不适，但做一个体质辨识，可以预知自己属于什么样的体质，容易患上哪一类疾病，最终的目的就是 "防患于未然"。根据自身的体质状况，采取一定的干预措施，包括饮食、起居、心情、娱乐等，逐步调理，可以避免各种疾病的发生，从而达到养生健体的目的。

必要时还可以根据体质配制中药及制定相应食谱来干预，采取综合措施加以防范。例如对于气郁型体质的人，平衡是最重要的，遇事要保持心情舒畅，不要钻牛角尖，平时可以多进食疏肝理气、健脾理气食物，如柑、橘等；对于湿热体质，就要注意休息，夏天应多吃清热祛湿的食物，如红豆、薏米等；对于阴虚体质，就要避免过度劳累，多吃养阴食物，如百合、蜂蜜等。

对医生而言，意义就更加明确了。通过辨识体质，有针对性地给予干预措施，及时改善体质，防止疾病的发生或进一步发展，中医称为"治未病"。

4. 体质辨识与肿瘤的发生

特定的体质会产生特定的肿瘤，"正气存内，邪不可干"，中医学认为人体理想的健康状态是"阴平阳秘"，体质偏颇、摄生不慎就会容易产生肿瘤。

首先，若正气不足，兼之饮食、情志、劳逸的长期失调，以及邪毒侵袭、环境污染等，人体体内阴阳气血失衡、脏腑经络功能异常，产生瘀血、痰浊、热毒、气结等，日久可导致症瘕积聚即肿瘤的形成。而人体体内阴阳气血脏腑经络组成功能状态与体质息息相关。明代张景岳指出："脾胃不足及虚弱失调之人，多有积聚之病"。《医宗金鉴》也明确提出："积之成者，正气不足而后邪气踞之"。如果一个女性患者，属于气郁型体质，不摄调养，爱钻牛角尖，长期忧思恼怒，动辄大发雷霆，生闷气，那相对开朗的人来说就更容易患上乳腺癌、甲状腺癌、肝癌等。张向农等对 355 例肿瘤患者进行了中医体质类型流行病学调查，发现偏颇体质占据82.54%，其中胃肠肿瘤以阳虚质、气虚质多见，肺癌以气虚质多见，其次是阳虚质。

其次，体质类型也影响着肿瘤的辨证分型，影响着肿瘤的治疗和预后转归。如果气郁型的人患上肿瘤，总爱生闷气，总和自己过不去，即使有很好的治疗方法，也不愿意配合治疗，或者治疗过程中只会唉声叹气，患得患失，则疗效也会不尽如人意。周小军通过对 400 例慢性鼻咽炎、80 例鼻咽癌前病变以及 150 例初诊鼻咽癌患者进行中医体质证候调查，发现气虚质在鼻咽癌病变中明显增多，失调偏寒质与偏瘀分在初诊鼻咽癌患者中明显增多，认为气虚是鼻咽癌癌前病变的重要因素，寒与瘀在其发病中具有重要意义。

最后，肿瘤的治疗与体质类型亦相关。不同肿瘤患者有不同的体质特点，可为临床提供更好的辨治思路。临床研究发现肺癌患者中气虚体质者对化疗较敏感，治以补益中气，调理脾肾可获良效，血象下降最明显，生存期最长；而痰湿瘀阻型体质则对化疗较不敏感，恶化比例最高，治以化痰祛湿。研究也发现虚性体质，即免疫力低下者更容易发生肿瘤的转移，治疗应着重补虚纠偏。因此积极调理体质，纠正体质偏颇在肿瘤的防治过程中均具有重要的意义。

第四篇

肿瘤的治疗

肿瘤的预防与中西医结合治疗

——林丽珠教授肿瘤科普知识讲座

文 / 林丽珠

1. 恶性肿瘤的发病现状

根据世界卫生组织的统计，全世界每年新发恶性肿瘤患者有390万人，年死亡患者430万人，每10个死亡者中有一个是死于恶性肿瘤。我国恶性肿瘤发病的比例也差不多，但死亡率会更高一些，城市中占的比例是21.87%，也就是说5个死亡者当中有一个是死于肿瘤；农村稍微低一些，比例为17.25%。据统计，我国每年癌症新发病例为220万例，因癌症死亡人数为160万人。预计全世界癌症导致的死亡人数将继续增加，2030年估计将达1 200万人。

根据世界卫生组织2008年的统计报告，2007年癌症死亡人数达790万人，约占所有死亡人数的13%，导致死亡的主要种类为：肺癌（140万人）、胃癌（86.6万人）、结肠癌（67.7万人）、肝癌（65.3万人）和乳腺癌（54.8万人）。我们可以看到肺癌仍然排在第一位。肺癌在大中城市里面发病是第一位的，而胃癌在农村占第一位。东南亚一带以及我国都是肝癌高发的地带。

随着人民生活水平的提高，过多地摄入高脂肪、高蛋白等营养物质，使结肠癌和乳腺癌的发病率逐年提高。也就是说，有些病是生活水平越高发病率就越高。举一个例子，整个消化道从食管到肠管来说，越穷的地方发病越高；而越富的地方则大肠癌发病率越高。恶性肿瘤已成为继心脑血管病之后人类的第二号"杀手"，所以人们才这么关心。

恶性肿瘤的高发病率和高死亡率，给家庭和社会带来了深重的灾难和无法估计的人力、物力、财力的巨大损失。我国每年用于恶性肿瘤的医疗费用达到420亿元，未来形势可能更严峻。

2. 什么是肿瘤，人们为什么会得肿瘤，得了肿瘤应该怎么治疗，肿瘤应该怎么预防

（1）什么是肿瘤？肿瘤是机体在各种致病因素作用下，机体局部组织的细胞在基因水平上失掉了对其生长的调控，导致细胞的异常增生而形成的新生物。肿瘤包括良性肿瘤和恶性肿瘤，恶性肿瘤包括癌症和肉瘤，平常所说的恶性肿瘤指的是癌症。为什么会得肿瘤呢？实际上对肿瘤的通俗理解，就是一句话，不该长的继续疯长。本来成熟的细胞就不再分裂不再长了，但它突然失控了，就会变成细胞不断地长，一个长两个，两个长四个，这些不受控制的细胞在成倍增长，这就是肿瘤通俗概念的讲法。

（2）为什么会得肿瘤？得肿瘤其实没有一个确切的原因。不知道为什么会得肿瘤，所以人们才没有办法去解决它。导致肿瘤发生的原因是很多方面的，是各种致病因素长时间对人体的伤害所形成的。国内外研究已经证实，人类80%～90%的肿瘤与外部环境因素相关，也就是人类生活环境中的物理、化学和生物因素与肿瘤的发生密切相关。研究发现不良的饮食习惯、生活习惯、机体免疫力下降与肿瘤的发生有关。导致肿瘤的病因是从流行病学调查里面得出的结论，而不是一对一的因果关系，只是一个可能的原因推测。例如，我们说的"广东癌"，其实就是鼻咽癌，为什么会这样说呢？因为广东的居民不论去到哪里，去到加拿大、去到美国，他们的鼻咽癌发病率依然很高，可能是与广东人的饮食习惯有关，也可能是与遗传因素有关。肿瘤的发生除一些外部因素，还有一些内部因素、遗传因素等都会导致肿瘤的发生。

所谓物理因素致癌，主要是由放射性物质导致人类基因癌变，包括原子弹爆炸、核电站漏泄、家庭装修、废旧电池、紫外线、煤渣、灰尘等。我们大家都熟知美军用原子弹轰炸日本广岛、长崎，过了20年、30年还会导致当地居民白血病的发生，而且比其他地区都会高，这是由于放射性元素长期损害身体导致的。苏联的核泄漏也导致了恶性肿瘤的高发。

化学元素也是导致恶性肿瘤的主要原因之一。比如环境污染、垃圾污染、水源污染、农药残留、空气污染等都会导致癌症的发生。河南省是食管癌发病率较高的地区，这是由于当地的水质以及土壤里面含有不好的物质所致。癌变都是因为这些不良因素一点点积累和发展形成的。

生物因素，包括细菌、病毒、寄生虫等微生物。比如结核杆菌与肺癌的发生，乙肝病毒与肝癌的发生，EB 病毒与鼻咽癌的发生，乳头状瘤与宫颈癌的发生，肝吸虫、血吸虫与肝癌的发生等，都有着密切的关系。

还有饮食因素，主要是人吃了不干净、过期霉变、含有致癌物质的食物会致癌。过去日本人最喜欢吃腌制食品，癌症的患病率比较高，当日本专家把原因调查出来以后，日本政府就立即用牛奶代替腌制食品，癌症的患病率明显降低了。所以有一句话说，一杯牛奶挽救了一个民族。由于饮食结构的改变，日本人的身高、体质都发生了明显的变化。

不良的生活习惯也是引起癌症的因素之一。如工作压力过大、情绪过度紧张、大量吸烟、生活不规律、长期熬夜、情志失调、过度忧郁、饮食不规律、饮食结构失衡、长期憋尿憋便等。

另外，有吸烟习惯者肺癌发病率比不吸烟者高 10 倍，吸烟量大者（每天≥20 支）发病率更高，比不吸烟者高出 20 多倍。被动吸烟者患肺癌的危险性增加 30% ~ 50%。烟草燃烧所释放出的致癌物质高达 20 种。我们国家也为严禁酒后驾车出台了很多措施。如果禁烟和禁酒一样，有这样的措施，相信癌症患病率会降低。

还有一些身体因素，在同样的环境下为什么有的人会得病而有的人不会得？这除了外部的环境问题，内部也在起一些作用。所以肿瘤的发病可能跟多种原因有关系，并不是单纯一对一的因果关系。

许多研究表明，肿瘤的发生是可以预防的。中医有一句话"上工治未病"，真正有本事的医生应该在没有发病的时候就可以预防疾病的发生。世界卫生组织很早就给癌症的预防定义了 3 个"1/3"：1/3 的肿瘤可以预防，现在我国所有新生的婴儿都会打乙肝疫苗，10 年、20 年以后，已接种乙肝疫苗的人群患乙型肝炎的概率就会低很多。我们知道，肝癌从乙型肝炎发展成为肝硬化，然后到肝癌，这是一个常见的发病过程。通过控制乙型肝炎的发病，来控制肝癌的发生，这个打疫苗的措施是非常必要的。1/3 的肿瘤如果早诊断早治疗就可以治愈。另外 1/3 的肿瘤是通过合理治疗来控制疾病进展，提高生存质量的。如果癌症到了晚期，治疗的目的是要改善患者的生活质量，延长患者的生存期。

（3）肿瘤的预防机制。肿瘤的预防机制包括一级预防、二级预防、三级预防。一级预防，或称病因预防，其目标是防止癌症的发生，其任务包括研究各种癌症病因和危险因素，针对化学、物理、生物等具体致癌、促癌因素和体内外致病条件，采取预防措施，并针对健康机体，加强环境保护、适宜饮食、适当体育，以增进身心健康。一级预防是防止癌症发生的重要时期。如果不想让这些因素影响我们的生活，就需要我们在日常生活中一点点积累。比如说饮食，要多吃粗粮，多吃新鲜的蔬菜。1997年，中国营养学会公布了8条膳食指南：①食物多样，谷物为主；②多吃蔬菜、水果与薯类，维护心血管健康，增强抗病能力，预防癌症；③每天吃奶类、豆类及其制品；④经常吃适量的鱼、禽、蛋、瘦肉，少吃肥肉与荤油；⑤膳食与体力活动平衡，保持适当体重；⑥吃清淡少盐的膳食；⑦饮酒应节制；⑧吃清洁卫生、不变质的食品。

二级预防，或称临床前预防、"三早"预防。其目标是防止初发疾病的发展。其任务包括针对癌症做到"三早"（早期发现、早期诊断、早期治疗）措施，以阻止或减缓疾病的发展，恢复健康。对于体表可触及可看到的部位，也可定期进行自检。例如早期发现乳腺癌的方法就是乳腺的自我检查。这是一种低风险、无侵袭的方法，不必接触放射线，无须花钱。通过每月乳房自我检查，可发现90%的癌性肿块。男性也应自我检查，每4个月检查睾丸有无肿块。

三级预防，或称临床（期）预防或康复性预防，是指合理治疗与康复。对已确诊的病例，即使是肿瘤晚期也应采取及时合理的治疗，以提高疗效，延长生存期，提高生活质量。我们要根据现有的条件，去选择一个方案，让患者活得更长更好一些。

（4）得了肿瘤应该怎样治疗？肿瘤的治疗，要求"综合治疗"。任何一种治疗手段，都是用单一的办法来解决问题。综合治疗包括中医、西医以及中西医结合，包括手术、放疗等治疗手段，还包括日常的生活饮食调节，所以肿瘤的治疗就是要综合治疗。这些治疗手段哪些是好的，哪些是不好的？什么情况下适用呢？这是医生要考虑的。医生要选择一个适合患者的治疗方案。

手术治疗包括根治性手术、姑息性手术、探查性手术。发现肿瘤，应在疾病及身体情况允许的情况下，尽早行手术治疗。它的优势在于能够去除局部肿块，减轻临床症状，直接获得病理组织特性，部分早期肿瘤患者可以获得临床治愈。不足之处是，由于肿瘤是全身性的疾病，单一手术肿瘤很容易复发。到了中晚期还有一些是不必要做手术的情况，这时我们要根据患者的具体情况，根据手术对患者的益处是多少来判断。

化疗实际上就是以化学药物杀灭肿瘤细胞的一种治疗方法。在肿瘤的整个治疗领域中，它是使用最广泛的一种治疗手段，目前有辅助化疗、新辅助化疗、全身化疗及特殊途径的化疗4种化疗方式。介入治疗其实也是打化疗药。化学药物的治疗有很多种途径，它可以通过多种途径来让机体吸收，口服、静脉滴注、动脉灌注、胸腔、腹腔注入等。化疗的优势在于新的化疗药物不断产生，疗效逐渐提高。现在治疗肺癌的化疗药物已从第一代的药物升级为第三代化疗药物，如肺癌用紫杉醇+顺铂卡铂（TP）、多西他赛+顺铂/卡铂（DP）方案等化疗方案，经过化疗，肿瘤有缩小的可能。但是化疗药物缺乏选择性，在杀死肿瘤细胞的同时，也会杀死某些正常细胞，导致恶心呕吐、骨髓抑制等副反应。但并不是所有的肿瘤对化疗都是敏感的，一般只有15%～50%的有效率。多次化疗，肿瘤细胞可能会耐药，副反应会更加严重，化疗会失效。因此，化疗不可能永远做下去。国际多家中心的研究表明，肺癌的患者做了4个疗程之后，再化疗也难以延长生存期。

放射治疗简称放疗或者电疗，它是利用高能电磁辐射线作用于生命体，使生物分子结构改变，达到破坏癌细胞目的的一种治疗方法。它可以治疗部分的肿瘤，特别是早期宫颈癌、鼻咽癌，效果比较好。舌癌、食管癌同样对放疗比较敏感，选择放疗5年生存率均可达90%以上，另外同时服用中药可减轻放疗的副反应。放疗对某些肿瘤有较好的治疗效果，但放疗也存在放射性损害，包括近期和远期的损害。近期的损害包括口腔黏膜溃烂、皮肤损害等。有一个鼻咽癌患者两年前进行了放疗，治疗效果很好，但是现在突然就不能行动了，这就是放射线的远期损害。另外，放射线也缺乏选择性，导致骨髓抑制及放射性炎症。放疗的损害不同于化学性的损害，化疗药物可能过几天就可以排出体外，但是放疗的损害有可能是终身的。

肿瘤微创介入治疗是以现代医学影像学设备为导向，利用微创介入治疗肿瘤的一种方法，分为肿瘤血管性微创介入治疗与非血管性微创介入治疗两种方式。目前多配合其他方法一起治疗。

随着科学的发展，人们对于肿瘤的认识已经深入到细胞、分子和基因水平，对于肿瘤诊断和治疗技术的掌握已经不再停留于部位和器官形态学水平，而是结合形态和功能改变，并逐渐向细胞学、分子生物学乃至基因组学分类诊断和治疗的方向纵深发展。这几年研究的热点之一是靶向治疗药物，如治疗肺癌的易瑞沙、特罗凯就是针对肿瘤细胞某一点起作用，过去治疗肿瘤就是"动刀动枪"，也就是说用手术、放疗、化疗等治疗手段，而现在将肿瘤当成一个慢性病来对待，每天只要口服一片药物就可以控制肿瘤，这就是医学发展的成果。但分子靶向药物也存在不足，一是价格非常贵，二是靶向药物还不能解决所有问题。因为肿瘤的发生、发展是由很多原因引起的，肿瘤细胞在我们体内的演变也是很复杂的。其实每一种治疗都有它的局限性，所以综合治疗就是这个道理，即使是靶向治疗也只是对一部分患者有效，对机体某些肿瘤细胞的某一点有干预作用，但它绝不是万能的。

其他的治疗方法包括内分泌治疗、免疫治疗、生物治疗、体外高频热疗、激光、微波固化、超声聚焦、射频消融等方法。随着科学技术的发展，肿瘤的治疗出现了很多新方法、新技术，取得了较好的治疗效果。为什么会采取这么多种治疗手段呢？是由于没有一种很好的手段，可以包罗万象解决所有问题，所以才要想出各种办法，取长补短，解决问题。肿瘤患者看病一定要找专业的医生，找有经验的医生制订一个适合的方案。还要对症治疗，加强营养。

（5）中医药治疗肿瘤。中医药治疗肿瘤比现代医学是要早很多的。比如说在宋代《卫济宝书》里面就开始有"癌"字了。我们有很多的古籍里面都提到癌症。中医药是要辨证论治和辨病论证结合起来治疗肿瘤。中药治疗有着远期积极意义，除了人们熟知的能够缓解化疗的毒副反应之外，还有对某些老年肿瘤患者的治疗优势也是很明显的，它可以使中老年患者生存期延长，使治疗效果提高，改善生存质量。但是找中医看病要找中医的肿瘤专科医生才可以解决问题。因为肿瘤科医生熟知肿瘤的发生与发展，知道中西医治疗的长短之处，可以制订一个比较完善、适合患者的治疗方案，而不会耽误患者的病情诊疗。

我国劳动人民在长期的实践中，积累了许多治病抗癌的方法。我国中医药种类繁多，许多药物具有抗肿瘤的作用，被古人发现并记载于医药古籍中。我国许多医疗古籍记载着丰富的防治肿瘤的方药与方法。目前临床上也有许多行之有效的抗癌中药与中成药，例如康莱特注射液、化癥回生片、复方红豆杉胶囊等，中医药抗癌治疗在我国应用比较广泛，并逐步走向世界。中医的针灸、推拿按摩、中药外洗外敷、拔罐等在肿瘤治疗方面的应用也很多、很广泛。

中医治疗肿瘤如何更好地发挥作用呢？比如与化疗药物的配合治疗。化学药物都有两个常见的副反应：胃肠反应和骨髓反应。白细胞下降、贫血都是化学药物导致的不良反应。中医药治疗则会出现恶心呕吐、纳呆的情况。我们日常用得比较多的就是陈皮、法夏、山楂、白术等组方煎药服用，另外也可以采用针灸、推拿按摩、穴位注射、耳穴压豆、热敷、中药泡脚、中药封包治疗等来减轻化疗时所引起的恶心呕吐、失眠便秘等副反应，当然这些都需要根据患者的情况，在专家的指导下使用。

同样，中医药也可以配合放疗来治疗肿瘤。比如一个鼻咽癌患者做了放疗，出现口干，痰多的情况，但是服用中药后，饮食如常。另外，中药灌肠也可以防治放射肠炎。因为腹部放疗会引起患者腹泻、便血等症状，可以通过中药灌肠解决。

中医药配合分子靶向药物控制恶性肿瘤应用前景也非常广泛，是目前研究的热点之一。中医药除了可以配合分子靶向药物控制肿瘤的发展之外，还可以消除分子靶向药物所导致的皮疹等副反应。

中医可以在治疗肿瘤的各个领域有所发挥，还可以配合各种治疗手段一起治疗肿瘤。目前多项研究发现，中西医结合治疗较之单独中医、西医治疗的方法，不同程度地提高了患者的耐受性，减轻了患者临床症状，提高了患者的生存质量，延长其生存期。

孙燕院士提出，中医药治疗恶性肿瘤，临床实验证明，它不但提高了肿瘤临床的疗效，延长了肿瘤患者的生存期，也改善了其生活质量。上海的吴孟超院士是肝癌的专家，他在2005年首届"发挥中医药优势防治肿瘤高峰论坛"上说肿瘤术后恢复，加上中医药治疗效果最好。

在这里提几个有效的病例。

病例一：患者在2005年9月发现肺癌，属于肺癌Ⅲ期。病理是中分化鳞癌，手术后行化疗治疗，因为副反应过大，转中医治疗，取得了明显的成效。2006年2月转到广州中医药大学第一附属医院行中医药治疗。我们以中医中药治疗为主，拟宣肺化痰为法，佐以健脾益气，予辨证方药煎服。患者接受中药治疗到现在已经3年多了，目前像正常人一样生活。

病例二：患者是2003年发现肝癌的，做了手术。2005年9月发现肝脏转移，又做了一次介入的治疗。后来我们又根据他的情况进行了治疗，2005年10月开始在门诊吃中药治疗。患者于2005年9月肝癌复发，肝动脉插管化疗栓塞（TACE）术后始接受中医药治疗，至今已4年，起病至今已6年余，肿瘤控制满意。

病例三：患者40多岁，经济状况不是很好，是肠癌患者，在2002年的时候，发现了结肠癌。因经济状况不好，所以他做了手术之后，只用了5-FU的简单治疗，但是效果还是不好，他就想转门诊。在门诊中医治疗以中药为主，以益气健脾、祛瘀解毒为法立方，予下瘀血汤、槐角丸及四君子汤加减，治疗到最后却发现他的淋巴结都消了，患者正常生活了7年多。

病例四：患者是香港人，得了卵巢癌，她在香港做了手术，也做了化疗，2007年找我来看，当时她的肿物很多，但是经过治疗以后情况很好，2008年12月复查结果也很好。后来她去香港一家法国医院看病，医生建议她继续找中医药治疗，因为中医药治疗的效果好。

其实治疗肿瘤，不光是医生的治疗，患者一定要有信心。医生根据患者的情况选择一个好的方案以后，患者必须有一个好的生活态度。在国外如果有人得了肿瘤，很多人就会关心他，包括很多志愿者，这些对他们的病情都会有很好的改善。患者得了肿瘤以后要考虑很多因素，包括亲人对他的态度、朋友对他的态度，还有经济方面的一些因素。所以我呼吁全社会的人都要多关心肿瘤患者，帮助他们渡过难关。

现在肿瘤应该等同于一种慢性病，需要慢慢治疗。我们要保持良好的心情，七分治病，三分靠养，好心情是治病的基础，珍惜眼前的一切，微笑是最好的药物。

肝癌的中西医防治

——林丽珠教授家庭医生在线访谈录

记者：生命是宝贵的，每个人都应该珍惜自己的生命。我国是肝癌大国，约占全世界新发病的60%，死亡率约占50%。在华南地区，肝癌是常见的三大恶性肿瘤之一。人们熟悉的演员傅彪、画家陈逸飞、作家路遥和贾平凹、县委书记焦裕禄都是因肝癌去世。林丽珠教授您对此有什么看法？

林丽珠：原发性肝癌是我国常见的恶性程度较高的肿瘤之一。肝癌多发于东南亚、西太平洋地区和撒哈拉沙漠以南的某些亚洲、非洲国家，发病率一般在3/10000以上。我国肝癌有两个高发中心——江苏启东市和广西扶绥县。近20年来，肝癌的死亡率增加了41.17%，已成为我国第二位肿瘤死因，在农村仅次于胃癌，在城市次于肺癌。据统计，全世界每年约30万人发病，并且有逐年上升的趋势。肝癌可发生于任何年龄，我国发病的平均年龄为40～45岁，美国为55～65岁。一般而言，男性比女性有较高的易感性。肝癌起病隐匿，恶性程度高，手术切除率低，预后极差，大多数患者在确诊后1年内死亡。因就诊时80%的患者已属中晚期，治疗难度大、疗效差。

记者：那么肝癌的发病和什么因素有关呢？

林丽珠：目前认为肝癌的发生是经过启动、促癌和演进等多个步骤，多个癌基因和相关基因参与发生突变的结果。肝癌的确切病因尚不清楚。肝癌在不同国家和地区其发病因素不尽相同。我国肝癌的主要发病因素为病毒性肝炎、黄曲霉毒素、饮水污染、心情因素等。

（1）病毒性肝炎。1983年，世界卫生组织已提出乙型肝炎病毒（HBV）感染与肝癌的发生有非常密切的因果关系，其关系表现最为明显的是在世界肝癌高发区的亚洲与非洲一些国家与地区。病理学和分子生物学研究也发现肝癌组织和癌周肝组织的免疫组化检测可显示乙肝表面抗原（HbsAg）和HBcAg染色；应用电子显微镜可观察到肝癌及癌周组织超微结构中存在HBV样颗粒；肝癌切除的标本中发现宿主肝细胞DNA有整合的HBV DNA，在肝癌细胞中也发现有整合的HBV DNA存在。总之，目前大量的资料均证实肝炎病毒感染与肝癌的发生有密切的关系，但迄今仍缺乏其直接致癌的分子生物学证据，有待科学家深入探讨。

（2）黄曲霉毒素。黄曲霉毒素是炎热和潮湿的气候条件下由黄曲霉菌产生的毒素，是超剧毒物质，其中以黄曲霉毒素 B_1（AFB_1）致癌性最强。研究发现，在中国，黄曲霉毒素污染分布图与肝癌高发区地理分布几乎一致。动物实验证明黄曲霉毒素对多种动物均有致癌性。AFB1 致肝癌过程主要分三步：①肝细胞变性坏死；②肝细胞增生灶和结节形成；③形成肝癌。发生癌变的细胞主要来自增生的嗜酸性或嗜碱性细胞。

（3）饮水污染。流行病学显示饮用沟塘水居民肝癌的死亡率明显增高。沟塘水的检测中证实其含有较多的致突变、致癌、促癌物。近年的研究发现，沟塘水或宅沟水中的淡水藻毒素是强促癌因素，其中微囊藻毒素和节球藻毒素与人类关系最为密切。动物实验证明，微囊藻毒素在二乙基亚硝胺（DEN）的启始作用后具有强烈的促肝癌作用，且与 AFB1 具有协同作用，而节球藻毒素无须 DEN 的启始作用亦能促癌。

（4）心情因素。中医认为肝主疏泄，主藏血，清代唐宗海《血证论》曰："肝属木，木气冲和条达，不致遏抑，则血脉得畅。"若长期心情郁闷，容易郁怒，可使情志不得发泄而致肝气郁结，气滞则血瘀，瘀血结于腹中，日久可变生积块。如元代滑寿《难经本义》所述："积蓄也，言血脉不通，蓄积而成病也。"忧郁的性格导致癌症发生的概率是比较高的，因为忧郁会影响到一个人的饮食、睡眠，以至于整个机体的新陈代谢，导致免疫功能的下降。很多肿瘤患者发病前性格就是很内向的，发病之后也是有差别的，同样的治疗，有些人效果很好，有些人就很差，这也是受性格的影响。我们接手过很多得病之后长期生存的病例，这些患者就是能比较正确地面对，以较平常的心态来对待疾病的发生，与医生的治疗也配合得较好，所以治疗效果较好，活得比较久。但是很多有思想负担的人，由于顾虑过多，治疗效果可能就较差，疾病的发展也较快，甚至是医务人员，得病之后对于治疗也未能很好地配合，这就是得病之后忧虑、焦虑的心情影响的。

记者：很多网友留言很关心的一个话题是——得了乙肝是不是一定会变成肝癌？很多乙肝携带者每天都担心是不是10年之后会死于肝癌，可能会造成精神压力，也可能会得别的病。对于这个问题您怎么看？

林丽珠：在我国，肝癌的一个最大的原因就是乙肝，我们国家有1亿多乙肝患者或者病毒携带者，临床上80%以上的患者都是感染过乙肝的患者。但乙肝患者只是肝癌高危人群，并不是每个人最终都会发展成肝癌。欧美国家的肝癌患者多与酗酒有关，烈性酒精对肝细胞的破坏性也很大，因此如果乙肝患者长期酗酒熬夜的话，患肝癌的概率就大大增加。

上面提到心情郁闷也是患病的一个因素，因此对于乙肝患者或者携带者来说，更不能长期忧心忡忡，这会增加患病的概率。关键是我们要正确认识肝炎和乙肝的发病过程，要有健康的心态，经常进行医疗和保健，这样就可以了解自己的肝病到底是什么状态，做到如何去避免生病，至少可以早期发现、早期诊断、早期治疗，效果是比较好的。

记者：很多肝癌患者，发病早期都没有什么症状，一旦有症状就大事不妙了。我一个朋友的父亲早期身体还很好，但后面就说身体不行了，最后确诊为肝癌，从发病到死亡还不到20天。出现哪些状况，我们要警惕肝癌或肝脏疾病？

林丽珠：肝癌的起病非常隐匿，早期一般没有任何症状，当患者出现明显的症状时，病情一般已属晚期。肝癌的典型症状以肝区疼痛最为常见，其次为上腹部包块、纳差、乏力、消瘦等。但大部分患者症状都不具有特征性，以下几项则较为常见。

（1）肝区疼痛：超过50%的晚期肝癌患者以肝区疼痛为首发症状。肝区疼痛一般位于右肋部或剑突下，疼痛性质为间歇性或持续性隐痛、钝痛或胀痛等，疼痛前一段时间内可有肝右上腹部不适。疼痛产生的主要原因为肿瘤迅速增大，压迫肝包膜，产生牵拉性痛，也可因肿瘤坏死物质刺激肝包膜所致。肿瘤生长的部位不同，引起的疼痛也有不同。如位于左叶的肿瘤常引起中上腹的疼痛，位于右叶的肿瘤常引起右季肋部的疼痛。若肝癌患者突然出现肝区剧烈疼痛，伴有血压下降、休克，腹腔穿刺有血性液体，则说明有癌结节破裂出血，需紧急抢救。

（2）消化道症状：肝癌患者常有食欲下降、消化不良、嗳气、恶心等消化道症状。国内外均有报道，腹泻在肝癌患者中发生率也很高，易被误诊为慢性肠炎。而门静脉或肝静脉癌栓所致的门静脉高压及肠功能紊乱可致腹胀、大便次数增多等。

（3）发热：肝癌的发热多为癌性热，多数为中低度发热，为肿瘤组织坏死后释放致热源进入血液循环所致。但肝癌患者由于抵抗力差，也很容易合并感染，需与癌性热区别。

（4）出血倾向：因肝功能受损、凝血物质缺乏等，肝癌患者容易出现牙龈出血、皮下瘀斑等出血倾向症状。其中因大部分患者伴有门静脉高压所致食管胃底静脉曲张，容易出现消化道出血。消化道出血是肝癌患者死亡的主要原因。

（5）急腹症：癌结节破裂通常引起肝区疼痛，部分患者癌结节破裂后表现为急腹症，伴有腹膜刺激症状，容易被误诊为急性腹膜炎。但癌结节破裂的体征与急性腹膜炎有所不同，癌结节破裂可出现腹部叩诊浊音，两者可行腹腔穿刺鉴别。

（6）消瘦乏力：肝癌患者与慢性肝炎患者相似，会出现乏力的情况，这可能由于消化功能紊乱、营养吸收障碍导致能量不足，肝功能受损，某些代谢物不能排出所致。随着病情的发展，消瘦与乏力症状会加重。

（7）下肢水肿：肝癌伴腹水的患者，常伴有下肢水肿。轻者可出现在踝部，严重者可蔓延至整个下肢。造成下肢水肿的主要原因是腹水压迫下肢静脉或癌栓阻塞及低蛋白血症等原因引起的。

肝癌患者常见的体征有以下几点。

（1）上腹部肿块。约有90%的患者因摸到上腹部肿块就诊。当癌肿位于肝右叶近膈面时，可使膈肌上抬，部分活动受限，但肿块不易被触及；癌肿位于右肝下段时，常可直接触及肿块；癌肿位于左叶时，可在剑突下触及肿块。

（2）腹水。肝癌发展到中晚期时，可因低蛋白血症及门静脉高压等原因，出现腹水。腹水一般为漏出液，淡黄色，出现血性腹水极有可能是癌肿破裂出现所致。若腹水伴有下肢水肿，则应考虑为下腔静脉阻塞所致。

（3）黄疸。弥漫性肝癌及胆管细胞癌最易出现黄疸。黄疸主要是因为胆管受压或癌肿侵入胆管致胆管阻塞、肝门淋巴结肿大压迫胆管所致，也有的是肝功能受损所致的黄疸。

（4）其他。患者可出现脾大、肝掌、蜘蛛痣、腹壁静脉曲张、下肢水肿等。晚期还可出现骨、肺等转移体征。

记者：为什么很多人查出来是肝癌，可过几个月就去世了？

林丽珠：肝癌起病很隐秘，从病程上来看，肝癌并不是像我们想象的那样，得了以后马上飞速发展，很快就致命的。它是缓慢生长的，是病程相对比较长的肿瘤，从肝炎到肝硬化，再到肝癌，可能需要10年甚至更长的时间。因为肝脏是我们身体最大的生化工厂，功能很强大，肿瘤要把肝脏侵犯到只剩下肝脏的1/5以上才会出现症状，这要经过一个很漫长的过程。这也给我们防治肝癌留下了一定的时间和空间，如乙肝患者就要按时作息，保持心情开朗，戒酒戒烟，每年做一次全面体检，有症状要及时检查。

记者：我们通过哪些检查可以排除肝癌呢？

林丽珠：一是甲胎蛋白（AFP）。甲胎蛋白是一种糖蛋白，是哺乳动物在胚胎期由肝和卵黄囊合成。一般于妊娠6周开始合成，出生后2周血清中AFP基本消失。20世纪70年代，AFP检测开始用于临床。AFP对原发性肝癌的诊断有很高的临床价值，AFP水平可作为治疗效果的评估及预后监测。在排除妊娠和生殖腺胚胎瘤的基础上，AFP检查诊断肝细胞癌的标准为：① AFP大于$400\mu g/L$持续4周；② AFP由低浓度逐渐升高不降；③ AFP在$200\mu g/L$以上的中等水平持续8周。

活动性慢性肝炎和肝硬化病例会出现AFP低度阳性，多在$200\mu g/L$以下。检测AFP异质体可提高诊断率及对肝癌和良性肝病有重要的鉴别价值。AFP可分为兵豆凝聚素（LCA）结合体和LCA非结合体两种AFP异质体。肝癌患者血清中结合型比值高于25%，良性肝病中结合型比值均低于25%，根据两型异质体比值可鉴别良恶性肿瘤，对肝癌的诊断率为87.2%，假阳性仅为2.5%，且诊断不受AFP浓度、肿瘤大小和病期早晚的影响。

二是肝功能及乙型肝炎抗原抗体系统。原发性肝癌患者中约1/3有慢性肝炎病史，我国肝细胞癌患者中，约90%有乙型肝炎病毒（HBV）感染背景，10%～30%有丙型肝炎病毒（HCV）感染背景。检测HBV及HCV的血清学标记物及肝功能，有提示肝病基础作用，对协助诊断有一定的帮助，对于两者的致病性、疗效观察、预后等有重要作用。

（1）超声显像。实施肝脏超声无创性检查，由于设备便宜，操作简单，结合APF的血清学检测是肝癌筛查的标准方法。B超对于肝癌的诊断价值归纳为：①确定肝内有无占位性病变，目前1 cm小肝癌已不难查出；②提示占位性病变性质；③明确肝癌肿位置，尤其是与肝内血管的关系；④有助于了解肝癌在肝内以及邻近组织脏器的播散与浸润；⑤有助于了解门静脉及其分支、肝静脉、下腔静脉有无癌栓；⑥术中超声有助于检出术前遗漏的小肝癌。其缺点主要是容易受肺及肋骨影响，存在超声盲区。近年发展的超声造影使超声对于肝癌的诊断价值大大提高。

（2）CT检查。CT是目前肝癌定位和定性诊断中最重要的常规检查项目。CT的作用是：①提供较全面的信息，了解肿瘤大小、部位、数目，肿瘤内有无出血等；②了解病变性质，尤其是增强扫描，有助于鉴别血管瘤；③对于直径小于1 cm小肝癌CT动脉—门静脉显像检出率可达72%；④CT-动脉碘油造影有可能显示直径0.5 cm的肝癌，对肝癌结节同时有诊断与治疗作用；⑤了解肝周围组织器官是否有癌灶。其缺点主要为接受检查者必须接受放射线，检查费用比较高。

（3）磁共振成像（MRI）检查。MRI对于肝癌的诊断主要优势是：①能获得横断面、冠状面和矢状面三重图像；②对软组织的分辨较好；③无放射线影响；④对于肝血管瘤的鉴别有特点；⑤无须增强即可显示门静脉及肝静脉分支。其主要缺点为扫描时间长，易受呼吸影响，植有金属物如人工心脏起搏器等不能应用。

（4）肝血管造影。肝癌肝动脉造影特征为肿瘤血管和肿瘤染色、血管浸润、造影剂滞留、肝内动脉移位、动静脉瘘等。数字减影肝动脉造影（DSA）通过电子计算机对一系列图像进行处理，把影响清晰度的脊柱、肋骨等阴影减除，从而使图像的对比度增强，可以显示1.5 cm小肝癌。

（5）放射性核素显像。放射性核素显像主要有肝脏胶体平面及断层显像、正电子发射计算机断层显像（PET-CT）等。目前对肝癌的诊断还不理想，而胆管细胞癌及分化程度低的肝细胞癌对氟代脱氧葡萄糖（18F-FDG）摄取能力较强，正电子发射断层显像（PET）显示为高代谢灶。

（6）细针穿刺活检。细针穿刺活检是指非引导下、B超引导、CT引导、腹腔镜等指引下以细针穿刺肝脏可疑病灶从而获得标本的方法。目前B超、CT引导等的广泛应用使细针穿刺活检成功率明显提高。其对于肝癌有很高的诊断价值。

记者：有的患者一旦查出患有肝癌，就六神无主、不知所措。那么得了肝癌要如何治疗？

　　林丽珠：肝癌治疗是目前医药领域需面对的严峻挑战之一。由于肝癌发生时肝脏已经受到严重损害，因此具体的治疗选择受到很大制约。现今手术治疗仍是原发性肝癌获得根治的首选和最有效措施。当今的肝脏外科已不存在手术禁区，也不认为巨大肿瘤不能切除。然而从临床实践来看，包括进行术前化疗、放疗后能够施行完全肝癌切除手术患者比例不到肝癌总例数的5%～30%，另外手术后的复发率高达36%～66%。与此同时，一些新的治疗技术相继出现，不断在临床上推广应用，并取得了一定效果，如放射介入治疗技术、三维适形放射治疗、射频治疗、冷冻治疗、微波治疗、高强度超声聚焦治疗、放射性粒子植入技术和无水乙醇瘤体注射等。但是，目前各种治疗手段均不满意，原发性肝癌的预后在近半个世纪以来并未取得显著改善。当前原发性肝癌的治疗有两项基本原则已被公认：一是根治性切除仍是提高长期生存率的最有效手段；二是单一的方法难以达到最好的效果，需进行综合治疗，包括中医、分子靶向药物、介入及系统的化疗。

　　得了肿瘤不等于被判死刑，最主要的是积极面对，配合医生的治疗，并且多跟医生沟通，包括经济情况和自己的一些感受，有助于医生选择一个适合的治疗方案。很多患者因为疾病的折磨、经济条件的制约或者家人的不关心而选择不治疗，其实这些方面跟医生沟通好，都会为医生选择治疗方法提供依据。有些患者用最基本的治疗就可以维持得很好，毕竟很多高端的治疗手段的费用不是一般人能承受得起的。运用多种治疗手段，把肿瘤当作一种慢性病来治疗，治疗效果都不错，患者的寿命也都在延长。

　　总的来说，中医肿瘤学认为肝癌是一种以局部病变为主的全身性疾病，其发病背景多有慢性肝炎、肝硬化致瘀毒内聚、肝郁脾虚，而肝功能损害（瘀毒、脾虚）既是疾病的演变结果，也是影响治疗效果的主要矛盾。针对肝癌的发病机理，结合经导管动脉内化疗栓塞（TACE）的治疗优势，我曾经开展大肝癌保肝抑瘤的临床研究，其研究为观察口服参桃软肝丸合羟基喜树碱（HCPT）介入治疗52例中晚期大肝癌的临床疗效。研究组将85例患者随机分为治疗组52例与对照组33例，治疗组口服参桃软肝丸方合肝动脉插管局部灌注HCPT；对照组以肝癌介入的常规疗法TACE作为标准对照。结果两组瘤体均有所缩小（$P>0.05$）；中位生存期，治疗组为326天，对照组为262天；0.5年、1年及2年生存率，治疗组分别为80.95%、41.39%、

12.42%，对照组分别为64.29%、25.00%及8.33%，两组比较差异有显著性（P<0.05）；就临床证型而言，肝盛脾虚型预后最好，肝热血瘀型次之，肝肾阴虚型最差。结果使不能介入治疗的大肝癌变为可以介入治疗，并减少介入后的肝损害，提高肝癌治疗效果，延长存活时间。

记者：要如何防治肝癌？

林丽珠：其实防治肝癌已经不是一个新鲜的话题。防止粮食作物中的黄曲霉毒素污染，防止水中蓝绿藻的污染，以及防病毒性肝炎，即"管粮、管水、防肝炎"的七字方针，才是防止肝癌发生的根本措施。就我国肝癌发病情况而言，防肝炎首先是防乙型肝炎，对于乙肝两对半阴性的人群，可注射乙肝疫苗，同时应注意血源性传播。积极治疗病毒性肝炎（尤其是乙型肝炎）、中毒性肝炎、肝硬化等，降低肝癌的发病率。通过在高危人群HBsAg阳性者中进行AFP和B超普查，可以发现亚临床肝癌，从而提高肝癌患者的治愈率。对50 μg/L≤甲胎蛋白<200 μg/L，超过2个月者，称为AFP低浓度持续阳性，这是一组肝癌高危人群，要积极治疗，定期复查，争取消灭在小肝癌阶段。

记者：您提到心情郁闷也可能是导致肝癌的一个因素，那么我们要如何调节心情，防治肝癌呢？

林丽珠：中医理论提出"肝主疏泄"，且与情志活动有密切关系。情志失调影响肝癌患者的治疗和预后，因此，应多给予肺癌患者鼓励、安慰，让其保持良好的精神状态，解除悲观恐惧情绪，使患者正确对待疾病，使其认识到疾病不可怕，可怕的是丧失意志；疼痛不可怕，可怕的是人性屈服，树立战胜疾病的信心，振奋精神。

记者：对于肝癌患者，家人要如何做好护理工作？

林丽珠：保持营养平衡，保证蛋白质摄入，进食适量的脂肪和高维生素；对食欲不振者应经常更换饮食花样，少食多餐；上消化道出血者活动期应禁食；对有腹水者，要限制盐的摄入，每日3～5 g；对有肝昏迷先兆和肝昏迷者，要暂时停止蛋白质的摄入，摄入以糖为主。肝癌介入治疗术后，观察患者足背动脉搏动及伤口有无渗血，观察血压变化，有无呕吐及发热等症状。观察肝区疼痛的性质、持续时间、有无放射等。出现疼痛者，按三级止痛法给予镇痛剂，做好心理护理，做好缓解疼痛的卫生宣教。保持床单整洁平整，定时翻身，消瘦者每日用红花乙醇按摩骨突处，以防止褥疮；腹胀并伴有腹水者，应取半卧位；对肝昏迷者及不能进食者做好口腔护理。

晚期肝癌患者以疼痛为主要症状，肝区疼痛极易引起患者焦虑和抑郁的情绪，影响患者的生活质量，使患者丧失生活和治疗的信心。为了减轻患者的痛苦，临床上以止痛为主要治则。同时让患者取舒适的体位，侧卧位及半卧位，可减轻腹壁紧张，减轻疼痛。给予心理安慰、谈心、分散注意力、暗示，减轻患者心理负担，提高痛阈。也可以让患者深呼吸，以胸式呼吸为主，减轻腹部压力刺激。必要时给予按摩、针刺或非麻醉性止痛药物。注意按摩时不可用力，否则易致肿块破裂或扩散。

记者：听说肝癌患者不能吃肉，是不是真的？

林丽珠：这个说法是失之偏颇的。疾病的治疗和护理都是要辨证来看的。肝癌患者的饮食原则是：平衡饮食，脂肪与蛋白质、维生素、无机盐均衡摄入。进食应以易消化的软食为主，忌坚硬、辛辣之品及烟酒，少食煎炸食品，少量多餐。避免有刺激性及植物纤维素多的食物，以免引起伴有肝硬化患者发生食管或胃底静脉破裂出血。饮食多样化，注意食物搭配，做到色、香、味俱全，以利增进食欲。易消化和含维生素丰富的食物有豌豆、南瓜、莴苣、番茄、胡萝卜、梨、桃等蔬菜水果，忌食熏肉、咸鱼、狗肉、羊肉、虾蟹等熏腌油炸及辛辣食物。如果肝癌患者出现消化道出血，或者存在肝昏迷，此时就要限制蛋白质的摄入。

张仲景《金匮要略》指出："见肝之病，知肝传脾，当先实脾。"临床上患者往往表现为消化不良或者因消化道症状发现肝癌的，因此在治疗肝癌时，我们要重视改善患者的脾胃运化功能，这对患者提高抗病能力，提高生活质量，延长生存期，促进康复有重大意义。

记者：您对中医药防治肿瘤的话题还有什么要补充的吗？

林丽珠：还有几点要强调一下。一是大家要理解中医生和中医的肿瘤科医生是两个不同的概念。这也是为什么大家对中医有误解，因为中医不是专科的医生，对疾病把握得不好，不懂肿瘤是怎么发生发展的，不知道什么时候应该采用什么治疗方法，所以得肿瘤时要找专科医师，不管是中医还是西医的专科医师，不能随便找个中医看肿瘤。

二是希望大家不要等到病情已经很严重了、多脏器都损坏了才想到中医，其实在整个治疗过程中，中医药都可以起到比较好的治疗、协同作用。

记者：非常感谢林教授今天为我们带来了这么多实用的、中医药在肿瘤防治方面的知识。再次感谢林教授，我们下次再见。

裁定肿瘤良恶之分的 "法官"
——病理学检查，中医治疗肿瘤也需要

文 / 陈壮忠　医学指导 / 林丽珠

> 朱先生最近很困惑，妻子因为乳房肿块被诊断为乳腺癌 Ⅱ 期，做了手术治疗。医生说手术很成功，肿瘤清除很彻底，但肿瘤切下来要送去做病理检查，还建议要多家医院会诊明确诊断。朱先生越想越担心，是不是这家医院的水平不够啊？还是妻子的病情恶化了？

1. 病理诊断是裁定肿瘤的 "法官"

虽然现在影像学技术呈爆炸式发展，新的诊断技术不断被引入临床，为肿瘤的早期诊治带来诸多的益处，但直到目前为止，病理诊断才是诊断肿瘤最准确的方法，被誉为诊断肿瘤 "金标准"。

肿瘤的病理学诊断分组织病理学诊断和细胞病理学诊断两部分。只有做病理学检查后，才能更可靠地确定肿瘤的良恶性和分化程度、免疫分化情况，乃至基因是否有突变情况（不过目前尚有部分肿瘤诊断存在一些困难）。病理诊断的意义还在于肿瘤对放疗、化疗是否敏感，可以明确手术后是否需要进一步治疗（如辅助化疗、内分泌治疗等）。随着研究的深入，病理检查的内容也会逐步丰富起来，进一步深究肿瘤究竟是什么样子的。就好像一个坏人，只有将人抓了出来，才能看清这个坏人是男是女，是高是矮，是胖是瘦，是幕后主手还是代罪羔羊，要定什么样的罪行。如果不揭开其真实面纱，一切都还只是臆测而已。所以病理检查就是要抓到这个 "坏人" 并揭开其真实面纱，这样才能最终明确究竟是什么人在捣乱，要采取什么样的措施来治理他。

2. 多个"法眼"为肿瘤"量刑"

病理检查是肿瘤客观指标和医生主观指标的结合体。对于疑难、少见肿瘤的确诊，往往需要多家医院进行会诊后才能最后确定，在一定程度上避免了误诊、漏诊的可能性；多家医院的病理结果，也为临床医生明确最终诊断和制定有效的治疗提供有利的证据。

3. 不同类型的肿瘤治疗效果不一样

经过积极治疗，乳腺癌患者的生存期不断得到提高，目前生存期5年、8年、10年的患者并不少见。然而乳腺癌的病理类型很多，2003年世界卫生组织将乳腺癌分为21类40种，种类不一样，治疗方法大相径庭，预后也截然不同。

在细胞分子生物学特征上，乳腺癌还存在雌激素受体（ER）、孕激素受体（PR）、HER2受体是否阳性的差异，这是行内分泌治疗的决定性指标。如果是受体阳性患者，内分泌效果较好，有时甚至与化疗相当，且毒副反应较轻、较少，有利于长期治疗。如果三者都是阴性的患者，预后就差了许多，需要寻找其他治疗方法。

4. 中医治疗肿瘤也需要病理检查

肿瘤病理是裁定肿瘤良恶性的"法官"，所以中医治疗肿瘤也需要病理检查。只有了解肿物或细节，才能更好地指导用药。比如同样是咳嗽，肺部有肿物，中医辨证为肺热痰瘀，都可以用苇茎汤，但是不同疾病预后不一样，如果是肺炎，可能会很快治好；如果是肺结核，可能用药时间要长一点；如果是肺癌，没有诊断清楚，病情就会反反复复。因此，中医肿瘤学也需要明确病理，然后在辨证论治的基础上加减用药，这才是治病的最佳途径。

对本文开头提到的朱太太而言，病理检查的目的还在于通过对手术肿瘤标本进行病理形态学观察，确定乳腺癌的组织来源、变化特点、分化程度、免疫组化情况和发展程度等，明确是不是激素依赖型肿瘤。如果是激素依赖型肿瘤，内分泌治疗可以取得很好的效果；如果是非激素依赖型肿瘤，那么内分泌治疗的效果就不理想，预后也会差很多。

治肿瘤找中医还是找西医

文 / 陈壮忠　医学指导 / 林丽珠

58岁的叶阿姨年轻的时候就有鼻炎，经常鼻塞，曾治疗过一段时间，但效果一般。2011年3月，叶阿姨开始出现鼻涕带血，鼻塞也比以前严重了，以为是上火，买了些夏枯草煲水喝，症状很快就消失了。但过了3个月，她的症状越来越严重，颈部还出现一个结块。叶阿姨在家人的陪伴下到医院做了一个全面的检查，确诊为鼻咽癌，需要放疗治疗。"放疗副作用很大的啊！"阿姨一听说要放疗，吓得从病房跑了出来，家人怎么劝说也没有用。一天，叶阿姨在家门口碰见一个推销中医治疗的"神医"，号称"不用开刀、不用放化疗，只要用'中药'，所有肿瘤都药到病除"。一听这神乎其神的宣传，叶阿姨心动了，决定买一个疗程的药试试，可是吃了一个月，病情并无改善，颈部的淋巴结反而越来越大了。见此情况，此"神医"说，需要再服用两个疗程，同时需要配合"气功"治疗。叶阿姨听从"神医"的话，再买了2个疗程的药物，并开始练习他教的"气功"。可是，病情却不见好转，半年过去了，颈部的淋巴结越来越大，面黄肌瘦的叶阿姨话都说不清，并出现气促、低热的症状，再去找"神医"的时候，"神医"已经人去楼空。叶阿姨这才知道上当了，后悔不已，这才接受家里人的劝告，到医院看病，但此时叶阿姨的病情已经较前明显进展，病属晚期了。

73岁的李先生不幸患上了肠癌，实施手术后3年，医生复查的时候发现癌细胞扩散到肝脏，由于无法再进行手术，建议进行化疗。第一个疗程的时候，李先生反应很大，恶心呕吐得很厉害，吃也吃不下，还出现腹泻，1天大便5～6次，折腾下来，一个疗程瘦了6斤。家里人不知所措。正在此时，隔壁床同样患有肠癌的容大叔建议李先生一家到××中医院肿瘤科找××教授会诊一下，配合中医药治疗，副作用会小很多。"中医能治疗肿瘤么？"李先生一家将信将疑地找××教授治疗。还真的很神奇，配合中医药，李先生第二个疗程的反应轻了许多，能够正常进食，没有继续消瘦。第三个疗程开始，体重慢慢增长了。在完成8个疗程后，李先生肝上的肿物小了许多，生活如常人。

1. 恶性肿瘤发病率较高，防治刻不容缓

21世纪，全世界癌症发生率激长。2011年2月，美国癌症协会（ACS）发布的全球癌症统计学数据报告显示，2008年全球癌症新发病例约为1 270万例。人口老龄化和不健康的生活方式，如发展中国家吸烟率的增长、体育运动的缺乏和"西方化"饮食等行为，是全球癌症不断增加的主要原因。

2. 癌症是可防可治的慢性疾病

早在20世纪80年代，世界卫生组织对癌症的防治原则做出如下结论：1/3的癌症是可以预防的；1/3的癌症是可以通过早期发现、早期诊断、早期治疗而治愈的；另外1/3的癌症可通过临床姑息治疗来提高患者的生活质量，减轻患者的痛苦。2004年，世界卫生组织更是将肿瘤定义为一种可防可控的慢性疾病。

2008年全球癌症死亡例数为760万例，其中35%的癌症其死亡风险是可以预防的，如果采取有效的措施，260万癌症死亡病例是可以避免的。

研究发现，通过选择适宜的、多样化和营养平衡的膳食，加上适度的体力活动和维持适宜的体重，并持之以恒，可使目前人类恶性肿瘤减少30%～40%，可将发生恶性肿瘤的危险性减少60%～70%。就全世界而言，每年可减少300万～400万的新增恶性肿瘤患者。因此，生活方式的选择、饮食习惯的改变，避免接触职业致癌物，加强环境保护，对于肿瘤的预防尤其重要。普及防癌知识，提倡饮食平衡，适当运动，避免不良生活习惯，可以降低患癌的风险。

3. 治疗肿瘤到底应该选择中医还是西医

肿瘤的发生、发展是一个多因素、长期作用的结果，从癌前病变到发生癌变，再到晚期多种并发症，乃至生命最后一刻，是一个动态的发展过程，所以肿瘤的治疗需要综合治疗，不同阶段、不同病情、不同的患者需要不同的治疗方法。每一种治疗手段取长补短，只有动员一切积极有利因素，全面结合起来，才能战胜肿瘤，取得更好的疗效。

西医治疗有手术、放疗、化疗、微创等方法，随着现代医学的发展，这些治疗方法相互结合，相互协调，有多种肿瘤特别是早期肿瘤已经可以获得

临床治愈了，另外还有生物治疗、免疫治疗、分子靶向药物治疗等方法延长中晚期肿瘤患者生存期。但这些西医治疗方法都存在一定的副作用。

中医中药治疗主要分为两部分，即扶正和祛邪，两者不是截然分开，而是互相配合的。在癌前疾病或癌前病变时，中医药可减轻患者的不适，预防疾病向恶性肿瘤发展；在手术、放疗、化疗等治疗期间，中医药可以减轻手术、放疗、化疗等治疗的不良反应，提高患者的耐受性，抵抗肿瘤复发、转移，促进患者早日恢复；晚期姑息治疗阶段，中医药扶正抗癌，提高生存质量，可达到延长寿命的目的。

因此，具体到个人应该选择中医治疗还是西医治疗，要在病情的不同阶段，在时间和空间上都要有一个科学的分配，因人而异。在癌前疾病或癌前病变的时候，可以使用中医药来减轻症状，预防发生癌变；早期肿瘤患者，是可以根治的，但应该争取机会通过手术、放化疗等治疗达到根治肿瘤的目的，中医药只能用来减轻手术、放化疗的副作用，提高免疫力，抗肿瘤复发转移；晚期进入姑息性治疗阶段，可以通过中医药扶正祛邪，减轻肿瘤负荷，缓解各种症状，提高生活质量，必要时配合放化疗、微创等联合控制肿瘤。

4. 中医药如何治疗癌前病变、癌前疾病

恶性肿瘤的发生是一个逐渐演变的过程，人体上某些器官的一些良性病容易出现细胞异常增生，具有恶性变化倾向，这些具有癌变倾向的病变称为癌前病变。常见的癌前病变有黏膜白斑、慢性子宫颈炎、纤维囊性乳腺病、结肠多发性息肉病、慢性胃溃疡和萎缩性胃炎、慢性胆囊炎合并胆石症、结节性肝硬化、皮肤慢性溃疡、子宫内膜和支气管黏膜等处上皮非典型增生等。癌前病变本身并非恶性，这种病变在某些因素作用下，很容易变为肿瘤，如宫颈（或其他部位）鳞状上皮中至重度不典型增生，如果不加以适当的治疗，10年后大约1/3的患者要发展为鳞状细胞癌。因此，对于宫颈的癌前病变要积极地进行治疗。

癌前疾病是指某些统计上具有明显癌变危险的疾病或有潜在致癌的可能疾病，如不及时治疗即有可能转变为癌或加重癌变的概率。如慢性乙型肝炎病毒感染是发生肝癌的一个重要发病因素，慢性萎缩性胃炎是胃癌的一个高危因素，如果对这些疾病积极干预，则有减轻患者发生癌变的概率。

肿瘤的形成往往经历一个漫长的、逐渐演进的过程，平均为15～20年，而且并非所有癌前疾病和病变都必然转变为癌，这还取决于很多因素。如果在癌前病变或癌前疾病阶段及时干预，可以大大减少肿瘤发生的概率。

如我国是肝癌大国，全球有50%的肝癌发生在我国，大部分肝癌的演变发展规律是乙型、丙型肝炎感染，酗酒—肝硬化—肝癌。对于乙型肝炎感染者，有的没有什么症状，有的则常有胁痛、口苦、口淡、消化不良、心情急躁、容易上火等症状，治疗上除了积极抗病毒、护肝、按时作息之外，加用中医药治疗，则可以很好地消除这些不适症状，将肝癌的发病概率降到最低。中医认为患者多表现为湿热之邪内蕴脏腑，导致肝火旺，脾气虚，其病机主要是肝胆湿热、肝郁脾虚、瘀毒内结等，治疗注重疏肝理气、健脾祛湿、清热解毒、活血化瘀等，常常用柴胡、白芍、枳壳、栀子、厚朴、党参、茯苓、郁金、香附、甘草、夏枯草、蛇舌草、半枝莲、茵陈、虎仗等来组方治疗，可取得不错效果。研究发现这些中医药具有一定的抗病毒、护肝、抗癌的作用。

再如胃癌，其仍是我国农村地区发病率和死亡率最高的肿瘤，其发展规律是：慢性萎缩性胃炎—肠上皮化生—胃癌。脾胃为后天之本，"有胃气则生，无胃气则死"。脾胃居于中焦，脾气主升，胃气主降，脾胃的运化功能正常，中焦气机升降得当，则人体消化吸收才正常。如果脾胃功能受损，病邪内侵，则滋生病变。在慢性萎缩性胃炎的时候采用中医药治疗，可以减轻症状，防止癌变。如果表现为胃脘疼痛，得温痛减，呕吐清涎，口淡喜热饮，食不化，舌淡苔白滑，脉沉迟，中医认为此是胃寒，则需要给予温补中焦、健脾养胃；如果表现为牙龈肿痛、口臭、嘈杂易饥、便秘等，中医认为这是胃火，则给予滋胃阴、降胃火。张仲景《金匮要略》曰："见肝之病，知肝传脾，当先实脾"。如果表现为胸胁胃脘胀满疼痛，呃逆嗳气，呕吐，或见嘈杂吞酸，烦躁易怒，舌苔薄白或薄黄，脉弦或弦数，为肝气犯胃，则需疏肝健脾。因此中医对于癌前病变、癌前疾病的治疗，同样需要根据体质辨证论治。

5. 中医如何治疗早期肿瘤

很多肿瘤早期通过恰当的方法可以治愈，最常用的是手术治疗，其他如放疗、局部冷冻、局部消融、化疗、中医药、免疫、内分泌等治疗方法，根据病情需要选用。不可否认,西医的治疗能够很好地消除瘤体、减轻肿瘤的负荷,但由于模式的局限,手术、放疗、化疗在杀伤肿瘤细胞的同时,不可避免地会引起相关组织的损害,导致各种毒副反应,从而影响患者的生活质量。将中医药与手术、放化疗等西医治疗手段联用,可有效减轻西医治疗所带来的毒副反应,使患者顺利度过治疗期,获得最佳疗效。所以肿瘤的治疗,应该把这些治疗方法合理、全面地结合起来。中医药治疗应该贯穿在整个治疗过程中。

（1）手术前后如何进行中医药调理? 很多肿瘤如肝癌、肠癌、卵巢癌、宫颈癌、乳腺癌等早期通过手术治疗能够治愈。能够手术的患者要尽量接受手术治疗,能够争取手术机会的也要积极创造条件获得手术的机会。

术前中医药治疗有以下作用:①改善患者的一般营养状况;②提高免疫功能,改善重要脏器功能;③提高手术切除率,利于手术的顺利进行。常用药物:太子参、西洋参、黄芪、当归、枸杞子、女贞子、党参、淮山、茯苓、鸡血藤、生地、熟地、五爪龙、何首乌。具有一定抗肿瘤作用的中药也可以酌情使用。但手术前一周之内,具有活血化瘀作用的药物就要慎用或者不用,以免增加手术时大出血的风险。

术后还可以服用中药吗? 答案是肯定的。人们一般认为手术会伤元气,中医认为手术对脏腑、气血、阴阳都有一定的损伤。术后患者常常瘀血内留或兼失血过多,经络气血运行不畅可能引起疼痛、肿胀。此时中药治疗多采用健脾行气、化瘀消肿类为主,失血过多或体质气虚者适当辅以补气养血类药物。目的主要就是改善症状,使患者尽快恢复,为下一步的治疗做好铺垫。但治疗需要逐步过渡,过分滋补有碍脾胃功能恢复,不利于瘀毒排出。中医治疗常遵循 "活血生肌、和营化新" 的原则,即活血化瘀的同时加补益气血药物,如北芪、党参、茯苓、鸡血藤、当归、生地、熟地、五爪龙、何首乌等;或者加入续断生肌药物,如桑寄生、五加皮、续断等;或加入利水消肿的药物,如苍术、土茯苓、薏苡仁、厚朴等。研究发现,术后应用中医药还可以预防肿瘤复发转移。

（2）中医药如何治疗化疗导致的骨髓抑制? 化疗能够减轻患者的症状,让瘤体缩小,取得生存的获益。但化疗也存在一些不良反应,其中最常见的不良反应之一就是骨髓抑制,白细胞、血小板降低或者贫血。此时,配合中医药治疗能够起到更好的作用。化疗常可抑制骨髓的造血功能，导致患者出现外周血象降低、面色少华、头晕眼花、少气乏力、心悸多梦、舌淡苔白、脉象细弱等证候，当属脾肾亏损、气血两虚证，以补益脾肾、益气养血法，处以八珍汤、理中丸、六味地黄丸等，从而有利于促进骨髓造血功能的恢复。

（3）中医药如何治疗化疗导致的消化道反应？化疗方案虽然能够很好地降低肿瘤复发转移的风险，但容易引起消化道不良反应，包括口干、恶心、呕吐、腹痛、腹泻、纳呆等。同时，患者化疗期间多卧床，活动少，故易生内湿，脾虚湿邪乘虚而入，内外湿合而困脾，脾胃运化失职。中医辨证主要为脾胃不和，痰湿内生。治疗以和胃降逆、消食导滞、健脾祛湿为主。此外，中医治疗方法如针灸、穴位埋线、耳穴压豆、艾灸等也具有一定的作用，针灸治疗多从调理脾胃入手，常取穴位为足三里、内关、三阴交等，还可使用药物穴位注射、艾灸等温通经络，行气活血，提高免疫力，促进胃肠功能恢复。《灵枢·口问》曰："耳者，宗脉之所聚也。"耳与全身经脉有密切关系，可采用王不留行籽压耳穴法治疗化疗引起的呕吐，一般取肾上腺以益肾补虚，取胃、口、膈三穴调中焦、和脾胃、理气降逆。

（4）中医药如何治疗放射性损伤？素有"广东癌"之称的鼻咽癌，是广东、广西地区最常见的恶性肿瘤之一，很多患者通过放疗可以取得治愈的目的。但放疗也会带来一系列不良反应，最常见的有口干、咽喉肿痛、颈部纤维化、味觉功能减退、口腔溃疡、吞咽困难等，这些症状通过中医的辨证论治，早期利用中医药进行干预，可以减轻60%～80%的反应。中医认为，放疗引起的放射损伤病因当属火邪、热毒，辨证可循温病范畴，"存得一分津液，便有一分生机"，应将中医养阴保津原则贯彻于肿瘤放射损伤治疗过程始终，分别使用甘寒生津、咸寒甘润、酸甘化阴、苦甘合化、辛凉宣肺、滋养胃阴、增液润肠、滋补肾阴等方法。

（5）中医药如何治疗内分泌治疗后产生的不良反应？内分泌治疗是乳腺癌综合治疗的重要组成部分。对于激素依赖型乳腺癌患者，内分泌治疗能够明显降低5年肿瘤复发转移率。但内分泌治疗也并非一本万利，没有副作用的。常见的不良反应有潮热、盗汗、自汗、阴道干燥、月经周期改变、恶心、便秘、抑郁烦躁、失眠心悸、头痛眩晕、腹泻、肌肉和关节痛等，此时如果配合中医药治疗，能够很好减轻患者的这些不适，增强其耐受性。这些症状从中医的角度来看，一般属于肝肾不足、阴虚内热的症状，可以采用滋补肝肾、养阴清热的方法。因此，在乳腺癌内分泌治疗过程中，中医辅助治疗可以缓解因雌激素水平降低导致的各种更年期综合征的症状，提高治疗完成率，降低复发转移风险。

6. 如果肿瘤不能根治，中医有什么治疗方法

肿瘤早期症状不明显，患者也常常忽略，错过治疗的最佳时间。晚期肿瘤症状典型，此时患者才到医院就诊，病情往往较重，无法接受根治性治疗；或者患者体质太过虚弱，不能耐受根治性手术；还有一部分是做过手术或者放化疗的肿瘤复发转移的患者等，对于这些患者可以采取中医药的治疗，或中西医的结合治疗。中药的长期治疗或者姑息治疗，一方面可使肿瘤生长变慢或者缩小；另一方面可调理身体，使免疫功能恢复起来。中医药介导的带瘤生存，可以通过控制肿瘤减轻痛苦，提高生活质量。

对于不能接受根治性治疗的肿瘤患者来说，中医药的治疗作用更加重要。中医治疗是辨证论治，不仅有扶正的方法，还有许多祛邪抗肿瘤的方法，两者互相协调，临床上需要根据患者的病情来选择使用。如果患者一般体质较好，肿瘤负荷较大，临床症状明显，可以重用祛邪抗肿瘤的方法；如果患者一般体质较差，疾病到了终末期，临床症状不典型，则需要偏重扶正。中医药治疗除健脾益气、滋阴补肾、温补脾肺、益气养阴、滋补肝肾、温阳补阴等扶正培本的治疗方法外，中医祛邪抑制肿瘤之法有活血化瘀、软坚散结、清热解毒、祛瘀通络、除痰散结、通经活络等。在辨证论治的基础上，辨病用药，选择对恶性肿瘤有较好治疗功效的药物和方剂，可以取得更好的效果。

治疗方法除了用中医汤药辨证结合以外，还有很多中成药可以用，比如口服的治疗肝癌的槐耳颗粒、西黄丸等。另外，中药现在还有很多采取静脉注射的方式，比如以薏苡仁提取的康莱特注射液、苦参提取的复方苦参注射液，以及艾迪注射液、鸦胆子油乳注射液、康艾注射液等。这些都是一些中药提取的注射液，临床和研究都表明在扶正抑瘤方面有良好疗效。所以没有放、化疗和手术指征的这一部分肿瘤患者还有长期的治疗余地，可以运用中医药多种治疗方法，如中药外敷、外洗、针灸、艾灸、推拿、按摩、耳穴压

豆等一系列传统中医特色疗法，也可以根据病情需要加以选用。

我国是肝癌大国，然而由于肝脏强大的代谢能力，早期肝癌患者经常没有什么症状或者症状不典型，患者也常常因此未能及时就诊，等到出现明显症状的时候，疾病已经处于中晚期，且不能行手术根治治疗。而经皮肝动脉化疗栓塞术（介入治疗）、射频消融、冷冻消融等治疗方法的涌现，为晚期肝癌患者带来了福音。然而这些治疗也常常会产生肝功能损害、腹水等并发症，如果此时能够早期应用中医药治疗，除了能够抑制肿瘤继续增大，尚有护肝、减轻治疗的不良反应、提高患者的耐受性等作用。

再如晚期非小细胞肺癌患者，如果不能行手术或者化疗治疗，而基因表达适合的话，可以考虑行分子靶向药物治疗。研究发现，分子靶向药物能够提高患者的生存时间和生存质量，对晚期非小细胞肺癌的患者有一定的好处。但这些药物除了价格比较昂贵之外，也会出现皮疹、腹泻等不良反应，最后很多患者会出现耐药性。如果加上中医药治疗，可以减轻皮疹、腹泻等不良反应，提高患者的耐受性，也可以延缓耐药的时间。

许多晚期肿瘤患者由于肿瘤侵犯转移、肿瘤压迫等常会出现癌性疼痛，此时及时给予止痛治疗，能够减轻患者的痛苦。但止痛药物容易引起便秘、纳差、头晕等副作用，此时如果配合中医药治疗，除了能够减轻疼痛（止痛药物用量减少），还能减少便秘、头晕的发生，改善胃口及睡眠质量。

7. 肿瘤的中西医结合治疗还需要个体化治疗

每一个人都是独立的，虽然都是肿瘤患者，但男性和女性不同，年轻的和年老的不同，不同人种也是有区别的，所以治疗上除了规范化、综合治疗之外，还需要讲究个体化治疗。这就是中医所讲的"因人制宜、因时而异、因地制宜"，每一个人的寒、热、虚、实不同，每一个人的体质不同，治疗方案也应该有所不同，具体用药也有所不同。例如现在的化疗方案，大部分是根据欧美人的体质来制定的，放到中国人身上不能完全照搬照用，如果完全按照方案、用足剂量，很多中国人的体质无法耐受。因此，要根据丰富的临床经验和个性化进行调整，如分开使用或降低剂量使用等，同时配合中医药治疗，患者的耐受性更好，而副反应较小。

同样是肿瘤患者，如果是老年人或体质较差的患者，症状不多的或者肿瘤对放、化疗不敏感患者，可以考虑只使用中医药来治疗，亦能取得较好的效果；而对于年轻人或者体质较好的人，症状较多的，肿瘤对放、化疗敏感的，有条件采用手术、放疗或者化疗的患者，要争取、创造进行手术、放疗、化疗来杀灭肿瘤的机会，在此基础上联合中医药治疗，才能更好地控制肿瘤，减轻肿瘤带来的痛苦，为患者的健康负更大的责任。曾经有一位卵巢癌患者温女士，81岁，卵巢癌腹腔转移，大量腹腔积液，像怀孕8个月一样，气促很厉害。我们在中医药治疗的基础上，考虑卵巢癌对化疗相对比较敏感，给患者腹腔引流后注入小剂量的化疗药物顺铂来控制肿瘤。结合中医药辨证用药，第一个疗程后，患者的症状减轻了许多；第二个疗程后，患者腹胀消退；第三个疗程后，患者能够自己下地走路了。

8. 不要相信偏方、秘方或者"神医"

在肿瘤治疗中，有没有偏方、验方是患者咨询专家最多的问题。其实，这是一个很大的误区，中医的精髓是辨证论治，所以可以肯定地讲"中医无偏方"，没有一个方子适合所有人，没有一个方子能解决所有问题。中药的处方一定是根据病情的变化不断调整的。在肿瘤治疗的过程中，中医药也是一个动态的治疗过程。如化疗期间，不适合大量使用"以毒攻毒"的中药，而是以益气补血为主；放疗期间则偏重养阴益气。放化疗结束后，处于稳定期的患者，在扶正的基础上，可以运用抗肿瘤的中药，以预防转移复发。用药完全需要根据患者的实际情况而定，一张药方治肿瘤不合理，更不符合中医辨证施治的宗旨。

9. 中医不是最后的救命稻草

很多人对中医治疗肿瘤存在误解，包括一些医生，认为"只有肿瘤到了晚期，西医搞不定了，才去找中医试一下"。其实中医的治疗应该贯穿在肿瘤治疗的全过程，一旦确诊，就可以找中医治疗。但中药治疗不是最后的救命稻草，能早点运用中药治疗对于控制肿瘤、提高生存质量、延缓病情进展都是很有好处的。中医对于肿瘤发展的各个阶段都有一定的治疗效果，早期抗复发转移，晚期延长生命、减轻痛苦，尤其对体质弱、癌症晚期不能进行手术和放化疗的患者，中医治疗起到主要作用。对于接受手术、放化疗的患者来说，中医药早期干预的目的，除了减轻这些治疗的不良反应之外，在抗复发和转移方面，甚至在维持治疗阶段也有非常重要的作用。

10. 中医抗肿瘤需要到正规医院就诊看病

中医治疗肿瘤是有一定的原则和方法的，所以看病还是要找专业医生。一个专业的医生，知道中医药什么时候是主角，什么时候是配角。中医药抗肿瘤是要有所讲究的，看病的时候医生一定要详细询问患者治疗的情况，患者也要如实告知医生，比如正在用什么西药，做什么样的化疗，有什么毒副反应，了解这些情况之后，医生才能够根据病情和治疗阶段有的放矢使用中药，调用中药、针灸、食疗等一切有利的治疗手段。不然，很容易让患者陷入中药、西药双重抗肿瘤的重压，以致身体吃不消。因此，肿瘤患者应该到正规医院找具有肿瘤专业知识背景的医生治疗。

中西医结合肿瘤学作为中西医结合医学的分支学科，更深入、全面认识肿瘤疾病的病因、病机、发病、发展和预后，使辨证论治客观化、规范化、个体化，用循证医学不断优化肿瘤的治疗模式，中西医结合肿瘤学科也因此成为实用、开放、发展的学术体系。自20世纪70年代以来，中西医结合治疗肿瘤的理论与临床研究不断取得进展，中西医治癌方式不拘一格、融汇互通，正如陈可冀院士指出的："中医药学更强调宏观和整体的；西医则是强调局部的和微观的，两个互相取长补短，可以更全面；尤其在癌症晚期，中医药的康复效果是很好的，这种治疗被外国人称为肿瘤中国模式的治疗。"对于肿瘤这种多基因参与、多步骤作用、多阶段发展的复杂疾病，规范化、综合化、个体化治疗，整体与局部相结合，中医和西医治疗相结合，多学科综合治疗模式将成为必然模式，所取得的将是"1+1>2"的成效。

专家教你如何防治胰腺癌

文 / 陈壮忠　医学指导 / 林丽珠

苹果公司联合创办人乔布斯患胰腺癌的消息牵动了很多人的神经。2003年10月，《财富》杂志即有披露乔布斯罹患"罕见胰腺癌"的报道。随后他在2004年7月接受了"胰腺切除"的手术。术后乔布斯号称疾病已"治愈"，并很快回到了工作岗位。然而到了2009年4月，乔布斯又接受了一次肝脏移植手术，据称该手术和他的胰腺癌有关。2011 年 10 月 5 日，乔布斯因胰腺癌病逝。

1. 什么是胰腺癌

林丽珠教授说，胰腺癌原发于胰腺本身的癌肿，是一种临床表现隐匿、发病迅速而预后十分不良的消化系统恶性肿瘤。胰腺癌是最常见的消化道恶性肿瘤之一，素有 "癌中之王" 的称号。胰腺癌多发生于胰头部。腹痛及无痛性黄疸为胰头癌的常见症状。本病多发于中老年人，其发病原因尚不清楚，吸烟、糖尿病、慢性胰腺炎、环境因素、饮食因素、自身免疫力等皆与胰腺癌的发生有关。

"胰腺" 是现代医学的解剖名词。中国医学文献中没有 "胰腺癌" 这个病名。但在长期的临床实践中，我国古代医家积累了不少类似胰腺癌症状和转移灶体征的描述，如 "伏梁" "积聚" "积气" 等，也逐渐积累了一些防治方法，值得人们借鉴。

2. 胰腺癌的发病率逐渐升高

以往本病多见于 45 岁以上男性患者。近年来，由于各种因素的影响，胰腺癌的发病率逐年上升。在欧美多数国家中，胰腺癌的发病率每年为 10/10 万，瑞典发病率较高，为 125/10 万，并且在过去 20 年里保持不变。自 1930 年以来，美国胰腺癌发病率增加了 3 倍，英国在同期内增加了 2 倍，而日本则增加了 4 倍。在美国，2010 年有近 4 万人死于胰腺癌，占美国男性及女性因癌症死亡原因的第四位。

林丽珠教授指出，胰腺癌已成为我国人口死亡的十大恶性肿瘤之一。据调查研究分析，41 ~ 70 岁的患者占 80%，近年来，年轻的胰腺癌患者也较 10 年前有明显增加的趋势，而且恶性度更高，预后更差。北京协和医院近年来收住院的胰腺癌患者比 20 世纪 50 年代增加了 5 ~ 6 倍。

3. 什么原因会导致胰腺癌

目前胰腺癌的具体病因尚未十分清楚。调查发现，糖尿病患者、长期吸烟者、大量酗酒者、高脂肪高动物蛋白饮食者，发病率相对增高，男性患者远较绝经前的女性多，绝经后发病率与男性相仿。情志不遂、内伤七情，导致脏腑气血功能失调，也可以诱发胰腺癌。另外，长期在被致癌物质污染的环境下生活者，其发病率明显升高。胃切除术也使发生胰腺癌的风险较其他人群明显增高，死亡率极高。因此，研究者和医疗界都认为胰腺癌的发病与饮食、情志、环境致癌物质有密切关系，如嗜烟、嗜酒、暴饮暴食、作息规律失调都被认为是诱致胰腺癌的高危因素。

4. 胰腺癌有哪些表现

林丽珠教授指出，由于胰腺位于人体腹部深处，具有强大的生理功能，早期症状往往不典型，容易被忽视；而一旦出现临床症状，则多为癌肿已经明显侵犯了胰腺，破坏了胰腺的功能，导致典型症状的出现，此时多属晚期了。日常生活中，要密切留意身体健康信号的变化，发现可能患病的蛛丝马迹，就要争取早期诊断，早期治疗。

从临床实践出发，林丽珠教授指出胰腺癌可能存在以下症状，日常要加以密切留意。

（1）阵发性或持续性、进行性加重的上腹部疼痛。此多为胰腺癌的早期症状，多见于胰体及胰尾癌，位于上腹部、脐周或右上腹，呈阵发性或持续性、进行性加重，性质多为绞痛或钝痛，大多向腰背部放射，卧位及晚间加重，坐、立、前倾位或走动时疼痛可减轻。该症状可以伴随疾病的始终。

（2）进行性加重的黄疸。在病程的某一阶段可有黄疸，一般胰头癌黄疸较多见，且出现较早，癌肿局限于体、尾部时多无黄疸。黄疸多属阻塞性，呈进行性加深，伴有皮肤瘙痒，尿色如浓茶，粪便呈陶土色。大多是因为胰头癌压迫胆总管引起的，少数是由于胰体尾癌转移至肝内或肝／胆总管淋巴结所致。

（3）乏力、食欲不振、体重进行性下降。乏力与食欲不振甚为常见，不喜欢脂肪性菜肴，尚可伴有腹泻便秘、腹胀、恶心等胃肠道症状。部分患者可出现脂肪泻和高血糖、糖尿。约90％的患者有迅速而显著发展的体重减轻，在晚期常常出现恶病质。消瘦原因包括癌的消耗、食欲不振、焦虑失眠、消化和吸收障碍等。

5. 胰腺癌需要如何治疗

许多人会问，为什么即使患有胰腺癌，并出现肝转移了，乔布斯还能生活这么久呢？ "这与乔布斯优质的医疗服务是分不开的，胰腺癌早期诊断，早期治疗者，疗效较佳；晚期患者，预后就要差了许多。"林丽珠教授指出，"一般丧失手术机会的胰腺癌患者，从诊断到死亡的中位生存期只有7~9个月左右，大多数患者死于肿瘤并发症；有机会接受手术治疗及综合治疗的患者，中位生存期可以达到15~19个月甚至更长，5年生存率也逐步突破20%。"

胰腺癌早期缺乏明显症状，大多数病例确诊时已是晚期，手术切除的机会少。外科治疗需要针对不同病期和肿瘤病灶局部侵犯的范围，采取不同的手术方式。手术后可以辅助化疗，主要以吉西他滨为主，联合其他药物，可起到控制症状、改善生活质量、延长生存期的目的。接受手术、化疗的患者须密切随访，包括体检、腹部、胸部影像学和血 CA19-9 检查。复发或者晚期患者，则多需要营养支持、姑息性治疗多管齐下，才能更好地提高患者的生活质量。随着研究的深入，新的药物得到开发和使用，治疗方案不断推陈出新，胰腺癌得到更好的控制，预后也得到了改善。

目前，针对胰腺癌的恶性病情，专家们提倡综合治疗。"在临床上，胰腺癌常常表现为全身属虚、局部属实、虚实夹杂的复杂证候。虚者多见脾胃气虚或气血两虚之证，属实者多以气滞、痰湿、瘀毒为证。"林丽珠教授指出，"临床时，必须抓住胰腺癌的主要病因病机，分清疾病的标本虚实，根据'扶正祛邪'的治疗原则，灵活采用健脾理气、化痰祛湿、祛瘀散结等治法。胰腺癌大多数病例确诊时已是晚期，手术切除的机会少，放化疗副作用大，效果欠佳。目前多提倡中西医结合的治疗方法，以减轻放化疗副作用，提高疗效。患者应该在专家的指导下，采用正确的治疗方法，以期取得减少病痛、提高生活质量、祛病延年的目的。"

6. 如何预防胰腺癌

"想要预防肿瘤，关键在于自身，平常就要养成良好的生活习惯，戒烟限酒。"林丽珠教授说，"千万不要暴饮暴食，不要过多进食辛辣刺激、咸而不鲜的食物；要注意劳逸结合，不要过度疲劳，平常加强体育锻炼，增强体质，提高免疫力，有良好的心态应对各种压力。"

从乔布斯的离去再谈胰腺肿瘤的诊治

文 / 陈壮忠　医学指导 / 林丽珠

1. 胰腺肿瘤恋上"成功人士"

关德兴、汪道涵、吴泓、帕瓦罗蒂、金正日、卡斯特罗、兰迪·波许、拉尔夫·斯坦曼、史蒂夫·乔布斯……似乎胰腺肿瘤与名人格外有缘。胰腺在人体中虽然不起眼，其作用却不可小觑，是非常重要的消化器官之一。胰腺肿瘤是常见的消化系统肿瘤，其中大部分是胰腺癌等恶性肿瘤。近数十年来，胰腺癌发病率在全球范围内呈逐渐升高的趋势，已成为国内外医学界面临的一个重大诊疗难题。虽然胰腺癌的基础临床研究已取得了一定的进展，但其预后仍很差，5 年生存率不足 5%。

"人们很想知道胰腺肿瘤的发生机制，过去几十年科学家通过多种途径试图找出其可能的发病原因，但直到目前为止，人们对它的了解仍比较有限。"林丽珠教授指出，"为什么名人跟胰腺肿瘤分不开呢？除了基因变异、家族遗传、环境污染等因素之外，可能还与这些名人日常工作比较繁忙，工作压力比较大，饮食不规律，经常熬夜加班等因素有关。"

"中医对胰腺肿瘤是不是有特殊的认识呢？"林教授解释说，因为胰腺的位置比较隐秘，古人对胰腺的认识是逐步加深的，中医也一样。根据胰腺肿瘤的临床表现，见于 "伏梁""积气""积聚""黄疸""胁痛""腹痛"等疾病中。元代朱丹溪《丹溪摘玄》指出："由阴阳不和，脏腑虚弱，四气七情常失所以，为积聚也。久则为癥瘕成块。"明代张介宾《景岳全书》指出："积聚之病，凡饮食、血气、风寒之属，皆能致之。"中医认为气机不畅、脾湿困郁是胰腺肿瘤的主要病因病机，正气虚弱、脏腑失调是发病的内在条件，"湿""毒""瘀"邪的形成是发病的关键。

2. 胰腺肿瘤家族很庞大

胰腺肿瘤可发生在胰腺任何部位，其中约 2/3 的胰腺癌发生在胰头部，另外约 1/3 的胰腺癌位于胰体、尾部，部分呈弥漫性结节状而遍及全胰腺。

林丽珠教授指出，胰腺肿瘤按照世界卫生组织新的胰腺肿瘤病理分类标准可分为多种，常见的为以下几种：导管腺癌、浆液性囊腺癌、黏液性囊腺癌、导管内乳头状黏液腺癌、腺泡细胞癌、胰母细胞瘤、实性-假乳头状癌及其他肿瘤。其中导管腺癌及其亚型是最常见的胰腺肿瘤，占原发性胰腺肿瘤的85%～90%。

"胰腺癌恶性程度这么高，为什么乔布斯能够生存了8年呢？"林丽珠教授说，胰腺肿瘤是分很多亚型的。乔布斯得的并非常见的胰腺癌，而是胰岛细胞瘤，这种病例比胰腺癌更罕见，其只占每年诊断出的胰腺肿瘤病例的1%。它虽然不像胰腺癌那样来势汹汹，但也具有很大的侵袭性，千万马虎不得。要争取早日诊断、早日治疗，预后会得到很好的提高。乔布斯术后能够生存7年，一方面得益于疾病的早日发现，另一方面也得益于良好的医疗资源。

3. 胰腺肿瘤最容易出现肝脏转移

2004年7月，乔布斯因胰腺肿瘤接受了胰腺切除手术，术后宣称疾病已经治愈了，他也很快回到了工作岗位上。但到了2009年4月，乔布斯接受了一次肝脏移植手术，据说是和其所得胰腺肿瘤有关，术后他的身体每况愈下。

胰腺肿瘤的预后很差，在关于胰腺肿瘤疾病的报道之中，肝脏转移是常见的转移方式，很多病例还以"黄疸"等肝脏疾病症状为首发。这是什么因素引起的呢？"这和胰腺的生理解剖位置是分不开的。"林丽珠教授指出，胰腺位于腹膜后，周围有重要器官，区域淋巴结和淋巴管网、血管、神经丰富，极易转移。胰头肿瘤早期可直接蔓延到邻近组织如胆管与十二指肠，后转移至胰头旁及胆总管旁淋巴结，然后转移到肝脏。而胰体肿瘤及胰尾肿瘤的扩散则较为广泛，常直接与腹腔神经丛接触并侵入神经周围淋巴间隙或神经纤维内，进一步发生远隔部位的淋巴道或血道转移，常在肝内、肺内形成转移癌。然而，由于胰腺的部位深入，生理功能十分强大，所以早期症状一般不明显，等到出现转移，超出了人体的代偿功能，才表现出各种症状，但此时治疗已经比早期棘手多了。

4. 新技术的不断投入，提高了胰腺肿瘤的检出率

胰腺肿瘤是全世界最难诊治的疾病之一，在英国每年要夺去约7 000人的生命，在美国，2010年新增诊断病例近38 000例，同时几乎有相等的人

数（36 800 人）死于此病。因为很少有早期的症状，所以大部分患者就诊晚。如何早期发现、早期诊断、提高预后一直困扰着科学家和临床医学家。

近年来，随着研究的深入，诊疗设备的不断更新为临床诊治胰腺肿瘤提供更好的研究方法，B 超、CT、磁共振成像、正电子发射计算机断层显像（PET-CT）、内窥镜逆行胆总管胰腺造影术（ERCP）、组织活检、细针活检、血液学指标等检查手段不断提高胰腺肿瘤的检出率。

考虑到大多数胰腺肿瘤起源于胰管，可以假定 ERCP 能检测出胰腺肿瘤，就如结肠镜能检测出结肠癌一样。但是问题是，ERCP、组织活检、细针活检等检查都会带来急性胰腺炎等高风险的并发症，部分病例的概率甚至高达20%。

荧光染色显像、荧光重建等新的光学技术为早期诊断胰腺肿瘤带来希望，无创、高清晰度、高灵敏性和特异性也逐渐成为新光学技术的研究热点。但目前通过影像学显示肿物，并通过活检确定病理组织类型仍是胰腺肿物确诊的金标准。

5. 胰腺肿瘤不再是不治之症

以往很多人认为胰腺肿瘤是癌症之王，具有隐匿性和很大的侵袭性，对药物和治疗不敏感，其对人体造成的伤害是非常大的，很多人甚至为此放弃治疗。但随着研究的深入，吉西他滨、截瘤达、贝伐单抗、舒尼替尼等一大批药物投入了临床研究，手术、微创、粒子植入、体外高频热疗等一大批治疗手段的普及应用，使这种认知逐渐改观，胰腺肿瘤的预后不断改善，生存期也不断延长。

因为胰腺肿瘤的生存率很低，所以迫切需要新的治疗方法。目前全世界各大科学研究中心、药物研究所正在努力寻找更好的药物和非药物治疗方法，并取得一定的成效，部分已经逐步开展临床研究。同时，科学家正在努力研究胰腺肿瘤的疫苗。利物浦大学正在研究一项疫苗和两种化疗药物对局部晚期和远处转移的胰腺肿瘤的作用，相信不久的将来我们会看到更多的好消息。哈佛大学医学院（HMS）和麻省总医院（MGH）医学副教授 Daniel Chung 在合众社（UPI）声明："胰腺肿瘤仍是一个很大的问题，我们仍然可以使用如贝伐单抗和其他抗血管生成药合用阻断肿瘤血供来治疗胰腺肿瘤。"

"研究显示，手术和辅助疗法联合使用可有效对抗胰腺肿瘤，胰腺肿瘤术后的放、化疗可以大大延长病人的生存时间，中医药早期介入也能够很好地消除肿瘤的各种症状和西医治疗带来的各种并发症，提高患者的耐受性和生活质量。"林丽珠教授说，"我们相信将来的胰腺肿瘤的治疗和其他肿瘤、癌症一样，将是手术、化疗、放疗、生物、靶向治疗和中医药等多种治疗措施的综合，胰腺肿瘤的预后也将大为改观。"

6. 胰腺肿瘤重在预防

上海地区的研究表明，电工、电磁领域工人、金属工人、工具制造者、铅管工人和焊工、玻璃制造者、陶工、油漆工、建筑工及女性棉纺工人是患胰腺肿瘤的高发人群。长期接触氯化烃、镍及其化合物、铬、多环芳香烃、有机氯类杀虫剂、硅石和脂溶剂者发生胰腺肿瘤的风险性增加。

高糖饮食、高蛋白饮食、富有泡沫的饮料可能会增加患胰腺肿瘤的风险，糖尿病可能与后续发生的胰腺肿瘤有关。另外，口腔卫生不良也可能引发胰腺肿瘤。慢性胰腺炎、胆结石、胆囊切除术和胃切除术手术史以及某些过敏性疾病的患者发生胰腺肿瘤的风险升高。

相反的是，高纤维素饮食、低糖低蛋白饮食、饮食按时有节制可以明显降低胰腺肿瘤的患病风险。最近一项研究显示，槲皮素、山奈酚、杨梅酮等多种黄酮醇对胰腺肿瘤具有一定的防治作用，尤其对于吸烟者来说，作用可能会更明显。黄酮醇广泛存于蔬菜水果中，要想预防胰腺肿瘤，应该适当适量增加水果蔬菜的摄入量。

国内外大量前瞻性研究及病例对照研究表明，吸烟者较非吸烟者患胰腺癌死亡危险增加1.6～3.1倍，吸烟量的多少与胰腺癌的发病呈正相关，可能烟草经吸收后，无活性的物质在肝脏中可代谢成为致癌物质，这些物质经胆汁排出，通过反流进入胰腺，在一定作用时间后致使导管上皮癌变。所以，不管是主动吸烟者还是被动吸烟者，为了降低胰腺肿物的发生率，最好还是远离香烟。

中医如何治疗放射性肠炎

文 / 陈壮忠　　医学指导 / 林丽珠

据统计，放疗在肿瘤治疗中的作用和地位日益突出，大约有70%的肿瘤患者在治疗肿瘤的过程中需要用放疗，约有40%的癌性痛症可以用放疗根治，放疗已成为治疗恶性肿瘤的主要手段之一。但放疗时，必须做好充分的准备工作和善后工作，否则常常会带来放射性炎症，大大地降低患者的耐受性和生活质量，甚至导致治疗的终止。配合中医药治疗，能够很好地提高患者的耐受性和对抗各种毒副反应，常常为临床所应用，疗效颇佳。

1. 近10%的盆腔肿物放疗患者会发生放射性肠炎

放射性肠炎是盆腔、腹腔、腹膜后恶性肿瘤经放疗引起的肠道并发症，分别可累及小肠、结肠和直肠。根据肠道遭受辐射剂量的大小、时间的长短、发病的缓急，一般将放射病分为急性和慢性两种。

据林丽珠教授介绍，放疗是治疗恶性肿瘤的重要方法之一，但由于肠道比较脆弱，不耐受放射线的照射，腹腔肿瘤在应用^{60}Co、超高压X线外照射或Ra等内照射时，在5周内照射量超过5 000 rad（拉德），准备工作不充分时，有8%～10%（甚至高达30%）的患者发生放射性肠炎。

2. 放射性直肠炎占放射性肠炎的10%～60%

"由于腹腔器官对放射线的敏感性不同，引起肠道放射性损伤的最低照射量差异很大。"林丽珠教授说。放射性肠炎的发生主要与下列因素有关：①照射的强度和时间。一般照射总剂量在3 000 rad以下者很少发病。腹腔内放疗总量超过4 000 rad时就开始发生症状，若7 000 rad以上则发病率高达36%。②腹腔或盆腔内粘连固定的肠段易受放射性损伤。③子宫切除后，直肠所受到的辐射量较子宫未切除者高，更易发生放射性直肠炎。④不同部位的肠道内辐射耐受量的强弱依次为：直肠、乙状结肠、横结肠、回肠、空肠、十二指肠。由于宫颈和膀胱恶性肿瘤常需要进行放疗，且直肠前壁紧贴宫颈或膀胱，所以放射性直肠炎最多见，发病率占放射性肠炎的10%～60%；回肠的远端接近盆腔器官，位置也较固定，易受到盆腔照射的损伤，放射性回肠炎也比较常见。

3. 放射性肠炎可能延续至放疗后 5 年才发病

由于神经系统对放射线的反应，早期就可出现胃肠道的症状。恶心、呕吐、腹泻、大便变细、排出黏液或血样便是最常见的症状，累及直肠者伴有里急后重感，小肠受累则伴有痉挛性腹痛，由于肠道的狭窄和肠袢缠绕可发生肠梗阻。晚期则表现以消化吸收不良为主，伴有间歇性腹痛、脂肪泻、消瘦、乏力、贫血等。严重的病损与邻近脏器形成瘘管，如直肠阴道瘘，粪便从阴道排出；直肠膀胱瘘可出现小便中夹有粪渣；直肠小肠瘘可出现食糜混于粪便中排出，也可因肠穿孔引起腹膜炎、腹腔或盆腔脓肿。

林丽珠教授指出，这些症状可出现在治疗早期、疗程结束后不久或治疗后数月至数年。急性发病者多出现在放疗开始后 1~2 周内。急性期的症状迁延不愈或直至放疗结束 6 个月至数年后始有显著症状者，均提示病变延续，终将发展引起肠道纤维化或狭窄。此期内的症状，早的可在放疗后半年，晚的可延续至放疗后的 2 年甚至 5 年后才发生，多与肠壁血管炎以及连续病变有关。

4. 配合中医药治疗能够缓解 80%~90% 的临床症状

中医认为放疗引起的放射肠炎病因当属火邪、热毒范畴，辨证常循温病来治疗，"存得一分津液，便有一分生机"，取得良好的临床疗效。林丽珠教授认为应将中医养阴保津原则贯彻于肿瘤放射病治疗过程始终，分别使用甘寒生津、咸寒甘润、酸甘化阴、苦甘合化法，根据病位不同来辨证论治，遣方用药。

而放射性肠炎乃因湿热下注，灼伤脉络所致，初期以实证为主，日久则出现脾虚中阳不举。如有便血，还会出现血虚，最终导致脾肾双亏。治以滋阴清热。常用槐花、地榆、山苦荬、白头翁、马齿苋、黄连、黄柏、白花蛇舌草、苦参解毒清热，白芍、乌梅、山楂酸甘化阴，秦皮、诃子、五倍子收涩止泻，陈皮、党参、黄芪、五爪龙健脾理气，茯苓、薏苡仁健脾祛湿，补骨脂、肉豆蔻、吴茱萸、五味子、淫羊藿补肾等。

在临床上，林丽珠教授除了给予口服中药之外，也常用中药煎汤保留灌肠或坐浴，常选用忍冬藤、肿节风、蒲公英、苦参、紫草、甘草、徐长卿、秦皮、五倍子、丹皮、红花、白芷等清肠解毒、祛瘀止血的中药遣方用

137

药。同时，也常配合针灸来治疗，常选足三里、内关、上巨虚、三阴交等脾胃经、太阳膀胱经、肾经穴位进行辨证治疗。另外也常用神门、交感、皮质下、大肠、脾、胃等耳穴进行治疗。经过多方面综合治疗，有80%～90%的患者能够得到很好的缓解，全面提高了生活质量，更好地接受抗肿瘤治疗。

5. 做足准备工作能够使不良反应的发生率降至5%

林丽珠教授表示，放疗是人类对抗恶性肿瘤的强有力武器，是肿瘤治疗的主要手段之一，与手术治疗同为局部治疗手段，很多肿瘤经过放疗能够很好地达到控制肿瘤、缓解症状的目的，如肺癌、食管癌、宫颈癌、骨转移癌、脑转移癌等，甚至有一些肿瘤经过放疗可以达到治愈的疗效，如鼻咽癌、早期喉癌、早期口腔癌、何杰金氏病、基底细胞癌等。

临床医学家和物理学家一直在为更好地治疗恶性肿瘤不懈努力，放疗已经从单次照射发展到多次照射、一天多次照射的非常规分割放疗、超分割照射、加速超分割照射、三维适形调适照射等；从 X 射线照射发展到 α 射线照射、β 射线照射、γ 射线照射、中子照射、质子照射等；从单一疗法又发展到和手术、化疗、放射效应修饰剂、热疗、生物治疗相结合，中医药的综合治疗。这些进步使放疗适用于治疗由体表至体内任何部位的各种肿瘤，同时也大大提高了放疗的有效性及临床治愈率，使许多患者从中获益。

"放疗是一把双刃剑，在看到放疗带来的临床获益的同时，我们也要看到放疗毕竟是一种有创治疗，必须做好充分的准备措施，才能避害就利，减少放疗带来的不良反应。"林丽珠教授指出，"为克服放疗的不足，临床医生想了不少方法，对肿瘤放疗患者进行治疗性保护。而中医药与放疗联用，中医药能够很好地提高免疫功能，有效减轻放疗的热毒反应，增强放疗的控制肿瘤作用，使患者顺利度过治疗期，获得最佳疗效。按时、按量完成放疗方案，提升人体耐受能力。放疗中配合合理药膳饮食，也能够很好地调配膳食摄取与营养，确保体力充沛。只要做足充分的准备工作，能够使不良反应的发生率降至5%，甚至更少。"

中医如何治疗放射性肺炎

文 / 陈壮忠　医学指导 / 林丽珠

来自佛山的周先生，75岁，退休后一直赋闲在家，2011年3月因为"反复咯血丝痰1月"查出左肺低分化腺肺癌，并接着做了四个疗程的化疗，2011年7—10月对左肺、左锁骨下淋巴、左头颈部做了放疗，11月时出现放射性肺炎，用头孢西汀钠、舒普深、强的松、地塞米松、甘露聚糖肽等治疗后，效果不明显。医生建议患者寻求中医治疗，家属很纳闷："这个是放射性炎症，用了这么多的药物、这么好的抗生素，效果都一般，中医能行吗？"

"很多人对中医药治疗肿瘤存在很多误区，其实，中医药能够很好地减轻放疗的热毒反应，早期应用能够很好地减少放疗炎症的产生或减轻其症状，但千万不要等到症状很严重，或者西医不能治疗时才来找中医治疗，那时候治疗效果会大打折扣！"林丽珠教授说。

1. 肿瘤为什么要行放疗

据林丽珠教授介绍，放疗是治疗肿瘤的三大主要手段之一，有近70%的肿瘤患者需要行放疗。放射线对生物体产生的直接效应和通过电离水而产生的间接效应，使肿瘤细胞受损或死亡。放射损伤的关键的靶为肿瘤的脱氧核糖核酸（DNA），DNA的损害造成细胞分裂机制的损害，导致分裂失败或细胞损伤，从而造成组织、器官或肿瘤放射性损害。放射线可以直接作用于DNA，使其结构改变，由此产生生物效应，这种直接作用主要见高线性能量传递（LET）射线。间接作用是放射线与生物体内占主要成分的水分子作用，产生 H_3O^+ 和 OH^- 等自由基，后者可对DNA造成损伤。

放疗在肿瘤的综合治疗中起着非常重要的作用。同时由于放射线缺乏选择性，也会导致照射范围内或周边的正常的细胞受损或死亡，由此带来一些不良反应，放射性的炎症反应就是其中的一种。

2. 什么是放射性肺炎

放射性肺炎系由于肺癌、乳腺癌、食管癌、恶性淋巴瘤或胸部其他恶性肿瘤经放疗后，在放射野内的正常肺组织受到放射线损伤而引起的炎症反应。轻者无症状，炎症可自行消散；重者肺脏发生广泛纤维化，导致呼吸功能损害，甚至呼吸衰竭。

放射性肺炎的发生、严重程度与放射方法、放射量、放射面积、放射速度均有密切关系。放射野越大，发生率越高；大面积放射的肺组织损伤较局部放射为严重；照射速度越快，越易产生肺损伤；放射剂量越大，损伤也就越大。其他影响因素如个体对放射线的耐受性差，肺部原有病变如肺炎、气管炎、慢性支气管炎、慢性阻塞性肺部疾病以及再次放疗等均易促进放射性肺炎的发生。某些化疗药物亦可能加重肺部的放疗反应。老年和儿童对放疗的耐受性差。

放射性肺炎轻者无症状，多于放射治疗后2～3周出现症状，常有刺激性、干性咳嗽，伴气急、心悸和胸痛，不发热或低热，偶有高热。气急随肺纤维化加重呈进行性加剧，容易产生呼吸道感染而加重呼吸道症状。并发放射性食管炎时出现吞咽困难。若放射损伤肋骨，产生肋骨骨折，局部有明显压痛。体检见放射部位皮肤萎缩、变硬，肺部可闻及干、湿罗音和摩擦音。肺部广泛、严重纤维化，最后导致肺功能高压及肺源性心脏病，出现相应征象。

为预防放射性肺炎的发生，应严格掌握放射总剂量及其单次剂量分配、照射野大小。在放疗过程中，应严密观察患者有无呼吸道症状及体温升高。X线检查发现肺炎，应立即停止放疗。治疗方法主要是对症治疗，肺部继发感染给予抗生素。早期应用糖皮质激素有效。给予氧气吸入能改善低氧血症。

3. 中医能够治疗放射性炎症

中医认为放射线是一种热毒性杀伤因素，属热毒之邪，热毒之邪与痰瘀互结，耗伤肺阴，灼伤肺络，影响肺的宣发与肃降，产生咳喘气促、呼吸困难，甚至紫绀等症状。本病属本虚标实，阴伤、津亏、气虚、血瘀、热毒是其基本病机，治疗主要是辨证论治，根据不同阶段采取滋阴、养津、益气、化瘀、解毒等治法。治疗时可根据患者的体质，酌情选用下列滋阴生津、祛痰散瘀的常用药物：沙参、玄参、麦冬、天冬、百合、川贝母、鱼腥草、北杏、桔梗、丹参、半夏、石膏、石斛、西洋参、枇杷叶、竹茹、竹叶、天花粉、知母、玉竹、银柴胡、白薇、灯心草、陈皮、茯苓、西瓜翠衣等。出现咯血者，可酌加仙鹤草、白及、花蕊石、阿胶（烊化）、三七。

放射性肺纤维化多出现在肺部足量放疗后数月。主要症状是气短、干咳，引起继发感染时则发热，咳吐黄痰。治宜养阴润肺，佐以活血化瘀。常用药物：丹参、赤芍、桑白皮、北杏、川贝母、麦冬、天冬、鱼腥草、沙参、桔梗、黄芩。

应当指出，在放疗期间应用中药可预防和减轻放射性炎症，疗效比放疗后出现肺纤维化时再用要好。

4. 放射性肺炎饮食禁忌及食疗方

放疗期间，患者会感到味觉减退，厌食、恶心、食欲低下，为保证必需的能量，宜进食高维生素、高蛋白、高热量、低脂肪饮食，补充各种营养素、碳水化合物、无机盐等清淡的半流质或流质饮食；忌烟酒、咖啡、巧克力及辛辣的刺激性食物，忌粗纤维、硬、煎、炸及腥、油腻的食物。鼓励患者每天多饮温开水，增加尿量，以利于放疗致坏死的肿瘤细胞和代谢产物所释放的毒素排出。

同时也可考虑配合食疗进行调养，兹选取食疗方如下：

- - - - - - - - - - - - - - - -
参麦石斛饮
- - - - - - - - - - - - - - - -

材料　太子参30 g，麦冬20 g，石斛10 g。

做法　将太子参、麦冬、石斛切片，加清水250～300 mL炖1小时，频频温服。

功效　益气养阴，润燥生津。

适应证　适用于烦热口干、干咳无痰、形体虚衰者。

玉竹金银花饮

材料 玉竹30 g，金银花15 g，白茅根20 g，西瓜翠衣50 g，蜂蜜适量。

做法 将玉竹、金银花、白茅根、西瓜翠衣拣去杂质，加清水适量，浸泡20分钟；然后再用文火煎煮20分钟，去渣取汁；待药汁稍凉后加入蜂蜜适量调匀服用。

功效 养阴润肺、清热生津。

适应证 适用于口干舌燥、干咳无痰、发热体倦者。

仙鱼莲藕汁

材料 连节鲜藕300～500 g，鲜仙鹤草50 g，鲜旱莲草50 g，鲜鱼腥草50 g，红糖30 g。

做法 鲜藕洗净切块，榨汁。将仙鹤草、旱莲草、鱼腥草用凉开水洗净、切段，加入红糖捣烂，放纱布袋中榨汁，倒出药汁，加入鲜藕汁，搅拌均匀，饮汁。

功效 凉血止血，补肾益阴。

适应证 适用于烦热口苦、咳嗽气急、咯血量少者。

5. 放射性炎症要做好家庭护理

如果患者出现放射性肺炎，家属要注意做好家庭护理工作。每天要观察患者体温和血压变化，记录下来，复诊时供医生参考；要注意观察患者的呼吸次数及深浅情况，如患者出现口唇紫绀、呼吸困难时应取半卧位，给予氧气吸入；要注意患者咳嗽的变化和伴随症状，对有痰不易咳出者，可由下往上轻拍背部帮助排痰，如患者干咳不能入睡时，可口服可待因止咳；要注意定时更换衣服、床单、被褥，保持口腔清洁，增加患者抗病能力，预防交叉感染。另外，无论是患者还是家属，吸烟者一定要戒烟。如果症状严重或者缓解不明显，一定要及时到医院就诊，早点处理好各种症状。

妇科病为什么要查胃肠镜

文 / 陈壮忠

方女士58岁，退休后一直在家照顾孙子，生活安适。一次单位体检，方女士彩超发现卵巢有肿物，怀疑是肿瘤，医生建议全面检查，包括胃肠镜、全腹部的CT等。出于恐惧心理，方女士有点抗拒胃肠镜检查。"为什么卵巢肿物要检查胃肠镜呢？"家里人也百思不得其解。

卵巢是女性最重要的身体器官之一。有了它，女性才能顺利当上妈妈，保持青春与美丽。然而卵巢深居盆腔深处，健康出了问题很难被察觉。特别是卵巢癌，其死亡率居妇科恶性肿瘤之首，且发病率和死亡率呈逐年上升趋势，严重威胁女性健康。

彩超等无创性检查的发明应用，大大提高了卵巢肿物的筛查。现在女性常规的体检包括双卵巢、子宫、输卵管的彩超，一旦彩超发现卵巢出现可疑肿物时，根据情况进一步检查排除存在的各种疾病，如CT、核磁共振（NMR）、肿瘤标记物CEA、CA19-9、CA125、CA153、CA72-4等检查。青春期或绝经后的女性，发现卵巢异常增大时，也要考虑到肿瘤的可能，特别是诊断不清或保守治疗无效时，应及时行腹腔镜检查，必要时剖腹探查。

1. 卵巢肿物需要警惕"外来客"

卵巢肿瘤种类复杂，变化多端。一般越容易发生肿瘤的器官成为转移部位的可能性越小，卵巢却是例外，当来自身体其他器官的原发性恶性肿瘤转移到卵巢上，称为卵巢的"转移性肿瘤"，约占卵巢肿物的20%。几乎任何部位的原发性恶性肿瘤都可转移至卵巢，胃、大肠及乳房的原发癌较其他器官的癌瘤转移到卵巢的可能性更大，占卵巢转移肿瘤的80%，80%的卵巢转移肿瘤为双侧生长。有极少数的情况，原来的肿瘤表现不明显，卵巢的转移肿瘤反而表现明显，这时就需要多加鉴别，才能制订更有针对性的治疗方案。

2. 五大临床症状需要警惕卵巢转移肿瘤

临床上，卵巢转移肿瘤主要有下面五大症状：

一是月经变化。卵巢的肿物干扰了女性雌激素和孕激素的正常分泌，干扰了正常的月经周期，引起月经异常，包括月经周期紊乱失去规律、月经持续时间延长、淋漓出血、月经量过多、崩漏、月经过少、闭经等。

二是阴道分泌物异常。当女性卵巢发生肿瘤，影响了女性内环境，阴道的分泌物会出现变化，出现水样、血性和米汤样白带，如合并有感染，则有臭味；有的病人表现为白带很少。

三是腹痛腹胀。卵巢肿物扭转、破裂、感染或破裂出血，均可引起较剧烈的下腹痛。出现腹水或者压迫消化道则易出现腹胀。

四是饮食及大小便改变。这种情况在来源胃肠道的肿瘤中比较明显，最初表现可能仅有腹胀、纳差以及消化道症状，肿瘤压迫或侵犯膀胱和直肠可引起尿频、排尿困难、大便干燥等。

五是乳腺的变化。主要在乳腺癌卵巢转移的患者中多见，包括乳房肿物、乳头内陷、乳腺疼痛、乳头溢液、乳头改变、乳房皮肤改变、腋窝淋巴结肿大等。

上面这些症状都不典型，尤其是早期的时候，患者往往忽略，或者以为是月经不调、白带过多、慢性胃炎、慢性结肠炎等普通疾病。因此对于上述疾病治疗效果不佳时，需要通过彩超检查卵巢病变。对于女性患者，卵巢的保养和检查必不可少。如果发现卵巢肿物，怀疑是卵巢转移肿瘤，则需要做胃肠镜检查，乳腺的彩超、CT 等检查。这是鉴别疾病的重要依据，而卵巢肿物的病理则是鉴别的金标准。

3. 治疗卵巢转移肿瘤，多学科协作很重要

按照美国国立综合癌症网络（NCCN）等指南，肿瘤转移到卵巢，就属于晚期，预后多不良，治疗效果不尽如人意。特别是库肯勃瘤，是一个特殊类型的转移性腺癌，含有典型的能产生黏液的印戒状细胞，原发部位为胃肠道。肿瘤为双侧性，中等大小，与周围器官无粘连，切面实性，胶质样，多伴有腹水，预后极坏，生存期往往不超过一年，而且临床症状多样，患者很痛苦。

卵巢转移肿瘤的处理取决于原发灶的部位和治疗情况，需要多学科协作，共同诊治。治疗的原则是有效地缓解和控制症状。

首先，要考虑原发病灶、转移灶能否祛除，祛除原发病灶、转移灶是否还有价值。如原发瘤已经切除且无其他转移或复发迹象，卵巢转移肿瘤仅局限于盆腔，可采用原发性卵巢恶性肿瘤的手术方法，即行全子宫双附件切除术和大网膜切除术，尽可能切除盆腔转移肿瘤；有的刚发现病例，原发灶和转移灶都比较孤立，则可以考虑联合切除术。如果没有办法完全切除原发病灶，切除卵巢肿物也只是起到减瘤、缓解症状的作用。

其次，由于卵巢转移肿瘤分期为晚期，即使对原发灶和转移灶都切除的患者，术后要行放化疗。一般需要在病理的指导下，选择针对原发灶的化疗方案。因为无论是卵巢转移肿瘤，还是原发部位的肿瘤，都来源于原发灶，所以病理明确为卵巢转移肿瘤，所有的治疗方案都是围绕着原发疾病展开的，一般需要治疗 3 ~ 4 个疗程。

最后，中医药不可少。卵巢肿瘤见于中医文献的 "症瘕""积聚""肠覃" 等。《灵枢·水胀篇》记载："肠覃何如？……寒气客于肠外，与卫气相搏，气不得荣，因有所系，癖而内著，恶气乃起，息肉乃生。其始生也，大如鸡卵，稍以益大，至其成，如怀子之状。久者离岁，按之则坚，推之则移，月事以时下，此其候也。"中医肿瘤学强调脏腑虚弱，冲任督带失调是卵巢肿瘤发病的首要内因，复加六淫、七情、饮食、劳逸相互作用、相互影响，导致本病。其主要病理特点为气滞、血瘀、痰阻、阴虚，所以治疗应以行气活血、除痰散结、滋补肝肾为主。在辨证的同时进行辨病，结合中医药多年的传统理论与经验，针对药物的性、味、功效与临床运用特点，选择一些有抗癌功效的药物进行辨病治疗。辨证用药一般有半枝莲、龙葵草、白花蛇舌草、白英草、土茯苓。如果病至晚期，一般体质较差，气血亏虚明显，则治疗重在益气养血，滋补肝肾。

4. 预防卵巢转移肿瘤的攻略

预防肿瘤的关键就是早期发现，早期治疗。有可疑症状而又不明显的女性要提高警惕，定期做盆腔检查。35 岁以上，尤其是绝经后女性，应每半年做妇科检查或超声检查一次。有恶性肿瘤家族史者（包括卵巢、乳腺、直肠等处的癌），青春期前后患过风疹者，患有不孕症或经前期紧张综合征者，如有慢性肠胃疾病，除了检查胃肠道之外，也要定期检查卵巢，警惕病变。

女性容易生闷气。临床上发现，许多卵巢转移肿瘤的患者都存在不良的心理因素，表现为紧张、忧虑、恐惧、焦虑、郁闷、悲观等。因此，要想远离肿瘤，一定要有良好的情绪，学会协调工作与生活之间的关系。

现代女性除了承担日常家务之外，更多走上工作岗位，如何协调两者之间的关系也是一门很深的学问。许多卵巢肿瘤的患者平素工作压力大，生活不规律，经常熬夜加班，或者熬夜看电视剧、电影等，这些不良的生活习惯也为肿瘤的生长埋下隐患。要想远离卵巢肿瘤，就要学会释放压力，改变不良的生活习惯。

肝癌介入治疗

文 / 陈焯平　　医学指导 / 林丽珠

随着医学的发展，医疗技术日新月异，肝癌的治疗方法越来越多，肝癌患者有了更多的选择。肝癌的治疗方法各有优势，一般采用综合治疗为主，而介入治疗则是肝癌综合治疗中重要的组成部分。

肝癌介入治疗是指经股动脉插管，将抗癌药物或栓塞剂注入肝动脉的一种区域性局部治疗方法。它是非开腹手术治疗肝癌的首选方法，能有效达到杀死癌细胞、缩小肿瘤的目的，其疗效已得到肯定。

1. 肝癌介入的原理

肝癌介入治疗主要包括选择性肝动脉灌注治疗、选择性肝动脉栓塞、选择性肝动脉化疗栓塞。正常肝细胞的血液供应20%～25%来自肝动脉，75%～85%来自门静脉。而原发性肝癌的血液供应90%～95%来自肝动脉，就是这个血管供应差异的解剖学基础，让我们"饿死"肿瘤找到了依据，可以选择性栓塞给肿瘤供应血液的肝动脉，杀灭肿瘤。

肝动脉灌注治疗（TAI）可使肿瘤局部药物浓度提高并减少全身的药物

总剂量，达到提高疗效和减少副作用的目的。肝动脉栓塞（TAE）将栓塞剂选择性注入肿瘤血管和肿瘤供血动脉，阻断肿瘤供血，从而抑制肿瘤生长。肝动脉化疗栓塞（TACE）就是既给化疗药物，又给栓塞剂，双剑合璧，杀灭肿瘤，这种方法是目前最常用的。

2. 哪些肝癌患者适合做介入治疗

经过多年的临床实践，肝癌介入治疗目前已被公认为肝癌非手术治疗的最常用方法之一。所以，分期为中晚期的、无法手术的肝癌患者，如果肝功能和体力状况较好，就可以首选介入治疗。部分可以手术切除，但由于其他原因（如高龄、严重肝硬化等）不能或不愿接受手术的患者，也可以选择介入治疗。介入治疗不但能杀灭肿瘤，还能止血救命。比如肝肿瘤破裂出血的时候，就可以考虑对导致出血的主要的血管进行栓塞，从而达到止血的目的。另外，由于肝癌的大小、供血情况等不同，肝癌的介入治疗要视具体病情进行两次、三次甚至更多次数的栓塞，才能更好地控制肿瘤生长。

值得注意的是，我们杀灭肿瘤的同时，还要保护好正常的肝细胞，保留足够的肝功能。所以做介入治疗的患者需要门静脉主干未完全阻塞，或虽完全阻塞但肝动脉与门静脉间代偿性侧支血管形成，保证正常肝细胞的营养。换言之，门静脉主干完全被癌栓栓塞，且侧支血管形成少的肝癌患者就不能选择介入治疗了。肿瘤占全肝比例大于70%的癌灶，栓塞完后，剩下的肝细胞都无法维持正常的肝功能了，这种情况也不适合介入治疗。如果肝功能本来就很差，肾功能也不好，或者肿瘤远处广泛转移，估计生存期小于3个月，那就更没有做介入治疗的必要了。

3. 对付介入治疗不良反应，中医有妙招

很多患者反映做完介入治疗后，又痛又发烧，吃都吃不下。这种不良反应叫作栓塞后综合征，是介入治疗最常见的不良反应。栓塞后综合征，主要表现为发热、疼痛、恶心和呕吐等。发热、疼痛的发生原因是肝动脉被栓塞后引起局部组织缺血、坏死，而恶心、呕吐主要与化疗药物有关。此外，还有白细胞下降、一过性肝功能异常、肾功能损害以及排尿困难等其他常见不良反应。除了西医护肝、止痛、退热之外，中医也有妙招。

中医认为，患者介入治疗后出现的发热、疼痛（多为肝区、胁肋部疼

痛）、恶心呕吐等属于肝胆气滞引起的。肝脏血管被栓塞后，血流不畅，肝胆气滞血瘀引起发热、肝功能损害；肝区、胁肋部属于肝胆经脉走行部位，肝胆气血郁滞，不通则痛，所以引起肝区、胁肋部的疼痛；肝胆之气侵犯脾胃，导致脾胃之气不和，引起恶心呕吐。我们可以配合疏肝清热、活血养肝的汤药，疏导肝胆气血，缓解上述症状。食疗方面，我们可以选择白花蛇舌草、半枝莲、蒲公英、夏枯草等清肝胆热，生地黄、女贞子、石斛等滋养肝阴。同时根据患者的体质状况加减药材。比如患者平时体质偏虚弱，胃口差的，可以增加党参、陈皮、生姜等健脾理气止呕，此类患者服用小柴胡颗粒也可以疏肝健脾和胃；如果患者体质壮实，介入后口干口苦口臭，肚子胀，大便不通，舌红，舌苔很厚，可以使用槟榔、鸡内金、山楂、谷芽、麦芽消积化滞。针灸治疗可以疏通经络、调和肝脾；疼痛部位可以外敷广州中医药大学第一附属医院制剂双柏散活血祛瘀止痛。介入治疗术后的不良反应会持续5～7天，经对症治疗后大多数患者可以完全恢复。

鼻咽癌骨转移，别轻易放弃治疗

文／陈壮忠

来自肇庆的张天新(化名)，一直是单位的骨干力量,业务水平很高。但近几年来，他总是觉得腰部酸痛不适，刚开始以为是过度劳累、缺乏运动引起的。随着时间的推移，症状越来越重，每逢天气变化的时候，症状更加明显。他去医院骨科看病，医生考虑有可能是"腰椎间盘突出"，需要拍磁共振。但是张天新拒绝了，医生开了药物，敦促他如果不适，尽快检查。刚开始吃了药，效果还不错。但是过了1个月，张天新在睡梦中被痛醒，身体感觉越来越无力，无意中摸到右侧脖子上竟有一个蚕豆大小的肿物。到当地医院进行磁共振检查，结果显示腰3-4有骨转移瘤，全面检查，起因竟是鼻咽癌，伴有颈部淋巴结转移、腰转移，需要进一步治疗。

1. 早期鼻咽癌症状隐匿

鼻咽癌是鼻咽部上皮组织发生的恶性肿瘤。在我国，鼻咽癌是常见的恶性肿瘤之一，其发病率和死亡率居恶性肿瘤的第 8 位。据世界卫生组织估计，世界上 70%～80% 的鼻咽癌发生在我国。广东、广西、福建等地为多发区，尤其是广东地区。鼻咽癌多发于鼻腔后方的鼻咽部，其位置较隐蔽，早期症状隐匿，常无明显症状或者症状轻微，容易被忽视。很多人都知道，鼻塞、鼻涕带血可能是鼻咽癌引起的。但这些症状往往不典型。大部分患者是因发现颈部肿块、腰痛或其他转移症状，到医院全面检查后才被确诊，从而失去治疗的最佳时机。

2. 鼻咽癌为什么会发生腰痛

顾名思义，骨转移瘤就是肿瘤通过某种方式扩散到骨头处，民间俗称"骨头被肿瘤吃掉了"，临床上 80% 的骨肿瘤是由其他肿瘤转移来的。发生骨转移瘤的机理比较复杂，主要是原发瘤细胞脱落释放，进入血液和淋巴等脉管系统，随着人体循环，停留在骨髓内的血管壁，再透过内皮细胞逸出血管，继而增殖于血管外，建立转移癌病灶内的血运，最后形成骨转移病灶。

骨转移癌病灶可见于髂骨、椎体、肋骨、颅骨和长骨近端等，大多发生在骨骼中轴线血运丰富的部位，腰椎、骨盆是骨转移瘤的最多发部位。几乎所有的肿瘤都可以产生骨转移，鼻咽癌是最常见发生骨转移瘤的病种之一，其他的还有乳腺癌、前列腺癌、肺癌和生殖细胞肿瘤等。

骨转移瘤并非威胁癌症患者生命的直接原因，其症状却常常使患者非常痛苦，是晚期肿瘤患者生活质量低下的主要原因之一。最常见的也是最早的骨转移癌临床表现是骨骼的疼痛。持续的钝痛，钻心的痛，常常令患者非常痛苦，其发作缺乏规律，以夜间明显，许多患者常常在睡梦中被痛醒。由于骨头一点一点地被骨肿瘤细胞"吃掉"，转移的骨骼很容易发生病理性骨折，甚至发生脊柱不稳、脊髓压迫、高钙血症和骨髓衰竭等并发症，加速了病情的发展，严重影响了癌症患者的生存质量，这会使治疗更加棘手，如肿瘤转移到机体承重骨如颈椎、胸椎、腰椎等部位则造成瘫痪的严重后果。肿瘤分泌的各种物质和肿瘤的疼痛常常影响患者的食欲及日常的生活节奏，以致患者日渐消瘦，甚至出现恶病质，令人痛苦不堪。因此，肿瘤出现骨转移患者应及时治疗。

3. 鼻咽癌即使发生了骨转移，也不要轻易放弃治疗

骨转移瘤是晚期肿瘤的表现之一，按照西医所讲的，肿瘤一旦发生了骨转移就是晚期了，但并不是无药可救，无药可用。近十余年来，许多学科在骨转移瘤的发生机理、防治方法等方面进行了不懈的努力，得到许多突破性的成就。

由于鼻咽癌的解剖学特点和生物学特性，放疗或者同步放化疗是目前对鼻咽癌的首选治疗手段。根据病情的需要，可以考虑新辅助化疗、辅助化疗，近年来还有靶向药物治疗等。病变局限在鼻咽壁的早期病例，放疗可以达到根治的效果；出现颈部淋巴结转移者，放疗的区域必须包括颈部淋巴结区；出现远处转移者，治疗方案必须考虑化疗，如果骨转移引起疼痛不适，则可考虑针对转移瘤的姑息性放疗。在治疗的过程中，中医药治疗的及时加入，可以明显减轻放疗、化疗的毒副反应，包括近期、远期的毒副反应，提高免疫力，防止复发。同时，在治疗过程中，要做好护理，防止感染，配合适当的营养，增强氨基酸、维生素、微量元素等营养物质的摄入，才能更好地促进患者康复。

针对鼻咽癌骨转移瘤的治疗包括全身治疗和局部治疗两种。全身治疗主要有化疗，如选择紫杉醇＋顺铂、吉西他滨＋顺铂、5-氟尿嘧啶＋顺铂等化疗方案治疗，每月使用一次唑来磷酸等骨吸收抑制剂抑制破骨细胞、保护成骨细胞等，另外还包括止痛、对症治疗等姑息性治疗和营养支持等提高生存质量的方法。而局部治疗则包括各种针对转移灶的手术、放疗、中药外敷、封闭治疗、腰拖等骨架外固定器材应用等，主要是针对局部病灶及其可能带来的并发症的治疗。

临床上，有很多患者虽然肿瘤发生了骨转移，但经过及时、有效的治疗，患者没有自觉症状或自觉症状很轻，生存质量较高，生存期也较长，8年、10年甚至生存期更长的患者也不少见。

听了这些解释，张天新放下心理包袱，接受医生的治疗方案。目前病情控制比较理想，疼痛得到很好的控制，治疗结束后，他又再次走上岗位，为单位做贡献。他现在多了一个良好的习惯，定期拜访医生，做好随诊。

中医特色治疗助患者闯过化疗难关

文 / 陈壮忠　林洁涛　医学指导 / 林丽珠

"骨髓抑制、恶心呕吐是肺癌化疗中最常见的副作用，经常使一部分患者难以接受预期的治疗，甚至产生恐惧心理，从而影响疗效。"林丽珠教授指出，"化疗副作用虽可怕，但并不是不可以治疗，除了常规的辅助治疗之外，许多中医特色治疗都具有很好的疗效，如针灸疗法、耳穴压豆、穴位埋线、穴位注射及中医食疗等。多年来，正是有了这些中医特色疗法，才让无数患者闯过化疗难关，获得良好疗效。"

1. 针灸治疗

针灸防治化疗所致的恶心呕吐，足三里、内关、中脘、三阴交等是常用的穴位。在治疗上，取穴进针行针得气后，留电针20～30分钟。根据患者的具体情况，选择辨证取穴及电针的时间，症状明显者取穴较多，电针时间长；症状较轻者，取穴较少，电针时间短。因其灵活性较强，在临床上得到很好的治疗效果。

2. 耳穴压豆

中医学认为耳为宗脉之所聚，十二经脉皆上通于耳，全身各脏器皆连系于耳，刺激耳穴可有效作用于全身经络，调整机体的功能，减轻不良反应。采用耳穴压豆法，可通过经络腧穴作用，达到疏通经气、调和气血、调节胃肠作用，对化疗引起的恶心呕吐具有良好的防治效果。针对化疗引起的恶心呕吐、骨髓抑制，在选穴上，主要选用胃、神门、交感、皮质下等作为主穴，以肝、脾两穴为配穴。根据患者的病情随证加减。将王不留行籽敷贴于相应的耳穴上，并给予适当按压，使耳郭有发热、胀痛感。患者每天可自行按压数次，3～5天更换一次。该方法简单易行，而且无创，已经在临床上得到广泛的开展。

3. 穴位埋线

穴位埋线法是将羊肠线埋入腧穴，利用羊肠线对腧穴的持续刺激作用，起到激发经气、通调气血的作用，以预防和治疗疾病的方法。羊肠线是一种异种蛋白，可诱导人体产生免疫应答，使淋巴组织致敏，配合抗体、巨噬细胞来破坏、分解、液化羊肠线，使之分解为多肽或氨基酸等。羊肠线在体内软化、分解、液化吸收，对穴位产生的生理及生物化学刺激可长达20天或更长。

穴位埋线取穴多以四肢及腰腹部肌肉较丰富的地方进行，足三里、中脘、天枢、胃俞等是常用穴位。辨证论治，取穴配方，发挥针刺、经穴和"线"的综合作用，具有刺激性强、疗效持久的特点。埋线疗法的治疗体现在协调脏腑、疏通经络、调和气血、补虚泻实几个方面。埋线疗法利用特殊的针具与羊肠线，产生更为强烈的针刺效应，有"制其神，令其易行"和"通其经脉，调其气血"的作用。

4. 穴位注射

在针刺基础上发展起来的穴位注射把中西医有机结合起来，常用灭吐灵、地塞米松等西药注入足三里、内关等穴位，起到药物及穴位的双重作用，从而达到优于单纯肌注西药的效果的目的。

5. 中药治疗

化疗常抑制骨髓的造血功能，导致外周血象降低，表现为面色少华、头晕眼花、少气乏力、心悸多梦、舌淡、苔白、脉象细弱等证候，属于中医脾肾亏损、气血两虚证，运用补益脾肾、益气养血法，有利于促进骨髓造血功能的恢复。某些中药对骨髓抑制有较好的治疗作用，例如提升白细胞的有黄芪、五指毛桃、党参、麦冬、五味子、黄精、女贞子、菟丝子等；提升红细胞的有当归、鸡血藤、熟地黄、阿胶、红枣、龙眼肉、桑葚子、枸杞子、人参等；提升血小板的有女贞子、旱莲草、山萸肉、黑枣、龟板胶、黑大豆等，遣方用药时可以酌情重用这些药物。

6. 中药食疗

"有胃气则生，无胃气则死"，"药食同源"，在采用药物治疗骨髓抑制的时候，也可以考虑使用食疗，从多个途径降低患者的不良反应，提升患者的耐受性，更好地完成治疗。骨髓功能抑制者常表现为疲倦、食欲减退，可食用具有健脾益气养血和补益肝肾的食物，如山药、扁豆、龙眼肉、大枣、花生仁、黑木耳、猪肝、糯米、甲鱼、猪骨、牛骨、羊骨等，或者采用食疗方法，利用各种汤水来辅助改善病情。

正是因为有这些中医特色治疗，化疗的副作用才能得到有效控制，患者才能更好地接受化疗，中西医结合，取长补短，既有效控制肿瘤，也提升了生活质量。

化疗导致恶心呕吐，中西医联合来治疗

文 / 张晶　林丽珠

随着精准医学的日益发展，靶向治疗、免疫治疗等疗法大放异彩，这些新疗法安全有效，副作用小，患者接受度高，开创了肿瘤内科治疗的新纪元，全基因检测技术的发展为按照肿瘤基因表达状况而不分瘤种进行靶向治疗提供了基础。然而，直到目前为止，从整体上来说，化疗仍是抗肿瘤药物的基石。尽管现有许多靶向药物和免疫疗法，包括西妥昔单抗、贝伐珠单抗、帕尼单抗、派姆单抗等，但整体用药还是以化疗为主，有些药物如贝伐珠单抗、西妥昔单抗必须在化疗基础上联合靶向药物，才能够真正发挥疗效。

化疗对于患者来说是一把双刃剑，一方面具有治疗作用，另一方面给患者带来了严重副作用，包括呼吸抑制、恶心呕吐，肝脏、心脏损伤等。在调研患者对化疗恐惧的问题时发现，恶心呕吐位列患者对化疗恐惧原因的第一位，第二位是脱发。

化疗所致恶心呕吐（CINV）作为肿瘤治疗过程中常见的并发症之一，处理不当将对患者后续治疗及疾病转归造成严重影响。按照发生时间的不同，化疗所致恶心呕吐可分为5类：急性、延迟性、预期性、爆发性及难治性急性呕吐。急性恶心呕吐一般发生在给药数分钟至数小时，并在给药后5~6小时达高峰，但多在24小时内缓解。延迟性恶心呕吐多在化疗24小时之后发生，常见于顺铂、卡铂、环磷酰胺和阿霉素化疗时，可持续数天。据《中国肿瘤治疗相关呕吐防治指南（2004年版）》（简称《指南》），化疗所致恶心呕吐的可能机制是由于细胞毒性化疗药物引起消化道黏膜尤其是回肠黏膜损伤，后者导致肠上皮嗜铬细胞释放5-羟色胺，并作用于迷走神经的5-羟色胺受体或通过兴奋化学感受器传递递质，从而作用于呕吐中枢，引起呕吐反应，其他关系最密切的神经递质还包括P物质、大麻素、多巴胺和乙酰胆碱等。

根据化疗药物致吐的机制研发的止吐药有以下几种：

（1）5-羟色胺受体抑制剂，包括昂丹司琼、格拉斯琼、托烷司琼、多拉司琼、雷莫司琼等。通过高选择竞争性地阻断消化道黏膜释放的5-羟色胺与5-羟色胺受体结合，从而具有抑制恶心呕吐的作用。主要用于预防急性期呕吐。本类药物最突出的不良反应为便秘，应注意预防。因其治疗化疗导致急性呕吐有效率高、耐受性好，目前常被作为恶心呕吐治疗首选药物。但应当注意到5-羟色胺受体拮抗剂须在静脉推注30分钟后方能发挥止吐效果，因此为有效地预防化疗所致的急性恶心呕吐，应在止吐药起效后使用化疗药物。

（2）多巴胺受体抑制剂与多巴胺的受体结合，使得多巴胺与受体的结合受阻，从而达到抑制呕吐的目的，代表药物有甲氧氯普胺、多潘立酮，因其能够促进泌乳素分泌而不适用于乳腺癌患者。

（3）NK-1受体抑制剂与中枢神经系统NK-1受体紧密结合，通过中枢机制强效预防因化疗而引起的恶心呕吐，代表药物包括阿瑞匹坦、福沙吡坦、罗莎匹坦、奈妥吡坦等，可用于急性呕吐和延迟性呕吐的预防。

（4）地塞米松具有强大的抗炎作用，主要防治延迟性呕吐，故《指南》推荐在多日化疗所致的恶心呕吐中应用至化疗结束后2~3天。

此外，奥氮平经美国食品药品监督管理局（FDA）批准作为抗精神病类药物，已有药理实验证明可以阻滞多种神经递质：多巴胺受体中的D1、D2、D3和D4型受体，5-羟色胺受体中的2a、2c、3和6型受体，肾上腺素α1受体，乙酰胆碱受体以及中枢神经系统的H1组胺受体。基于奥氮平对多种神经递质受体的阻滞作用，研究者设想其对化疗导致的恶心呕吐有效，并在临床进行验证，证明患者除了在服用奥氮平的第一天感到嗜睡外，无明显不适，联合止吐安全有效。

多年的临床实践显示，化疗期间配合使用中药，可以显著减轻化疗引起的恶心以及食欲差的症状。张仲景《金匮要略》云："呕家本渴，渴者为欲解，今反不渴，心下有支饮故也，小半夏汤主之。"半夏味辛平，主治伤寒寒热、心下坚、下气、喉咽肿痛、头眩胸胀、咳逆肠鸣，止汗，配生姜，和胃降逆止呕。

广州中医药大学第一附属医院林丽珠教授等名中医结合多年的临床实践经验，汇集、整理老中医经验方和科学配方、名药，认为化疗药物损害了脾主运化、胃主受纳的功能，导致脾主升清、胃主降浊的功能失调，从而引起各种消化道不良反应。同时，患者化疗期间多卧床，少活动，容易生痰生湿，脾胃受损，湿邪乘虚而入，痰湿之邪困脾，脾胃运化失职。中医辨证主要为脾胃不和、痰湿内生，治疗以和胃降逆、消食导滞、健脾祛湿为主，以陈夏六君子丸、平胃散、半夏汤等方药加减治疗，取得不错疗效。

我国自古就有"一勺膏方，十碗药"的说法，林丽珠教授挖掘传统优势养生保健方法，为老百姓提供和胃止呕方调理脾胃。方中有北沙参、麦门冬、石斛等养阴生津的药物，也有玄参、火麻仁等养阴生津、润肠通便作用的药物，为行气畅中、消瘀散结之佳品。

针对化疗引起的恶心呕吐等消化道反应，在林丽珠教授的带领下，广州中医药大学第一附属医院开展了多种中医特色治疗，如耳穴压豆、针刺疗法、穴位按摩、穴位埋线及穴位注射等，将药物治疗和经络穴位针灸有机结合起来，通过对经络与穴位的持续刺激作用，激发经气、协调脏腑、疏通经络、调和气血、补虚泻实，从而起到预防和治疗呕吐的作用。

从患者自身而言，焦虑、抑郁、情绪不良均可使血液中5-羟色胺增高，从而加重恶心呕吐症状。保持乐观情绪及适当加用小剂量抗焦虑药物（如舒乐安定）和小剂量胃肠动力药物（如胃复安、吗丁啉）等，对改善化疗后恶心呕吐症状亦有帮助，服药时间为睡前或饭前半小时。

在饮食方面应避免食用辛辣、油腻及有强烈气味的食物，如臭豆腐、熏烤制品等。另外，某些含5-羟色胺丰富的食品如香蕉、核桃、茄子等亦不宜过多摄入，注意少食多餐，进食后切忌立即卧床，适当限制餐前餐后1小时的饮水量，以免食物反流而引起恶心感，均有助于减轻化疗引起的恶心呕吐症状。

如何防治化疗导致的骨髓抑制

文 / 陈壮忠　张瑞环　医学指导 / 林丽珠

> 三个月前，李阿姨因为"大便带血 1 周"在外院就诊，确诊为结肠低分化腺癌，做了手术治疗，因为病情属Ⅲ期，术后需要化疗。医生根据病情给李阿姨制订了一个常用的、方便的化疗方案，采用依立替康静滴和口服希罗达联合化疗，只需要住院 3 天。刚开始没有特别的反应。化疗进行到第三个疗程，打完针出院后，李阿姨觉得很疲倦，以为是自己没有休息好，没有理会。没想到病情越来越严重，开始发热，体温高达 40.2℃。家人连忙带李阿姨到医院看病，经查血象，白细胞 0.10×10^9/L，血红蛋白 58 g/L，血小板 33×10^9/L，骨髓抑制很厉害，病情很重，因此住院治疗。

1. 化疗是杀灭肿瘤的常用方法

化疗指的是利用化学药物杀死肿瘤细胞、抑制肿瘤细胞的生长繁殖和促进肿瘤细胞分化的一种治疗方式，它是一种全身性治疗手段，对原发灶、转移灶和亚临床转移灶均有治疗作用，是治疗恶性肿瘤的常用方法之一，几乎所有的恶性肿瘤都可以采用化疗，部分肿瘤通过化疗可以达到根治的目的。目前常用的化疗药物约有 8 类 70 种，科学家、医学家还不断研制出疗效更确切、副作用更小的化疗药物来治疗恶性肿瘤。

不同的化疗药物作用机理不一样，疗效也不一样。临床上，常常联合应用几种药物（称之为一个方案）以期达到更好地控制肿瘤的目的。"有经验的临床医生，常常根据患者的病史、疾病情况、肿瘤病理、体表面积、经济情况等因素，合理选择适合患者的化疗方案。"林丽珠教授指出，"临床医生要仔细揣摩，针对患者具体情况个性化制订化疗方案，既要考虑药物的治疗作用，又要考虑药物的经济价值，同时也不能忽略其不良反应。"

2. 应对化疗的副作用关键在于预防

化疗有副作用，但我们也不能因噎废食，要看到化疗杀灭肿瘤的主要作用，而对于其不良反应，要做到心中有数，做好预防，将这些不良反应降到最低，才能更好地控制肿瘤，达到治病救人的目的。从多年的临床经验出发，林丽珠教授指出："化疗前后，患者常常要做好各项准备，减少不良反应。"

（1）心理准备。正规的化疗方案是肿瘤专科医生系统了解患者的肿瘤情况、体质状况、既往病史后，综合分析制订的，一般是可以耐受的。所以，在化疗时首先应该消除对化疗的恐惧，相信自己，相信医生，放松身心迎接治疗。

（2）患者要对化疗的毒副反应有简单的了解。患者可以向主管医生了解化疗可能产生哪些毒副反应以及防治措施，做到心中有数，治疗时不至于惊慌失措或耽误治疗。不建议患者研究药品说明书，因为说明书是医学文献的一种，患者或家属没有系统的医学知识，无法综合分析，很容易断章取义片面理解。

（3）医生、患者及家属要重视化疗药物可能带来的不良反应，患者要遵从医嘱，按时复查血象，如有异常，及时处理，将这些副作用消灭在萌芽中。一般建议患者化疗后每周复查一次血象，必要时需增加复查血象的频率。

（4）注意休息和饮食调配。患者每天要保证足够的睡眠时间，同时注意菜肴的色、香、味调配，保证足够的蛋白质摄入量，多吃富含维生素、易消化的食物，少吃油煎食物。

（5）如果出现骨髓抑制，也不要过度紧张。及时同医生取得联系，遵从医嘱，戴口罩，少去人多的地方，防止因为免疫力过低，导致感染发热。必要时可应用"升白药""生血药"，如欣粒生、特尔立、益比奥、特比澳、复方阿胶浆、贫血颗粒、生血片等促进白细胞、红细胞、血小板等生长，有时可能还需要通过输血予以纠正。

3. 化疗常常导致骨髓抑制

骨髓抑制指的是骨髓中的血细胞前体的活性下降，导致正常的血液中的血细胞数目低下。骨髓抑制常见于原发骨髓增生低下的疾病，如恶性淋巴瘤、白血病、骨髓瘤，或免疫低下的疾病，如肝硬化脾功能亢进。另外，由于化疗和放疗以及许多其他抗肿瘤治疗方法都是针对快速分裂的细胞，因而导致正常骨髓细胞受抑制。

化疗对血液的各种细胞均有抑制作用，首当其冲的就是白细胞。因为白细胞是人体增生最快的细胞,其骨髓动员、生长、成熟、衰退受很多因素影响。正常白细胞的平均寿命很短,从骨髓动员到成熟只需要几个小时,每一代白细胞在人体存在4~7天。白细胞能够吞噬进入人体的细菌、病毒以及代谢产生的对人体有害的"异物",产生抗体,在机体损伤治愈、抗御病原的入侵和对疾病的免疫方面起着重要的作用,被称为"生命的卫士"。骨髓抑制一般出现在化疗后的第3~21天,最明显是在第10~14天。"其他科室常常担心患者白细胞过高,化疗的时候我们却常常担心患者的白细胞被抑制,免疫力太低,无法抵抗外界的细菌、病毒的侵袭,引起感染发热等症状。"林丽珠教授说。

大多数化疗药物均可引起不同程度的骨髓抑制,如阿霉素、泰素、卡铂、异环磷酰胺、长春碱类等。化疗药物所致的骨髓抑制,通常见于化疗后1~3周,持续2~4周甚至更长时间才能逐渐恢复,并以白细胞下降为主,伴有血小板下降,少数药如吉西他滨、卡铂、丝裂霉素等则以血小板下降为主。

4. 骨髓抑制也有分度

为了更好地评估化疗后骨髓抑制的情况,为临床医生提供干预标准,采取治疗措施,世界卫生组织采用抗癌药物急性及亚急性毒性反应分度标准来衡量骨髓抑制的情况,其具体分度见表1。

表1　骨髓抑制情况

项目	分度				
白细胞 ($\times 10^9$/L)	≥4.0	3.0~3.9	2.0~2.9	1.0~1.9	<1.0
中性粒细胞 ($\times 10^9$/L)	≥2.0	1.5~1.9	1.0~1.4	0.5~0.9	<0.5
血小板 ($\times 10^9$/L)	≥100	75~99	50~74	25~49	<25
血红蛋白 (g/L)	≥110	95~109	80~94	65~79	<65
出血情况	无	瘀点	轻度失血	明显失血	严重失血

在所有的骨髓抑制中，最常见的是白细胞抑制，尤其是中性粒细胞的抑制。如果同时存在上述情况属于不同的抑制情况，则以级别高者为衡量标准。

对于白细胞下降达$1 \times 10^9/L$以下患者应及时采取保护性隔离，包括尽量让患者独处一间病房，定时紫外线消毒，定时通风，有条件者可运用空气净化器，减少探视次数。保持患者体表、床褥、衣裤干净整洁。陪护家属应注意更换干净的衣、裤、鞋，并佩戴口罩，若存在呼吸道感染，则应避免与患者接触。

5. 如何战胜骨髓抑制

为监测骨髓抑制的发生，化疗期间应定期查血常规，特别是白细胞计数，每周1~2次，如明显减少则应隔日查一次，直至恢复正常。为了帮助患者更好地度过这个危险期，预防感染，防止出血，临床上常使用重组人粒细胞刺激因子、重组人粒—巨细胞刺激因子来刺激骨髓生成更多的白细胞，使用重组人白介素–11、重组人促血小板生成素来刺激血小板的生成，使用重组人红细胞生成素注射液、复方阿胶浆等来促进红细胞的生成。但由于血小板、红细胞的生成周期较长，对于严重的骨髓抑制，有出血倾向的患者常常需要输注血小板、红细胞悬液来迅速提升血小板、红细胞的数量，从而防止在血小板最低阶段出血的发生。如果患者有3度血小板减少而且有出血倾向，则应输注机采血小板；如果患者为4度血小板减少和贫血者，无论有无出血倾向，均应及时输入有效成分血。然而，外源性血小板、红细胞的寿命通常仅能维持72~100小时，而且反复输入后，患者体内会产生抗体，治疗时应引起注意。战胜骨髓抑制有以下方法：

（1）膏方调补。林丽珠教授研制出健脾生髓膏方，功效为滋补肝肾、益气养血。主要成分为龟板、鳖甲、鹿角霜、阿胶、熟党参、枸杞子、黄精、女贞子、墨旱莲等。适用范围为恶性肿瘤及其放化疗后癌因性疲乏、骨髓抑制、贫血者。适用临床表现为疲倦乏力、胃纳欠佳、腰膝酸软、寐差盗汗等症状的恶性肿瘤患者。每日2~3次，每次1~2匙，用开水冲溶后服用。膏方空腹服用较佳，消化功能不佳者也可饭后服用。膏方启用后要及时放入冰箱，用专用汤匙取膏，以防霉变。

（2）电磁波热疗治疗。电磁波治疗系统利用极高频电磁波辐射，激发

159

相关经络，刺激机体骨髓富集部位，如血海穴补血生血，促进细胞生长因子生理增殖，加速骨髓细胞的成熟，使外周血细胞数增加，助于白细胞回升。

（3）艾灸。穴取双足三里、双三阴交，艾条距皮肤高度为2～3 cm，灸时长为15～20分钟，避免灼烧皮肤。

（4）穴位贴敷。穴取双肾俞、双脾俞、双胃俞，贴敷时长为2～4小时，避免时间过长引起皮肤过敏。

（5）保持大便通畅，大便时不可过于用力，避免颅内压力升高引起颅内出血。必要时给予缓泻剂，如开塞露、乳果糖口服溶液。

（6）保证充分营养，多吃鱼类、蛋类及含铁较多的食物，多吃新鲜蔬菜、水果，多饮水。

（7）卧床休息，减少外出，避免让患者暴露于易引起感染的环境中。

（8）严密观察病情及血象变化，注意安全，防止跌倒、碰撞。注意观察皮肤有无新增部位的出血点或瘀斑。观察局部有无渗血和皮下青紫现象。有无牙龈出血、鼻出血、血尿及便血等症状，并防止外伤。打针、拔针后，延长棉签按压止血时间，避免按揉。

（9）注意个人卫生，勤剪指甲，避免自行抓伤皮肤。使用软毛牙刷，禁止用牙签剔牙，吃软质食物或半流质饮食，注意口腔清洁，饭前、饭后、睡前漱口，注意口腔黏膜情况。保持鼻腔清洁湿润，勿抠鼻痂，以防止鼻黏膜出血。穿宽松棉质衣裤，防止损伤皮肤。

（10）保持良好情绪。患者养病期间，很容易产生压抑、孤独、沮丧的情绪，家属要多与患者交谈，医护人员及时向患者解释病情变化，疏散患者的心理郁结，鼓励患者战胜病痛的勇气。患者须避免情绪激动，以免引起颅内出血。

6. 食疗方将副作用降到最低

林丽珠教授指出，近年来诸多研究表明，中药在恶性肿瘤化疗所致毒副作用的预防、治疗或辅助治疗中，能扶正固本，减毒增效，延长生存期，提高生存质量，拓宽了恶性肿瘤化疗所致毒副作用的防治范围，具有良好的应用前景。

在采用药物治疗骨髓抑制的时候，也可以考虑使用食疗。林丽珠教授推荐了几个食疗方，供患者参考使用。

参芪乌鸡汤

材料 乌鸡1只（约500 g），党参50 g，黄芪50 g，枸杞子6 g，盐适量。

做法 首先把党参、黄芪、枸杞子用清水洗净后，全部塞进乌鸡的肚子里，然后把乌鸡放进砂锅，加入适量的盐，再加入清水（淹过乌鸡），盖上盖。大火蒸至鸡肉烂熟后就可以食用。也可加玉米一起煲，能去除北芪、党参的药味，让汤水更为清甜。

功效 健脾补气，滋阴养血。

适应证 癌症化疗期间或化疗后骨髓抑制、血象下降者，方中诸药都有促进造血功能的作用，能使血中的红细胞及血红蛋白明显增加，对于化疗后出现的白细胞减少也有一定的抑制作用。

参芪薏米鸡汁粥

材料 未下蛋黄雌鸡1只（约500 g），薏米50 g，粳米50 g，党参50 g，黄芪50 g，枸杞子6 g，盐适量。

做法 将黄雌鸡剖净，去除脂肪及鸡皮，切块，连同洗净的党参、黄芪一起放进砂锅，加水800～1 000 mL，煮至鸡肉烂熟。滤去药渣，加入薏米、粳米、枸杞熬成黏粥，和盐调味温服。

功效 补中益气，滋阴养血。

适应证 癌症化疗期间或化疗后骨髓抑制、血象下降、不思饮食者。

五红补气养血汤

材料 枸杞10 g，红枣15 g，红豆20 g，红皮花生衣3 g，红糖2勺。

做法 除红糖外所有材料洗净，加水，隔水炖，出锅前加红糖，再煮20分钟。

功效 益气补血，健脾活血。能渐复正气，提高机体免疫力，并有助改善贫血，提升红、白细胞数量。

五仁补血泥

| 材料 | 芝麻、松子仁、核桃仁、甜杏仁各50 g，红糖适量。 |

做法 核桃仁用水浸泡去皮。五仁混合碾碎，上笼用旺火蒸熟，取出后加白糖混匀，随意服食。

功效 补虚养血、润肠通便。并有助改善贫血，提升红、白细胞数量。

适应证 气血两虚者，症见吞咽不畅，大便秘结，头晕耳鸣，倦怠无力，形体消瘦。

癌性疼痛评估要量化指标

文 / 陈壮忠　　医学指导 / 林丽珠

据世界卫生组织统计，全世界每年约有新发癌症患者1 000万人，其中55%～85%伴有不同程度的疼痛。60%～90%的晚期癌症患者有不同程度的疼痛，其中70%以疼痛为主要症状。全世界每天至少有500万人忍受着癌性疼痛（简称 "癌痛"）的折磨。在我国，目前有癌症患者超过700万人，各期癌症患者中51.5%伴有不同程度的疼痛，其中40%为轻度疼痛，30%为中度疼痛，30%为重度疼痛，24.5%的患者的疼痛未得到任何治疗，大约每天有100万癌症患者在忍受着痛苦的折磨。我国癌痛的患者中仅有41%得到有效缓解，而晚期患者的癌痛仅有25%得到有效缓解。因此，有效地治疗癌痛已成为世界卫生组织癌症综合规划中的四项重点之一。

1. 同样的疼痛，性质不一样

疼痛是一种与组织损伤或潜在组织损伤相关的、不愉快的主观感觉和情感体验以及保护性或病理性反应，被誉为 "第五生命体征"。癌痛是由癌症本身以及癌症治疗过程中产生的疼痛。癌痛与一般的疼痛有以下不同：①癌痛多为逐渐加剧，是多种机制共存的疼痛，且持续时间长，而外伤和术后的疼痛一般发生较急，但数小时或数日后即可消失；②癌痛患者与外伤、术后疼痛的患者相比，精神更加恐惧和焦虑；③50%～90%的癌症患者直至死亡都伴有疼痛，其中半数以上是剧烈疼痛；④从病理过程看，癌症患者会发生不同机制的疼痛和类吗啡样药物难以控制的疼痛。

2. 癌痛与多种因素有关

不仅躯体受到有害刺激会产生癌痛，而且患者的精神、心理状态和社会、经济因素也能加重患者的疼痛程度。因此，诊断时必须分清癌痛主要是哪一种因素所引起，有无使之加重的干扰因素，以便做出相应的处理。

引起癌痛的原因有多种：①癌细胞直接浸润、压迫或转移至骨、神经、血管、内脏、皮肤和软组织，颅内压升高等肿瘤侵犯所致的疼痛最常见，占70%～80%；②手术后瘢痕痛、神经损伤、患肢疼痛、化疗后的黏膜损伤、栓塞性静脉炎、中毒性周围神经病变、放疗后引起的局部损害、周围神经损伤、纤维化、放射性脊髓病等与肿瘤治疗有关的疼痛，约占10%；③长期衰弱不动、病理性骨折、空腔脏器的穿孔、便秘、褥疮、肌痉挛等与肿瘤相关的疼痛，约占8%；④肿瘤患者因合并症及并发症等非癌症因素所致的疼痛，如骨关节炎、动脉瘤、糖尿病引起的末梢神经痛等，约占8%。另外，患者多有恐惧、焦虑、抑郁、愤怒、悲伤、孤独和烦躁等心理学异常，在这种情况下，一些轻微的不适刺激即可引起疼痛，或使原来的疼痛加重。大多癌痛是上述一种或多种因素综合作用的结果。

古代中医文献中就已经出现与癌痛相似的记载，《素问·玉机真脏论》中有 "大骨枯槁，大肉陷下，胸中气满，喘息不便，内痛引肩颈" 的描述，极似肺癌晚期疼痛。隋代巢元方 《诸病源候论·积聚病诸候》载："积者阴气，五脏所生，始发不离其部，故上下有所穷已。聚者阳气，六腑所成，故无根本，上下无所留止，始发无有常处。"

综合古代文献及今人认识，癌痛的病因病机大致可分为两种情况：其一，"不通则痛"，多责之于气滞、血瘀、痰湿、热毒或寒邪闭阻经脉，气血运行不畅所致。这种因实邪而致的疼痛通常谓之为 "实痛"。其二，"不荣则痛"，多因肿瘤日久，邪气客居较深，正气损伤，气血虚弱，无以营养经络、脏腑，亦可出现疼痛，这种疼痛称之为 "虚痛"。

3. 癌痛可以量化指标

由于疼痛是一种主观感受，他人不能预测，所以对于疼痛程度的描述，主要靠患者主动表达。医生及临床工作者千方百计想让疼痛这个主观指标客观化，为患者的合理用药提供参考，全面提高患者的生活质量。

癌痛性质常表现为刺痛、灼痛、钝痛等。一般躯体伤害感受性疼痛能精确定位，主诉为针刺样、持久、跳动性或紧压性疼痛，系躯体神经被累及的现象。内脏伤害感受疼痛一般为弥漫性，中空脏器梗阻是呈痉挛性或口咬样疼痛，侵及器官被膜或肠系膜时则疼痛性质变为尖锐、持久或跳动性。周围神经或其末梢神经受累所形成的神经病变性质呈烧灼性、针刺样。

目前评估患者疼痛程度常用以下几种疼痛分级法：

（1）主诉疼痛程度分级法（VRS法）。该法将疼痛分为四级，让患者告诉医生疼痛的程度，为医生的选择用药提供参考，具体见表1。

表1　主诉疼痛程度分级法

级别	程度	症状
0级	无痛	
1级	轻度疼痛	虽有疼感但仍可忍受，并能正常生活，睡眠不受干扰
2级	中度疼痛	疼痛明显，不能忍受，要求服用镇痛药物，睡眠受干扰
3级	重度疼痛	疼痛剧烈不能忍受，需要镇痛药物，睡眠严重受到干扰，可伴有植物神经功能紊乱表现或被动体位

（2）目测模拟法（VRS画线法）。具体方法为画一条长线（一般长度为10 cm），一端代表无痛，另一端代表剧痛（见图1）。让患者在线上最能反映自己疼痛之处画一条交叉线，测算其疼痛程度。

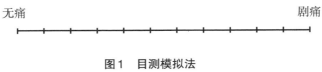

无痛　　　　　　　　　　　　　　　　　　　　　剧痛

图1　目测模拟法

（3）数字分级法。数字分级法使用数字表示疼痛的程度，由数字0～10构成，0为无疼痛，10为不可忍受的剧痛（见图2）。让患者为自己的疼痛程度打分。根据打分不同可将疼痛分为四级：无疼痛——0；轻度疼痛——1～3；中度疼痛——4～6；重度疼痛——7～10。

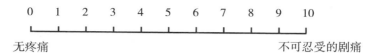

图2　数字分级法

（4）用药后疼痛评价：由于疼痛是一种主观现象，目前常用两种方法评价给药后的疗效：①主诉疼痛程度的变化；②数字分级法，即将疼痛分为0~10度（不痛、轻微疼痛到极度疼痛），让患者在服药后自己画线，用以表示疼痛程度的变化。

治疗的细化，使疼痛的评价逐步详细，目前数字分级法已在很多国家应用，不但可以明确表达患者疼痛的程度，而且可以反映给药后的动态变化。

疼痛评估是控制癌痛的最关键的一步，是选择治疗的依据。尽管疼痛是主观感受，但必须对疼痛强度进行量化评估。患者根据疼痛的特点，合理评估疼痛的部位、性质和程度，为医生正确合理地选择使用止痛药物和观察药物的止痛效果提供很好的参考。一般疼痛评分在4分以上（2级，中度疼痛）应该服用止痛药物，而使用止痛药后患者的疼痛降至3分以内（1级或0级，轻度疼痛或无疼痛）则表示止痛效果比较理想，无须调整用药；否则则需根据世界卫生组织三阶梯止痛原则调整用药。

由于癌痛是一个慢性的过程，也是一个动态的过程，在这个治疗过程中，强调医患合作。患者应该合理评估自己的疼痛，并将疼痛的情况详细告诉医生；医生应相信患者的主观感觉，耐心听取患者的陈述，进行详尽的体格检查，准确收集相关的病史资料和各种实验室、影像学检查，分辨和识别不同的客观和主观因素，正确地评估患者疼痛的性质和程度。最终的目标是做到合理、有效地使用镇痛药，让患者无痛，全面提高患者的生活质量。

吗啡治疗癌痛会上瘾吗

文 / 朱可　林丽珠

1806年，德国科学家泽尔蒂纳首次从鸦片中提取吗啡，他用吗啡在狗和自己身上进行实验，结果狗吃下后很快昏昏睡去，而他本人吞下这些粉末后也久睡不醒。由于它那梦幻般的镇痛、镇静效果，科学家以希腊神话中梦境与睡眠之神摩尔普斯（Morpheus）的名字，将它命名为吗啡。吗啡由于其强效的镇痛作用，在医学领域获得广泛应用。直至今日，吗啡仍然是临床上针对癌痛患者以及包括烧伤在内的急性疼痛患者常用的止痛药物，帮助恶痛患者渡过难关。

据统计，晚期癌症患者的疼痛发生率为60%～80%，其中1/3的患者为重度疼痛。癌症疼痛如果得不到缓解，患者将感到极度不适，可能会引起或加重患者的焦虑、抑郁、乏力、失眠、食欲减退等症状，严重影响患者日常活动、自理能力、交往能力及整体生活质量。为此，世界卫生组织（WHO）规定，对出现中度以上疼痛的晚期肿瘤患者需使用吗啡等阿片类药物止痛。但是，不少癌症患者及家属一听到吗啡都会想起鸦片、毒品，因恐惧产生"毒瘾"而拒绝用药，其实这是一个认识误区。

1. 吗啡用于治疗不会成瘾

精神依赖，又称心理依赖，即所谓的"成瘾"，其特征是持续地、不择手段地渴求使用阿片类药物，其目的是达到欣快感。这种对药物的渴求行为导致药物的滥用。药物成瘾，是指为了满足身体及精神上的快感需要定期依赖于麻醉药。癌症患者使用麻醉药物止痛，无论使用多大剂量以及多么频繁，都不是药物成瘾性，因为其使用麻醉止痛药是用于治疗目的而不是用于身体及精神的"享受"。

同样是吗啡，药品和毒品的区别就在于是否真正有止痛的需求，以及是正规使用还是滥用。现代医学已将吗啡类药物不断提纯、改进，已能做到使吗啡类药物在人体内缓慢有序地释放，不会出现很高的峰药浓度，极少产生欣快感，能够避免心理成瘾。尤其是采取口服或透皮方式给药，癌症患者出现精神依赖的可能性很小。多年来国内外临床经验表明，用阿片类药物（包含吗啡）治疗癌痛，产生精神依赖者的比例在4‰以下。所以，癌症患者只要严格按照医生指导服药，基本不会出现成瘾问题。

不可否认，在癌症疼痛的治疗过程中，患者的确可能会对吗啡产生依赖，但这种属于躯体依赖。此时，癌症患者停用止痛药，也会出现依赖症状，属于正常的躯体依赖，根源是肿瘤引起的疼痛没有消除，而不是上瘾。只要癌症患者疼痛病因得到控制，疼痛消除，随时可以停用阿片类镇痛药。当吗啡日用量为30 mg时，停药一般不会发生意外。对长期大剂量用药的患者逐渐减量停药也不会发生意外。

2. 控制疼痛可提高生活质量，延长患者生命

导致癌痛的原因主要有癌肿本身带来的疼痛、手术及放化疗引起的疼痛、癌症引起的其他各种疼痛综合征加重以及心理因素加重疼痛刺激等。癌症患者在患病过程中经受着身体和精神两方面的刺激，躯体的疼痛和严重的失落感使患者的情绪和心理状态发生了急剧变化，对死亡的恐惧和复杂的心态都会加重疼痛。当出现中重度癌痛时，患者往往疼痛剧烈，难以忍受，睡眠受到严重干扰，可伴有植物神经功能紊乱，并且影响食欲。世界卫生组织将癌痛控制列为癌症综合治疗的四个重点之一。据统计，规范接受癌痛药物治疗，90% 以上的癌症患者的癌痛可以得到缓解，部分患者由于疼痛的消失，信心增加，得以改善生存质量，延长生命。因此，患者大可不必因担心长期依赖止痛药物生活而选择忍痛。

癌痛患者应这样配合治疗：①及时准确告诉医生、护士疼痛程度，不要忍痛；②按医嘱定时、定量服药；③止痛药应按照规定的间隔时间给药（如每隔12小时一次），无论给药当时患者是否发作疼痛，都应定时服药；④不要疼痛发作时才服药，而应定时服药，保证疼痛连续缓解；⑤不要因为不痛而自己减少药量或不服药，增加血药浓度的不稳定性，影响疗效，增加副作用和成瘾的机会。

3. 中医药减轻吗啡副作用

治疗量吗啡可引起眩晕、恶心、呕吐、便秘、呼吸抑制、尿少、排尿困难（老年患者多见）、胆道压力升高甚至胆绞痛、直立性低血压（低血容量者易发生）等。偶见烦躁不安等情绪改变。在使用吗啡止痛的同时，可以联合应用中草药、针灸来减轻吗啡的副作用。

便秘是吗啡治疗后最常见的不良反应，发生率为90% ~ 100%，中医认为其主要病机是大肠传导功能失常。癌症患者经过手术、放化疗等攻伐后，正气不足，加上口服吗啡，毒邪阻结肠道，耗伤气血阴津，导致气血阴阳失调。气虚大则肠传导无力，血虚津枯大则肠失于濡润，阳虚则阴寒凝滞大肠，均可导致大便秘结。同时，毒邪阻肺，化热化燥，肺与大肠相表里，肺燥肺热移于大肠，导致大肠传导失职，毒邪困脾，脾不运化，糟粕内停；肾

167

主五液，司二便，毒邪伤肾，肾精亏耗则肠道干涩，肾阳不足，命门火衰则阴寒凝结，均可使大肠传导失司而便秘。治疗以通下为原则，佐以清热润肠、顺气导滞、益气养阴、温阳开结等法。常选用大黄、芒硝、火麻仁、郁李仁、厚朴、枳实、番泻叶、芦荟、生地黄、熟地黄、当归、白芍、柏子仁、桃仁、松子仁、白蜜、牛膝、肉苁蓉、何首乌、黑芝麻等药。

手足综合征困扰患者，外洗中药来解决

文 / 陈壮忠

今年 69 岁的李大叔一年前被查出肾癌，经过积极治疗，症状很快得到控制。为了更好地控制疾病，医生让他吃索坦，但最近他经常觉得脚痛、肿胀，像被针刺的感觉，手上长了水泡，而且手脚都发红，面部许多痤疮色素沉着，口腔溃疡，饮食不便。医生指出这是分子靶向药物所导致的手足综合征。

1. 什么是手足综合征

所谓手足综合征（HFSR）指的是肿瘤患者在接受化疗或分子靶向治疗的过程中，可能出现的手掌足底感觉迟钝或化疗引起的肢端红斑，是一种皮肤毒性反应，主要发生于受压区域，如手、足、背部，症状明显，全身可见。

2. 手足综合征有哪些表现

手足综合征主要的特征表现为手足感觉麻木、感觉迟钝、感觉异常、麻刺感、无痛感或疼痛感，皮肤色素沉着、肿胀或红斑，脱屑、皲裂、硬结样水泡或严重的疼痛等，部分患者手足综合征甚至蔓延至全身，痛苦不堪。

手足综合征在服用分子靶向药物的患者身上常见，通常发生于治疗初期，一般在用药后 2 周时最为严重，此后会逐渐减轻。疼痛感一般在治疗至第 6 ~ 7 周时会有明显的减轻甚至消失，随着治疗时间的延长，手足综合征发生率也随之降低。在几乎一半使用希罗达的患者中会发生手足综合征，而舒尼替尼和索拉非尼的手足综合征发生率分别为20%和30%。有研究报道，西妥昔单抗（爱必妥）的手足综合征发生率甚至高达88%。

3. 有哪些办法防治手足综合征

由于疾病的特殊性，恶性肿瘤患者往往需要综合治疗才能更好地控制疾病。化学药物是控制恶性肿瘤常见的方法。而分子靶向药物是目前研究的热门，是一个比较简单方便的控制肿瘤的治疗方法，有一些分子靶向药物如易瑞沙、索坦、多吉美、特罗凯等如普通药片一样，每天服用若干片，简单方便，深受患者及医生的欢迎。事实上并不是所有的分子靶向药物都会发生手足综合征，也不是所有的手足综合征都很难耐受，只有三四度的手足综合征或者患者不能耐受时才需要减少用药，严重者则需要停药。

服用上述药物后出现手足综合征，属于中医"药毒"范畴，中医常用辨证中药外洗来治疗这些副作用，而不减少分子靶向药物和化疗药物控制肿瘤的作用。中医认为手足综合征主要是"风""湿""热""毒"等外邪侵袭腠理，蒸郁肌肤所致。由于手足综合征表现皮肤损害，病在手足皮肤表面，用中药外洗来治疗是最直接的办法。利用煎煮中药或用药散制成中药液，施用于体表局部位置，从体外对皮肤损害处进行清洗，达到修复皮肤损害的目的。部分抗肿瘤药物通过外洗吸收，也可以达到控制肿瘤的效果。

4. 常用外洗方推荐

（1）皮损明显者：丹皮15 g、马齿苋30 g、苦参15 g、徐长卿15 g、山慈菇15 g、赤芍15 g、野菊花15 g、蒲公英15 g、紫花地丁15 g。

（2）手足麻木者：海风藤15 g、赤芍15 g、路路通30 g、山慈菇15 g、三棱15 g、莪术15 g、肿节风15 g。

（3）皮肤瘙痒者：蛇床子15 g、地肤子15 g、马齿苋30 g、苦参30 g、防风15 g、赤芍15 g、蝉蜕10 g、山慈菇15 g。

（4）四末不温者：桂枝10 g、熟附子15 g、路路通15 g、川芎10 g、元胡10 g、红花10 g、蒲公英15 g、肿节风15 g。

（5）疼痛明显者：生地黄15 g、丹皮15 g、赤芍15 g、马齿苋30 g、土茯苓15 g、路路通15 g。

中药外洗毕竟不同内服，内服煎出大半碗，而外洗如为大半碗，只够浸洗指（趾）头。外洗液一般要求煎出液量要足以浸洗之用，因而外洗处方药一般用量较大。为了提高疗效，减少医疗资源浪费，减少患者经济负担，临床可利用内服药物复煎、再煎后外洗，只要选用得宜，同样能获得良好效果。煎出液温度要适当，注意防止烫伤，特别是糖尿病患者，皮肤抗邪能力、感温能力较弱，需要注意，如药液已冷，可再加热后外洗。外洗过后，及时拭干，注意保持纱布的湿润和皮损的清洁。睡前外洗除了修复皮损之外，还有安神镇静、提高睡眠质量的作用，一天可以外洗一次、两次乃至多次，或两三天洗一次，随证应用，随患者方便施用。患病期间亦须适当忌口，如有明确禁忌证、过敏患者则不使用，以免适得其反，加重病情。如果症状明显，经过外洗后改善不明显者，请及时到医院就诊，以免耽误病情。

治疗肿瘤没有最合适，只有更合适
——小议易瑞沙的"优势人群"

文／陈壮忠　医学指导／林丽珠

> 　　来自佛山62岁的李先生，因为"反复咳血丝痰3月余"被诊断为"肺腺癌双肺转移（Ⅳ期）"，肿瘤基因检测显示19、21外显子有突变。服用易瑞沙治疗一个月，出现全身红豆大小的皮疹，部分破溃，夜间瘙痒难受，经过中药辨证内服、外洗，皮疹明显减少。继续服用易瑞沙和中医药控制肿瘤，半年后复查，肺肿瘤缩小了10%，没有咯血等症状，生活如常人。

　　20世纪中叶以后，先是发达国家，然后在发展中国家，肺癌的发病率和死亡率迅速增高。早期发现、早期诊断、早期治疗，是提高肺癌生存率的有效手段。肺癌死亡率在我国恶性肿瘤中占首位。

1. 我国逐步成为肺癌大国

　　我国的肺癌发病率和死亡率一直呈上升趋势，每年新增肺癌病例70多万人，每年因之死亡人数达60万人，从2000年起肺癌死亡人数已跃居恶性肿瘤第一位。中国的肺癌发病两极分化现象明显，年轻人和老年人都比较多，特别是由于吸烟人数增长很快，年轻的肺癌患者越来越多。此外，北京、上海、广州等大城市肺癌的发病率与国外差别不大。农村肺癌发病率相对低一些，但上升趋势明显。肺癌在我国已成为常见病、多发病，具有年轻化、女性化、复杂化等特点。专家警告，如不有效控制吸烟和空气污染，我国2025年新增肺癌人数将超过100万人，成为名副其实的世界第一肺癌大国。

遗憾的是在我国一旦发现和确诊，80%的肺癌患者病情已属于中晚期而失去最宝贵的治疗时机。其中80%的患者为非小细胞肺癌，而非小细胞肺癌患者中又有80%是肺腺癌。因此，非小细胞肺癌已经成为全世界肺癌领域研究的重点。

2. 靶向治疗成为研究的热点

随着时间的推移和研究的深入，人们逐步揭开肿瘤的真实面目。手术、化疗、放疗等治疗手段也成为杀灭肿瘤的主要手段。但很多患者确诊为肿瘤时，往往已经处于中晚期阶段，失去了手术、化疗的最佳时机。手术、放化疗存在很大的伤害性，有的患者甚至因害怕副作用拒绝治疗。晚期患者饱受肿瘤折磨，身体条件较差，往往不能耐受手术及放、化疗的治疗。有没有一种治疗手段能够杀灭肿瘤，不良反应较少，使用方便，甚至口服即可，让患者能够容易接受，并提高患者生活质量？

为此，从20世纪80年代起，各国政府、医学家和科学家投入大量的人力、物力，不断研究。研究发现，人类的大多数恶性肿瘤都在一定程度上表达表皮生长因子受体因子（EGFR），81%~90%的肺癌表达EGFR，其中30%~70%为高表达EGFR。EGFR高表达的肿瘤细胞具有侵袭性强和易转移的特点，从而导致患者疗效差，预后不好。EGFR的表达与肿瘤细胞的胸腺嘧啶脱氧核苷激酶（TK）活性有关，EGFR过表达的肿瘤细胞接受细胞生长信号，激活细胞内某些基因表达，加速细胞分化，释放更多的血管生成因子和促转移因子。研究表明，通过选择性的酶抑制药或单克隆抗体竞争性结合胞外配体结合位点，可阻断EGFR-TK活化，从而抑制EGFR激活，可以抑制细胞周期进展、血管生成及化放疗后DNA修复，同时增加肿瘤细胞的凋亡，使肿瘤生长受到抑制。人们研发出几种针对EGFR的药物，属于分子靶向药物，并取得很不错的疗效，其中针对肺癌的就有人们熟悉的特罗凯

（盐酸厄洛替尼片）和易瑞沙（吉非替尼片，Iressa）等。

3. 分子靶向药物也有"优势人群"

2000 年前后，上海罗氏制药有限公司率先研制出特罗凯，并在欧美国家取得了很好的疗效，成为唯一能够显著延长肺癌患者生存期的靶向治疗药物。特罗凯一枝独秀，占有很大的市场。

为了打破这种格局，美国阿斯利康公司投入更大的人力、物力，研制出易瑞沙，并在全球（包括中国等亚洲国家）做了大规模的临床实验，取得了一些成绩。但对比特罗凯，刚开始时，易瑞沙缺乏典型数据，实验结果不能重复，似乎没有取得更好的获益，为此该药曾经一度在国外被认为无明显疗效，限制了患者的使用，美国甚至曾考虑将其撤出市场。

正当人们为易瑞沙的命运担心之际，一项大型临床研究 ISEL 结果在2005 年 7 月第 11 届世界肺癌大会上宣布了。这项在 28 个国家的 210 个中心开展，入组 1 692 例患者的研究给人们带来很大的希望，证实易瑞沙对东亚、女性、非吸烟、腺癌的患者治疗有效率高，整体生存率和缓解率的改善比西方人群要明显得多。所以，有临床肿瘤学家戏称易瑞沙是"上帝赐予东方人的礼物"。2005 年，易瑞沙作为第一种 EGFR–TKI 在中国上市。

为什么易瑞沙会对东方女性特别青睐？是什么因素导致的呢？是地理环境因素，还是人种缘故？易瑞沙的适应人群究竟是什么样的？为了揭开这些问题，科学家再次进行多方研究，2007 年易瑞沙第一项国际多中心临床试验 INTEREST 研究结果发表，首次证明在未经选择的晚期非小细胞肺癌二线治疗中，易瑞沙和多西他赛标准化疗疗效相当，而易瑞沙具有安全性和生活质量的优势。为此，美国国立综合癌症网络（NCCN）修订了规范，将易瑞沙提高到治疗肺癌二线药物的地位。《2007 年中国版非小细胞肺癌临床实践指南》推荐易瑞沙用于二线、三线治疗。

为什么欧美患者和东亚患者之间存在对易瑞沙疗效的差异，这是偶然现象还是必然现象？在这些临床事实后面隐藏着怎样的秘密？美国哈佛大学学者研究了易瑞沙敏感性的分子机制，通过对 EGFR 有反应、无反应及未接受过易瑞沙治疗患者的 EGFR 基因进行测序分析发现，9 例易瑞沙有反应的肺癌患者有 8 例发生体细胞 EGFR 酪氨酸激酶结构域突变，这些患者大部分为腺癌、非吸烟者、女性。进一步研究表明，最常见的 EGFR 基因突变是外显子19缺失突变（45%～50%）及外显子21的替换突变（35%～45%）。在非选择的非小细胞肺癌患者中，白种人有5%～15%突变，而东亚人的突变率为25%～35%。吴一龙等所做的中国大陆肺癌人群EGFR突变的分析显示，总体突变率为30%，但在女性肺癌、非吸烟肺癌、肺腺癌中，EGFR突变率达44%左右。正是这种基因突变率的差异，导致了易瑞沙在不同人种肺癌中疗效的差异。

至此，易瑞沙治疗非小细胞肺癌又进入一个全新的阶段。实践证明，无论是东方人还是西方人，无论男性还是女性，无论是吸烟患者还是非吸烟患者，只要经过检测，确诊为有基因突变的肺癌患者，一线选择都可以考虑使用易瑞沙等分子靶向药物来治疗。已有文献显示，在经选择的不同人种中的一线治疗，日本人21外显子突变者客观有效率为86%，19外显子突变者客观有效率为67%，西班牙人则分别为67%和95%。为此，许多国家、城市，乃至公司纷纷开展肿瘤基因监测。在广州市，广东省人民医院、中山大学附属肿瘤医院、中山大学附属第一医院率先做这方面的工作，其他单位也逐步开展这方面的工作。

如何评判易瑞沙的疗效呢？可从两个方面进行判断：一是症状的改善与否；二是影像学的检查，如电子计算机断层扫描（CT）、正电子发射计算机断层显像（PET-CT）等。日本一项研究中，77%的EGFR突变患者在一个月内即可见效。因此，专家一般建议在服用药物一个月后，检查评定易瑞沙的临床疗效，临床症状的消失、肿瘤的稳定或者缩小，都可以认为临床获益，肿瘤得到控制。

4. 分子靶向药物能否与中医药配合治疗

易瑞沙使用方便，口服给药即可，临床起效快，无明显血液毒性，无须联合用药和剂量监测，还能减少放化疗抵抗，增强肿瘤对放化疗的敏感性。然而，易瑞沙绝非神仙药，也有不良反应。临床发现，易瑞沙发生的不良反应主要有皮疹（62.7%）、腹泻（49.0%）、瘙痒（49.0%）和皮肤干燥（33.3%）等。偶发的严重不良反应还包括急性肺损伤及间质性肺炎、严重腹泻（1%～10%），中毒性表皮坏死松解症以及肺功能受损（1%～10%）。这些不良反应降低了患者的生活质量和治疗信心，有的患者因为不能耐受这些反应而停药。临床实践发现，在使用易瑞沙等分子靶向药物治疗的同时，配合中医药进行辨证论治，采用中药口服、外洗，能够很好地缓解这些不良反应，可以提高疗效和生活质量。另外，研究发现中国患者也常常使用中草药进行抗癌治疗，是不是因此导致在中国人身上的研究效果较好，有待各方面的专家进一步研究。

5. 易瑞沙将带来一场新的革命

十多年来，易瑞沙不但给中国肺癌患者带来福音，也对中国肺癌临床和基础研究产生了里程碑式影响。不同人种药物基因组学的差异，正成为一个全球研究热点，也使中国的转化性研究迅速融入国际潮流，同时也告知我们，西方通过临床试验所得出的临床证据，不一定适合东方人群。每一个新出现的药物，都必须同时拥有东西方人群的使用数据才显完善。正如吴一龙教授总结的，易瑞沙不仅揭示了人种的药物基因组学差异，而且使肺癌的个体化治疗成为可能，更使肺癌成为一种慢性病。

林丽珠教授提醒大家：虽然易瑞沙等分子靶向药物治疗肺癌等恶性肿瘤具有很好的疗效，但这些药物的使用要有一定条件，没有最合适，只有更合适。因此，肿瘤患者必须在专家的指导下，正确使用，以免耽误疾病的治疗时机。

斑蝥有毒，入药抗癌需谨慎

文 / 陈壮忠

斑蝥，别名斑蚝、花斑毛、斑猫、芫青、花壳虫、章瓦、黄豆虫等，俗称西班牙苍蝇。常居于忍冬科和木樨科的植物之上，呈长圆形，关节处能分泌一种气味辛辣的黄色液体斑蝥素。斑蝥含斑蝥素、脂肪、树脂、蚁酸、色素、羟基斑蝥素、磷、镁、钙、铁等有效成分，成分复杂，有效成分也较多，药用主要成分是斑蝥素。

1. 斑蝥是个宝，药用价值高

斑蝥入药历史悠久，世界各地都有斑蝥入药的记录。古希腊时期，医学家希波克拉底记载了斑蝥的药效，而斑蝥的翅亦会用作研制消退水泡的膏布，并用作抗刺激药。

在我国古代，曾出现世上首个有记录的臭弹，就是以这些斑蝥昆虫类，混合砒霜、附子和人类的粪便而成。《本草纲目》记载斑蝥"治疝瘕、解疔毒、猘犬毒、沙虱毒、轻粉毒"。

现代中医学记载，斑蝥味辛，性温，有大毒，有攻毒蚀疮、逐瘀散结的疗效，可用于治疗痈疽、瘰疬、顽癣、经闭、癥瘕、癌肿等。现代医学实验研究发现，斑蝥可以抑制癌细胞的核酸和蛋白质合成，从而抑制肿瘤的增殖，适用于各类早、中、晚期癌症，尤常用于肝癌、肺癌、胃癌、肠癌、食道癌、妇科癌、骨癌、淋巴癌等。如果与手术、放疗、化疗协同施用则效果更佳，极大地提高手术、放疗、化疗的效果，抗复发、抗转移，为全面战胜癌症提供了有力的保障。目前多做成复方制剂内服或者外用，斑蝥提取物斑蝥素、去甲斑蝥素、斑蝥酸钠等也用于肿瘤的临床。此外，斑蝥能刺激骨髓细胞 DNA 合成，引起白细胞升高，有免疫增强、抗炎、抗病毒、抗菌、促雌激素样作用。局部使用斑蝥，能刺激人和动物皮肤发红起泡，可用于穴位天灸起泡治疗。

2. 斑蝥有剧毒，使用需要严格把握适应证

斑蝥有剧毒，使用需谨慎，体弱及孕妇忌服。中医很早就认识到斑蝥的毒性，历代本草及中药学均有记载，《本草衍义》记载："妊身人不可服，为能溃人肉。治淋药多用，极苦人，尤宜斟酌。"

斑蝥对皮肤、黏膜有强烈的刺激性，内服可致消化道黏膜损伤，引起泌尿道和消化道刺激症状。内服斑蝥中毒量后表现为口腔烧灼感，舌肿起泡，吞咽困难，口腔黏膜发生水泡及溃疡、恶心、呕吐，甚至吐血水、血块；腹部绞痛，继而下腹及腰部绞痛，尿频痛急，排尿困难，甚则血尿。并有头痛、头晕、视物不清、便血、阴茎异常勃起等。严重中毒可见谵语痉挛，高热或全身发麻，四肢厥冷，脉搏微弱，血压下降，大汗，气促，昏迷，休克，可因呼吸循环衰竭、急性肾功能衰竭或全身衰竭而死亡。

斑蝥有剧毒，需在医生指导下用药，要严格把握用量。千万不要自行使用或乱用、多用，以免引起中毒。人口服斑蝥的中毒量为 1 g，致死量约为 3 g。斑蝥素对人的口服致死量为 30 mg，经皮肤大量吸收后，可引起肾炎、膀胱炎。因此，无论是内服，还是外用，一定要把握适应证，规范使用，切不

175

可盲目追求疗效，超大剂量使用，以免引起副作用。

3. 斑蝥入药需炮制，使用偏方需谨慎

由于斑蝥有剧毒，入药使用一般不直接用生斑蝥，而是需要严格炮制。炮制时，一般是将斑蝥去头、足、翅及杂质，成为净斑蝥，然后再进一步加工炮制。一般情况有以下两种方法。

（1）米炒斑蝥。取净斑蝥与米置锅内，用文火加热，拌炒至米呈黄棕色，取出，除去米，放凉。或取米置锅中加热，喷少许水至米粘锅上，俟烟冒起时加入斑蝥，轻轻翻炒，取出，去足、翅、头。米和斑蝥的比例为5∶1。

（2）甘草糯米制斑蝥。取净斑蝥于甘草汤内泡过，晒干。再于锅内用糯米同炒至米呈金黄色时，取出筛去糯米。另换糯米再炒至呈金色，如此反复操作10次为止。斑蝥、甘草、糯米比例为5 000∶1∶1 000。

使用时，内服每次量0.03～0.06 g，或入丸、散急。斑蝥外用较多，适量斑蝥研末敷贴发泡，酒、醋浸或制成膏涂，在医生的指导下，根据病情需要选择使用。

至于一些偏方、秘方，也不是完全没有道理，如鸡蛋蒸斑蝥是可取的，但其中的量需要好好把握。因此在使用偏方、秘方之前，最好先看偏方、秘方的出处，是否有详细记载，是否有适应证和使用规范，在服用指导中，最好能注明剂量、配伍禁忌、毒副反应。那些只出现在网络上，没有明确医书典籍记载的偏方，有可能是随意杜撰的，要予以排除。

蟾蜍是个宝，家庭用药需谨慎

文／陈壮忠

1. 蟾蜍浑身都是宝，具有多种入药方式

蟾蜍虽然长得难看，但全身都是宝，历代本草及《中药大辞典》记载了蟾蜍全身均可供药用。蟾蜍可加工成干蟾皮、蟾头、蟾酥、蟾舌、蟾肝、蟾胆等传统名贵中药，其有效成分为蟾蜍耳后腺、皮肤腺及胆所含毒素和分

泌物，主要成分为甾体物、生物碱等数十种生物活性物质，具有解毒、消肿、镇痛、开窍、抗肿瘤等多种功能而被广泛应用，对食道癌、肝癌、胃癌、肺癌、肠癌等恶性肿瘤及肾炎、白喉、心力衰竭、口腔炎、咽喉炎、咽喉肿痛、小儿疳积、腰背部疔疮、无名肿毒等均有很好的疗效。

最为传统、入药历史悠久的是蟾蜍耳后腺及皮肤腺分泌物，学名是蟾酥，始载于唐代甄权《药性论》，原名蟾蜍眉脂，宋代寇宗奭《本草衍义》始有 "蟾酥" 之名。中医学记载蟾酥味甘、辛，性温，有毒，主治解毒、消肿、止痛，是六神丸、梅花点舌丹的组成部分之一，主要用于邪毒壅聚所致的中晚期肿瘤、慢性乙型肝炎等症，用量0.01 ~ 0.03 g，外用适量。

蟾衣，又称蟾蜕，是中华大蟾蜍在生长发育过程中定期自然蜕下的角质衣膜。蟾衣自发现以来，已被各地广泛作为药用，有清热、解毒、消肿止痛、镇静、利尿、抗感冒、抗病毒的功效，并对肝腹水、肿瘤疾病有一定疗效，还能迅速有效地增强体质和提高免疫功能，促进人代谢自然平衡，用量0.12 ~ 0.18 g。

临床入药的还有蟾胆，有镇咳、祛痰、平喘、消炎之功，可用于治疗哮喘、气管炎等，用量1 ~ 3 只。蟾蜍除去内脏的干燥尸体为干蟾皮，有解毒、消肿、止痛之功效，可用于治疗小儿疳积、慢性气管炎、咽喉肿痛、痈肿疔毒等症，也可用于多种癌肿治疗或配合化疗、放疗治癌。蟾蜍的肉质细嫩，味道鲜美，可以健脾养胃，是营养丰富的保健佳肴，但抗癌作用不明显。

2. 蟾蜍有毒，用药须谨慎

历代本草及中药学记载，蟾蜍味腥、温，有毒。归心经，具有解毒、止痛、开窍等功效，所以需要在医生指导下用药，千万不要自行使用或乱用、多用，以免引起中毒。不要随意进食蟾蜍。如果患者使用蟾酥、蟾衣、干蟾皮抗癌治疗，就诊时要告知医生，方便医生调整用药及采取检查。

蟾蜍药用部位主要是蟾蜍耳后腺、皮肤腺及胆所含毒素、分泌物或者提取物，中成药华蟾素注射液等都是提取物。国医大师周岱翰教授研发的第一个治疗肺癌的中成药鹤蟾片用的是蟾皮。而非蟾蜍的皮，其抗癌作用并不明显。但是蟾皮具有一定毒性，在没有医生的指导下，长期大量食用后，可能会产生呼吸抑制、肌肉痉挛、白细胞下降、心律不齐、肝肾毒性等严重毒副作用。若过量服用，在半小时至两小时内，可出现恶心、呕吐、腹痛、口唇和四肢发麻、心慌、出汗等症状，严重时心律不齐、血压下降、嗜睡、惊厥、休克，甚至导致死亡。蟾酥各种成分对小鼠半数致死量如下：41.0 mg/kg（静脉）、96.6 mg/kg（皮下），所以蟾蜍属于"五毒"之一，蟾酥经煮沸后毒性大减。

此外，蟾蜍皮和肉均有许多寄生虫，如果没有经过适当的处理，对人体是有害的，特别是生吃、生吞蟾蜍的，病没有治好，反而添加寄生虫疾病，那就得不偿失了。

红豆杉有毒，别轻易泡茶喝

文 / 陈壮忠　医学指导 / 林丽珠

红豆杉又称紫杉、赤柏松，是世界上濒临灭绝的天然珍稀抗癌植物，属我国一级保护植物，是集观赏和药用于一身的珍贵树种。从植株中提取的紫杉醇、紫杉酚是世界公认的广谱、低毒、高效的抗癌药物，价格昂贵，故此红豆杉具有"生物黄金"之称。

1. 紫杉醇抗癌疗效独特

林丽珠教授指出，动物实验和临床实践证明，紫杉醇具有独特的抗肿瘤机制和显著的抑制肿瘤作用，可特异地促进微管蛋白的聚合，阻断细胞分裂，杀死癌细胞，可用于肺癌、乳腺癌、卵巢癌、食道癌、鼻咽癌、膀胱癌、淋巴癌、前列腺癌、恶性黑色素瘤和头颈部肿瘤、胃肠道癌等恶性肿瘤的化疗，是临床上最常用的化疗药物之一。对乳腺癌、卵巢癌的有效率达60%以上，同时还具有降胆固醇、抗炎等功能。红豆杉枝叶用于治疗白血病、肾炎、糖尿病以及多囊性肾病等。

近年来，在原有的紫杉醇基础上，经过进一步研究、优化，又有多种紫杉醇衍生物应用于临床，如西紫杉醇、紫杉醇酯质体、白蛋白结合型紫杉醇等，此类新药与人体组织的亲和力更佳，副作用更小，疗效更佳。

2. 红豆杉不同于紫杉醇

"红豆杉和紫杉醇是不能完全等同的。"林丽珠教授明确指出，"红豆杉的茎、枝、叶、根均可入药，主要成分含紫杉醇、紫杉酚、紫杉碱、双萜类化合物，有抗癌功能，并有抑制糖尿病及治疗心脏病、肾病的效用。我国使用红豆杉治病具有一定的历史，但因其有毒，需在医生指导下使用。"

据了解，红豆杉用药始载于《东北药植志》，并载入《中华本草》。叶橘泉《本草推陈》指出红豆杉能利尿、通经。中医认为红豆杉性平味淡，有毒，归肾经，能够温肾通经、利尿消肿、驱虫、消积食、祛邪散结，可用于治疗慢性肾病、糖尿病、肾炎所引起的肢体浮肿、小便不利、尿路淋涩等，对月经不调、产后瘀血、痛经等也有独到的功效。此外，对属于气虚痰瘀所致的中晚期肿瘤具有一定的疗效。

红豆杉成分复杂，有效成分也较多，需要经过消化吸收才能起作用。而紫杉醇是红豆杉树皮的主要成分之一，经过化学的纯化提取，化学结构更加精确，药物的作用靶点更明确，直接作用于肿瘤，效果也更佳，当然副作用更加明显。

3. 红豆杉有毒，用药须谨慎

"红豆杉有毒，需在医生指导下用药，千万不要自行使用或乱用、多用，以免引起中毒。"林丽珠教授说。如果患者在用这个药物，要告知医生，方便医生调整用药及检查。

有的人感冒生病会直接撷取些许红豆杉枝叶、树皮煲水饮用，试图治病；有的人想用红豆杉来预防肿瘤；而患肿瘤的人想用红豆杉来直接抗癌。林丽珠教授说，这些做法是欠妥的。红豆杉和很多药物一样具有一定毒性，在没有医生的指导下，长期大量食用后，可能会产生抑制骨髓造血功能、白细胞下降、心律不齐等严重毒副作用，主要表现为头昏、瞳孔放大、恶心、呕吐、弥散性腹痛、肌无力等，严重者出现心动缓慢、心脏骤停或死亡，病理检查主要表现为肺水肿、心肌出血和心肌炎等。

中医很早就认识到红豆杉有毒，《东北药植志》记载："紫杉，叶有毒，假种皮味微甜可食，但食多则中毒。"因此，卫生部2002年在《卫生部关于进一步规范保健食品原料管理的通知》（卫法监发〔2002〕51号）中，已将红豆杉列入《保健食品禁用物品名单》，禁止将红豆杉作为保健食品和食品原料使用。

4. 治疗肿瘤需要辨证论治

中医认为肿瘤是正气不足、气滞、痰凝、血瘀日久而引起的，治疗肿瘤不能一味攻邪，还要顾护正气。要辨证论治，决定最佳的治疗方式前必须考虑很多因素，包括肿瘤大小，病患年龄及整体健康状况、体质状况、诊治分期等。红豆杉属于攻邪的药物，但单纯使用红豆杉抗癌作用薄弱，且不能保护正气，因此临床上，中医需要在辨证的基础上，加用其他药物来协调治疗，才能起到扶正固本、消积抗癌的作用。如果患者表现气血亏虚，则加用太子参、党参、白术、当归、熟地、黄芪等补气补血的中药；如果患者表现为热毒明显者，则会加用蛇舌草、蒲公英、黄芩、栀子等清热解毒药；如果患者出现脾肾亏虚，则会加用山药、黄芪、党参、茯苓、黄精、熟地、桑葚、杜仲、桑寄生等健脾补肾的药物，这样才能起到更好的疗效。

"辨证论治、整体观念，是中医治病的最大特点，临床上使用红豆杉治疗肿瘤需要根据患者的实际情况来选择性使用，对症下药才是治病的关键点。"林丽珠教授说。

肿瘤患者如何正确使用中药

文 / 刘鹏　医学指导 / 林丽珠

中医药作为各类疾病谱不可或缺的治疗手段之一，在肿瘤疾病的防治方面发挥着广泛而深入的作用。确诊肿瘤后，中药要怎么使用才合适？林丽珠教授为患者答疑解惑。

1. 中药为什么能治肿瘤

《素问·至真要大论篇》载："风淫于内，治以辛凉，佐以苦甘，以甘缓之，以辛散之。热淫于内，治以咸寒，佐以甘苦，以酸收之，以苦发之。湿淫于内，治以苦热，佐以酸淡，以苦燥之，以淡泄之。"清代汪昂《本草备要》记载："凡药酸者能涩，能收；苦者能泻，能燥，能坚；甘者能补，能和，能缓；辛者能散，能润，能横行；咸者能下，能软坚；淡者能利窍，能渗泄。"这里讲的是中药基本理论的"四气"（寒、热、温、凉）和"五味"（辛、甘、酸、咸、苦），这是中药治疗疾病的根本。

从中医的角度简析人为什么会得肿瘤。天有寒暑，人有虚实；地有江河，人有经脉。五脏六腑安和，血脉畅通，阴平阳秘，精神内守，才能成其平和健康之人。现代人在饮食不节（洁）、环境失宜、作息紊乱、压力失调等多因素影响下，五脏六腑阴阳失衡，气血失调，"七情"内伤，风寒暑湿燥火"六淫"之邪乘虚而入，日积月累，痰、瘀、毒互结，瘀滞局部而为癌瘤。因此，辨证指导下理法方药的实施，即以中药的"四气五味"之偏，纠人体"气血阴阳"之偏。

2. 中医药如何在肿瘤治疗的全程干预

（1）手术前后干预。手术治疗能直接切除肿瘤组织及其相关部分，但往往对机体也造成较大损伤，术后出现疼痛、贫血及消化吸收功能减退等，甚至造成严重气血亏耗和正气损伤，甚至出现腹胀、纳差等症。手术前后中药内服健脾补肾，调理阴阳，不仅可以改善患者的营养吸收，而且能增强患者的细胞免疫功能及免疫监视作用，提高和调节内分泌机能，促进术口愈合及促进机体康复。

（2）放化疗（靶向）减毒增效。放疗虽针对性较强，能阻止或破坏某些癌细胞的分裂，抑制和消除部分肿瘤，但往往对正常细胞产生不可避免的损伤，还易引起全身和局部出现毒副反应，如恶心呕吐、厌食、头痛、全身乏力及口渴、咽干、干咳等。

化疗的毒副反应更明显，除恶心呕吐、食欲减退、腹痛等消化道症状外，还会引起严重的骨髓抑制，并可能对心、肝、肾脏重要脏器的功能产生损害，导致中毒性肝炎、药物性膀胱炎、心功能损伤、全身神经毒性等。

当前"精准医疗"时代背景下的肿瘤治疗实际上并不"精准"。各类信号通路上小分子靶向药物，尤其是当前最为火热的靶向免疫（抗 PD-1/PD-L1）治疗都会产生不同程度的如手足综合征、免疫性脏器损伤等毒副反应。这时正确辨证论治下的口服中药的全程干预，可以起到比较好的减毒增效的作用。

（3）中医药姑息治疗。对于初治晚期或者在专科治疗后体力状况不佳而不能耐受或者强烈拒绝放疗化疗靶向等治疗的肿瘤患者，中医药不失为一种有效选择。中医药根据辨证采用清热解毒法、活血散瘀法、祛湿化痰法、软坚散结法、疏肝理气法、健脾和胃法、益气养阴法、健脾滋肾法、行气活

181

血法及以毒攻毒法等方法，可以一定程度上有效缓解肿瘤患者的临床症状，从而在改善和维持生存质量前提下，延长生存时间。其中最为重要的就是要保护"胃气"，所谓"存得一分胃气，保得一分生机"。

3. 中药如何在肿瘤的康复治疗中使用

中药在肿瘤的康复治疗中的使用，必须因人、因时、因地制宜，归纳总结可注意以下几点：①中药的干预越早越好，有助于增强患者的抗癌能力，预防和减轻放化疗及靶向治疗的毒副反应，促进身体尽快康复；②服药周期较长，需坚持治疗，不可半途而废；③药物用量较一般疾病要大一些（有毒药物当慎重），量少力微，难以奏效；④扶正药与祛邪药往往配合使用，既可增强患者体质与耐受力，又能祛邪而不伤正，并不是虫草、人参、灵芝就多多益善；⑤剂型常用汤、丸、散、片、膏剂之类，以图缓消渐进，汤剂虽力稍强，但难以坚持数月乃至年余，易致治疗中断，功亏一篑。

中医治疗肿瘤不仅仅是中药，若能将针刺、艾灸、气功、导引、按跷、理疗、心理等有机配合起来，实施中医药全程综合干预肿瘤，方能取得更好的疗效。

冰火两重天，肿瘤无处逃
——氩氦刀冷冻消融治疗的作用

文 / 陈壮忠　医学指导 / 林丽珠

来自肇庆的谭阿姨，年近 60 岁，2008 年 9 月因"停经半年后阴道再次出血"在当地医院诊断为宫颈癌，经过手术、化疗等一系列治疗，局部肿瘤控制得非常好，多次复查未见复发征象。2011 年 11 月出现咯血，复查 CT 发现肺部转移瘤，约 22 mm×36 mm，当地医院建议进行化疗治疗。4 个疗程化疗后，肺部转移瘤不但没有缩小还继续增大，增到 45 mm×57 mm，而且副作用很大，谭阿姨很痛苦，再也不愿意化疗。经病友介绍，患者辗转到广州中医药大学第一附属医院就诊，医生建议做冷冻刀治疗，再配合中医药治疗，效果可能会比较理想。

1. 氩氦刀并非真正意义上的刀

据林丽珠教授解释，氩氦刀不是真正意义上的手术刀，只是一根中空的不锈钢针，全名为氩氦刀冷冻消融技术。但这小小的钢针却能拯救一些已宣判"死刑"的晚期癌症患者，特别是放、化疗失败，失去手术时机或不愿手术的患者，都可进行氩氦刀治疗。

氩氦刀源自航天制导技术，是在B超或者CT引导下，通过精确控制温差来消灭肿瘤组织的先进技术。氩氦刀实质是冷冻＋热疗治疗肿瘤，当氩气在针尖内急速释放时，可在十几秒内将病变组织冷冻至 –120℃～–180℃，几分钟内将肿瘤冻成冰球；当氦气在针尖急速释放时，将产生急速复温和升温，使病变组织温度上升至40℃，快速将冰球解冻，导致肿瘤细胞破碎坏死，消除肿瘤。通过电脑控制技术，降温和升温的速度、时间和冰球大小与形状都可以精确设定和控制。氩氦刀冷冻消融技术在不损伤正常组织的情况下，快速热疗能让肿瘤细胞DNA单链断裂、双键断裂，失去繁殖能力，达到局部消融、损毁肿瘤的目的。

2. 氩氦刀冷冻消融技术治疗率高、复发率低

林丽珠教授指出，第五代氩氦刀终极冷冻疗法可减少肿瘤负荷，减轻症状，提高患者生活质量，延长生存时间。氩氦刀治疗冷热交替，对肿瘤细胞的杀伤作用强，受死的肿瘤细胞没有或很少有亚致死损伤修复，也没有潜在致死损伤修复，很快凋零，因而对于各种实体瘤以及中晚期和复发的肿瘤能取得较好的疗效。直径小于4 cm的肿瘤可减轻95%以上的负荷，直径大于5 cm的肿瘤可减少80%以上的负荷，较小肿瘤可达根治效果，延长患者生存期。氩氦刀没有化疗和放疗带来的副作用。第五代氩氦刀终极冷冻疗法应用范围极广，尤其适用于肺、肝肿瘤的治疗，成功率在目前已知的肿瘤治疗方法中处于很高的水平，且复发率极低。

3. 氩氦刀冷冻消融技术安全、微创、无痛

氩氦刀属微创治疗，不用开刀，不用全身麻醉，出血也少，整个治疗过程中患者完全清醒，治疗安全，痛苦少，对患者健康影响小，年龄大、身体弱或不能承受手术的患者均可耐受治疗。一般5 cm病灶要冷冻7 cm直径，

基本上可以达到手术切除的效果，但较大且不规则的病灶，"冷切"效果不如手术彻底。因此，可以做手术的首选做手术。对于不具备手术切除条件者，氩氦刀则有独到之处。首先，其疗效确切，所冻之处肿瘤无不死亡。其次，它属于物理性治疗，没有任何副作用。最后，它的治疗期限短，一般一次治疗即可结束，观察3~5天即可出院，因而非治疗性开支少。

与传统手术相比，第五代氩氦刀终极冷冻疗法大大降低了手术风险和并发症率；与微波、射频微创治疗手段相比，它能够监测治疗过程和治疗效果，没有麻醉条件的限制；与放、化疗相比，它没有肿瘤组织对化疗药物不敏感或受放疗最大剂量限制的问题；定位准确，手术损害轻微，冷冻后肿瘤小血管的闭塞能阻止肿瘤细胞的血行转移。氩氦刀可单独施行，也可与放、化疗或手术疗法结合。尤可用于其他疗法所无法治疗或治疗失败的病例等。作为一项国际上技术非常成熟的肿瘤冷冻微创治疗设备，第五代氩氦刀终极冷冻疗法是临床肿瘤治疗的理想选择，目前在广州市多家医院已经开展此项治疗项目，如广州中医药大学第一附属医院等。

4. 哪些肿瘤适合氩氦刀冷冻治疗

自20世纪80年代开始，美国、俄罗斯和欧洲一些国家相继开展了有关氩氦刀治疗肿瘤的基础研究和临床实验。2000年，鉴于氩氦超冷刀治疗肿瘤的良好疗效及优越的安全性，美国将实体肿瘤氩氦超冷刀治疗纳入全民医保计划，欧洲医学保险公司均为氩氦超冷刀治疗提供保险。2003年，世界肿瘤靶向大会建议中晚期肺癌和肝癌首选氩氦超冷刀。现美国已有360多家医院装备了氩氦超冷刀。

据林丽珠教授介绍，目前氩氦刀冷冻消融技术适应证较广，主要应用于全身各种实体肿瘤，包括肝癌、肺癌、前列腺癌、肾癌、胰腺癌、骨骼的良恶性肿瘤、肾上腺癌、脑膜瘤、胶质瘤、子宫肌瘤、子宫癌、卵巢癌、乳腺癌、乳腺纤维瘤，以及用于癌症止痛等，目前最常用的是肝癌、肺癌及肝、肺、腹腔转移瘤的治疗。氩氦超冷刀适用于早期、中期和晚期各期实体肿瘤的治疗，尤其是那些不能手术切除的中晚期患者，或因年龄大、身体虚弱等各种原因不愿手术的肿瘤患者，以及不愿承受放、化疗副作用或放、化疗及介入治疗等治疗效果不好的肿瘤患者可以选择。

5. 联合治疗，疗效更佳

"是不是做了冷冻消融就可以高枕无忧了呢？不用再行其他治疗了呢？"家属着急地问。"那也不尽然，毕竟肿瘤是一类特殊的疾病，它的恶就在于总是复制生成。冷冻治疗冻死了大部分肿瘤细胞，剩下的那些残存可能还会继续增长，导致复发转移。因此就算做了冷冻消融，也不能掉以轻心，要听从医嘱，定期检查，以免肿瘤细胞死灰复燃。当然，为了达到更好的效果，也可以配合化疗、局部注药等治疗。另外，肿瘤患者免疫力比较低下，耐受性较差，治疗的前后服用中药可以较好地提高患者的体质，提高患者的耐受性，更好地接受治疗。标本兼治，中医药也可以抗肿瘤细胞复发和转移。总的来说，肿瘤综合治疗比单一的治疗效果会好很多。"林教授耐心地解释。

听了林教授的解释，谭阿姨接受了治疗。术后再配合中医药的联合治疗，最近复查均显示肺部肿瘤控制良好，肿物较前缩小并出现空洞，肿瘤的活性明显降低。谭阿姨和以往一样正常生活。当然肿瘤始终是有复发的可能性的，医生仍建议她定期复查。氩氦刀治疗已经创造了许多奇迹，它必然会在恶性肿瘤的治疗中不断创造新的奇迹。

抗肿瘤有新招：粒子植入

文 / 陈壮忠　林丽珠

68岁的刘大叔抗肿瘤的道路颇为曲折：3年前出现肝区胀痛不适，不幸被查出肝癌，因为伴有明显的肝硬化，肿瘤边缘不清，不能进行手术切除，进行了3次肝动脉插管化疗栓塞（TACE）手术，2次氩氦刀冷冻消融治疗，肿瘤控制得很不错，多次复查肿瘤坏死明显，甲胎蛋白已经降至正常了。2013年每3个月反复发现，甲胎蛋白再次出现升高，CT提示肿瘤边缘不清，肿瘤大部分存活，并伴有门脉癌栓。"可以考虑行粒子植入和中医药联合抗肿瘤！"医生建议。"粒子植入是什么？能治疗肿瘤么？"刘大叔怀疑地看着医生。

1. 什么是放射性粒子植入

"粒子植入，全称为放射性粒子植入治疗技术，是一种将放射源植入肿瘤内部，让其持续释放出射线以摧毁肿瘤的治疗手段。"林丽珠教授指出，"粒子植入也可称为癌症组织间放射治疗，这种治疗手段将放射源植入肿瘤内或其附近受癌浸润的组织中，包括淋巴扩散途径等组织内治疗癌症的一种方法，可在手术中、内镜明视下或 CT、B 超等影像学引导下进行穿刺植入。粒子植入的材料 ^{125}I 种子源属低 LET 射线，但相对来说，其放射相对生物效应较大，而且对正常组织的损伤明显减少，对局部肿瘤的控制率明显增高。"

放疗是肿瘤治疗不可缺少的部分，包括外照射与内照射两种。外照射就是我们常说的 "电疗"，为大家所熟知。而放射性粒子永久性植入治疗属于内照射中近距离治疗内容之一，实为癌症组织间照射，堪称 "体内 γ - 刀"。近距离放射治疗作为一种疗效肯定、创伤小、并发症较少的治疗方式，具有广阔的发展前景。

2. 为什么放射性粒子可以杀灭肿瘤

林丽珠教授说，一般而言，肿瘤本身是因为基因缺损引起生长脱序而产生，肿瘤细胞因为基因不稳定，大部分对放射线比较敏感，而且受到伤害后修补的机制也不完全。所以，放疗就是利用两者的差异，达到治疗肿瘤却又不过度伤害正常组织的目的，近距离治疗通过放射线的直接效应或通过产生的自由基的间接作用来破坏 DNA 双链。当肿瘤细胞分裂时，由于其 DNA 的完整性受损，无法进行细胞分裂而死亡。相比其他肿瘤治疗技术，放射性粒子植入治疗技术本身技术含量并不高，难度并不大。但由于直接植入人体内，而且是放射源，所以要严格把握适应证。

粒子植入治疗可以追溯到 20 世纪初。早在 1909 年，法国巴黎镭放射生物实验室就利用导管，将带有包壳的镭置入前列腺，完成了第一例近距离治疗前列腺癌。但早期技术由于剂量掌握不当，会造成患者直肠严重损伤，所以运用并不广泛。直到 1931 年，瑞典研究人员提出了 "近距离治疗" 的概念，并发明了剂量表格计算方法，才降低了并发症风险。20 世纪 70 年代，美国纽约纪念医院开创了经耻骨后组织间碘粒子种植治疗前列腺癌的先河，形成了今天前列腺癌近距离治疗的基础。目前，放射性粒子植入治疗早期前列腺癌在美国等国家已成为标准治疗手段，其治疗理念在国内也渐渐得到认可。

2001 年 11 月，北京大学第三医院实施了我国首例前列腺癌放射性粒子植入术，取得了较好的疗效，引起国内同行的关注，并加以应用推广。随着研究的逐步深入，人们发现，放射性粒子 ^{125}I 植入术对头颈部肿瘤、肺癌、肝癌、肠癌、前列腺癌等多种实体瘤都有非常显著的治疗效果。经历长久的发展，I^{125} 粒子植入术已成为当今肿瘤局部治疗的新亮点。

3. 粒子植入具有广阔的应用前景

林丽珠教授指出，局部植入放射性粒子（^{125}I），相当于在肿瘤内部安装了一部 "微型放疗仪"，它与传统体外放疗的作用一样，具有杀灭肿瘤的效用。通过这种方法植入到患者体内的微型放射性粒子（^{125}I）可以持续地发出低能量 X 射线或 Y 射线，它们能够让肿瘤组织受到最大限度的杀伤，能够极其有效地控制恶性肿瘤的生长。它能够保护好患者的正常组织不受或仅受到轻微损伤。"微型放疗仪"是肿瘤靶向治疗技术的完美体现，它已经被判定为今后肿瘤治疗的新方向。

临床实际操作时，在 CT、磁共振成像（MRI）、超声图像等影像学的帮助下确定治疗靶区，再根据肿瘤的轮廓，以及横断面来制定植入导针数和粒子数量，以及粒子活度、总活度，通过组织多肽特异性抗原（TPS）来观察剂量的分布情况，并通过调整导针、粒子位置，来得到最佳的剂量分布，使患者体内的肿瘤细胞达到最大限度的杀灭。目前该项技术已经逐步应用于头颈部肿瘤、肺癌、肝癌、肠癌、前列腺癌等多种实体瘤或转移瘤的治疗，取得较好的临床疗效。

4. 粒子植入要做好防护

"粒子植入有放射线，会不会对人体造成伤害？"有家属这样问。"这个是有一定影响的，但也不必要过于紧张，只要做好积极防护措施，就能够将这种伤害减到最小，甚至没有。"林丽珠教授解释。^{125}I 粒子源是一种微型放射源，它是用渗过 ^{125}I 的 0.5 mm × 3.0 mm 银棒密封在直径 0.8 mm、长 4.5 mm、壁厚 0.05 mm 的钛管中焊接而成的，它的半衰期只有 59.43 天，有效放射半径为 1.0 cm，在体内有效作用时间为 120 天。

为取得更好的防护效果，必须采用屏蔽防护措施来减少射线量，一般采用穿铅衣来做屏蔽。患者术后半年内要穿上铅衣，尽量不要到人多的地方去，孕妇、儿童应尽量避免与患者直接接触，将这种损害降到最低。

5. 联合治疗疗效更佳

"是不是做了粒子植入就不用再行其他治疗了呢？"有家属这样问。"那也不尽然，毕竟肿瘤是一类特殊的疾病，它的恶就在于它不听话，总是复制生成。且粒子植入大多数是针对晚期肿瘤或不能手术的肿瘤，它可以杀灭大部分肿瘤细胞，但总是有一些漏网之鱼可能还会继续增长，导致复发转移。因此就算做了粒子植入治疗，也不能掉以轻心，要听从医嘱，定期检查，以免肿瘤死灰复燃。为了达到更好的效果，也可以配合化疗、局部注药等治疗。另外，肿瘤患者免疫力比较低下，耐受性较差，治疗的前后服用中药可以较好地提高患者的体质，提高患者的耐受性，更好地接受治疗；标本兼治，中医药也可以抗肿瘤复发和转移。总的来说，肿瘤经过综合的治疗比单一的治疗效果会好很多。"林丽珠教授耐心地解释。

听了林丽珠教授的解释，刘大叔解除了心中的疑惑，并顺利完成了治疗。术后再配合中医药的联合治疗，复查显示肿物较前缩小并出现空洞，肿瘤的活性明显降低，甲胎蛋白也降至正常。刘大叔和以往一样正常生活。肿瘤始终是有复发的可能性的，医生仍建议刘大叔继续服用中药治疗，并坚持定期复查。粒子植入治疗是高科技发展的硕果，必然会在恶性肿瘤的治疗中不断创造新的奇迹。

热灌注化疗治疗恶性胸腹水

文 / 陈壮忠　　医学指导 / 林丽珠

来自佛山的牛女士，2005年6月因"发现右乳肿物"在当地医院诊断为乳腺肿瘤，经过手术、化疗等一系列治疗，肿瘤控制得非常好，多次复查未见复发征象。2010年，5年"危险期"一过，牛女士如遇大赦，彻底放松了自己，也没到医院复诊。2014年8月以来，牛女士总是觉得气喘，刚开始是在活动后偶尔发作，休息一下就好了，她以为是熬夜所致，也没有加以注意，没想到症状越来越严重，等到11月份，偶然受凉感冒后症状明显加重。牛女士这才在家属陪同下到医院全面检查，检查结果"右侧大量胸腔积液，考虑乳腺肿瘤肺及胸膜转移"。医生建议行化疗和中医药联合治疗，至于控制胸腔积液，首先考虑行胸腔穿刺引流，并行胸腔热灌注化疗治疗，效果可能比较理想。

1. 什么是热灌注治疗

说到热灌注，就要先了解一下热疗。所谓热疗，是指用加热来治疗肿瘤的一类治疗方法。细胞对温度的敏感性不同，对温度的耐受能力也不同，就像有人怕热，有人不怕热一样。同人体正常组织细胞相比，肿瘤细胞对温度的敏感性高，更怕热，因此只要将肿瘤组织加热到超过它的耐热程度，就能遏制肿瘤细胞的增生，使其慢慢凋亡。正常组织细胞在高温条件下能耐受47℃持续1小时，而恶性肿瘤细胞仅能耐受43℃持续1小时，43℃持续1小时被称为恶性肿瘤细胞不可逆损害的临界温度。

这是因为正常组织在温度升高时可通过血管扩张、增加血流速度来降温。肿瘤组织的血管管壁平滑肌和外膜不完整，壁薄易损，血管长而扭曲，动静脉吻合丰富，管壁缺乏肾上腺素能受体。正常温度时，肿瘤组织中的血管处于开放状态，遇热不能接受肾上腺素的调节，不能进一步扩张以增加血流来降温保护细胞。温度的升高（物理学称之为热效应）使肿瘤细胞膜上的蛋白质变性，使得维持细胞内自稳状态的某些多分子复合物如受体、转导或转录酶等功能失调，并可干扰蛋白质的合成，42.5℃～45℃可抑制蛋白质、DNA 和 RNA 合成，从而杀灭肿瘤细胞。此外，肿瘤组织内血管分布不均，血流缓慢，热效应致使组织内营养分布不均，低 pH，缺氧，营养不良的细胞对温热更为敏感；肿瘤坏死因子（TNF）也选择性地破坏肿瘤组织内的血管，使之发生血栓和缺血性坏死。另外，温热还能激活溶酶体，破坏胞浆和胞核，干扰肿瘤组织内糖的无氧酵解，造成氧分压和 pH 下降，导致瘤内酸性环境，提高肿瘤细胞对温热的敏感性。

总之，热灌注治疗就是利用肿瘤组织与正常组织之间存在的耐热性差异（物理差别），选择 42 ℃ ~ 43 ℃的温热可以达到杀伤肿瘤细胞又保护正常组织的目的。

2. 热灌注配合化学药物治疗效果更佳

热灌注化学治疗正是建立在热疗基础上，融合化疗技术的一种新的肿瘤治疗方式。热灌注化疗使热疗与化疗灌注药物产生有机的互补作用，增加患者对化疗的敏感性，能够更有效地杀伤恶性肿瘤细胞，提高患者的生存质量，延长患者的生命，同时又减轻放疗和化疗所产生的副作用，被国际医学界称为"绿色疗法"。这是因为：①热动力学效应能增加肿瘤细胞对抗肿瘤药的敏感性；②动力学效应加快化疗药与肿瘤靶细胞相结合；③热动力学效应增加某些抗肿瘤药与肿瘤细胞 DNA 交联，从而使肿瘤细胞 DNA 断裂、固定、消亡；④热疗可增加肿瘤细胞的通透性，使化疗药有效渗入肿瘤细胞内。

基础实验和临床应用均已表明加热可增强多种化疗药的抗肿瘤作用，与热疗有协同效应的有顺铂、氟尿嘧啶、丝裂霉素、博来霉素、阿霉素、卡铂、伊立替康、异环磷酰胺、长春碱等常见的抗肿瘤药物。具体药物的选择除了根据患者病情和病种之外，还要考虑药物对腹腔肿瘤的穿透力较强，药物与热疗有协同作用，腹膜刺激性较小。

中药配合热灌注治疗，多种途径杀灭、控制肿瘤细胞，临床上也取得很好的疗效，而且副作用小，患者耐受性较高，目前正在全方面研究及剖析其中的机理。

3. 热灌注化疗安全、副作用小

很多患者都知道，化疗的副作用大。热灌注化疗虽然是新技术，但终究还是要用到化疗药物，那么副作用是不是也跟化疗一样大呢？热灌注可以提高化疗药物药效的发挥，可以用更少量的药物直接作用在体腔来达到同等的治疗效果，因此同常规化疗相比，热灌注的副作用要小得多。

另外，对于体内出现积液的肿瘤患者而言，手术抽水有时抽不干净，遗留的积液很可能会导致体腔内出现粘连、包裹甚至肠梗阻，而热灌注能避免这些后遗症的发生，同时还能治疗病灶，从根源上有效地遏制积液再生。

当然，热灌注也不是绝对无副作用的。常见的不良反应和并发症主要有红细胞、白细胞、血小板计数改变，肝、肾功能损害，吻合口炎症、化学性胸腹膜炎、胸腹腔感染、切口裂开等，多为一次性的，发生率较低，主要与患者的病情和操作者的熟练程度、药物的选择有关。随着方法的改进和技术的不断改善，有些并发症是完全可以防止的。

4. 哪些患者适合做热灌注

因微小病灶残留，恶性肿瘤突破外膜发生种植播散是复发转移、治疗失败的主要原因之一。肿瘤出现胸膜、腹膜转移常常导致癌性腹膜炎、癌性胸膜炎、恶性胸腹水的产生，是晚期肿瘤的表现之一，患者常常有胸闷气促、腹胀等症状，生活质量低下。热灌注化疗能够很好地杀灭残存的肿瘤细胞，改善病情，提高患者的生存质量，从而延长生存期。热灌注化疗根据治疗时机的不同，分为术中热灌注、围手术期胸腹腔热灌注、手术后人工胸腹水热灌注、晚期胸腹水姑息性热灌注等。

热灌注使热疗与化疗优势互补，在杀灭肿瘤细胞的同时，还能提高化疗的疗效，提高机体免疫力，遏制肿瘤细胞增生、转移，消除引发肿瘤性积液的病灶，达到有效治疗肿瘤性积液的目的，主要适用于胃肿瘤、食道肿瘤、肠肿瘤、胰腺肿瘤、卵巢肿瘤、子宫肿瘤的术中及术后治疗，恶性肿瘤引起的胸腔积液、腹腔积液、心包积液、化脓性腹膜炎的治疗，以及肿瘤细胞扩散转移的预防和治疗，对于消除部分肿瘤晚期的疼痛症状也有很好的疗效。胸腹腔热灌注化疗时，药物在胸腹腔局部组织的浓度远高于血浆浓度，能有效杀伤胸腹腔内微小病灶、残存病灶、转移灶，又不会产生较大全身毒性。

由于腹膜腔的吸收，门脉系统的药物浓度也比周围血高达10倍，对肝肿瘤、胰腺肿瘤具有良好的疗效。热灌注用于原发性、转移性肝肿瘤、胰腺肿瘤，能取得较好的效果，可预防消化道肿瘤的肝转移。

5. 热灌注化疗如何操作

一般讲的热灌注化疗是指闭合循环热灌注化疗，就是手术结束前预置导管，或在不开胸、腹的情况下，分别留置2个2 cm×2 cm穿刺口，分别置入一个进水管和出水管，进水管和出水管连接体外大功率循环热灌注机，对水温进行调节。将癌性胸腹水引流后，注入热生理盐水（45 ℃～48 ℃，需要根据灌注化疗药物的配伍情况来选择所使用的灌注液体，如果灌注化疗药物为奥沙利铂等，则需要采用5% 葡萄糖注射液灌注），然后在体外进行再加温，使进水温度在45 ℃左右，出水温度在41 ℃以上。如果胸腹水量较少，或手术后患者没有胸腹水时，则需要人工制造胸腹水，使得热灌注得以循环。此法相对较理想，体腔内温度达到40 ℃～43 ℃，维持60～90分钟，此温度下能够较好地杀灭肿瘤细胞，而对正常组织器官作用不大。此方法要求水温均匀，创伤越小越好，因此对操作者的熟练程度和设备要求高，需要在有条件和设备齐全的医院进行。

体腔热灌注化疗综合利用局部化疗、热疗和大容量化疗液对胸腹腔的机械灌洗作用，具有药代动力学及流体动力学优势，能有效清除游离癌细胞及微小癌灶，防治术后腹腔复发和肝转移，控制癌性胸腹水，改善患者的症状，提高生存率、生存质量，是一种操作方便、实用、毒副作用小、并发症少、可重复应用的安全有效的治疗方法，是目前胸腹腔恶性肿瘤较为合理的外科辅助治疗手段，也可能成为治疗恶性胸腹水一项不可或缺的方法。

听了医生的解释，牛女士接受了胸腔热灌注化疗。术后再配合4个疗程化疗和中医药的联合治疗，复查提示肿瘤明显缩小，胸水也一直处于可控制的范围内。牛女士听从医生的建议，正常作息，生活如常人。肿瘤的治疗是一个动态的过程，医生仍建议牛女士继续服用中药治疗，并坚持定期复查，及时发现可能的病灶。

肿瘤热疗

文 / 唐振豪　　林丽珠

科学发展日新月异，肿瘤的综合治疗手段也层出不穷，而"热死"肿瘤细胞已被列为继手术、放疗、化疗、靶向疗法和免疫疗法的第六种抗癌策略，其具有无创、无痛、非介入、安全可靠且操作简单等多种优势和特点，被誉为"绿色疗法"。

1. 肿瘤热疗的概念

所谓肿瘤热疗，顾名思义，就是用各种方法提高肿瘤组织的温度，利用热作用及其激发效应来治疗恶性肿瘤。其基本原理很简单，主要在于肿瘤组织散热性差和肿瘤细胞耐热性差。①肿瘤血管繁多杂乱且管壁上有很多小孔，导致肿瘤组织内部的血运瘀滞不畅，所以肿瘤组织的散热能力较正常组织要差，故热疗过程中产生的热能更容易蓄积于肿瘤内部而使得其温度达到 46 ℃以上，而周围正常组织则只能被加热至 41 ℃左右。②肿瘤细胞本来就比正常细胞更不耐热，前者的致死温度多在 42.5 ℃ ~ 43 ℃，而后者则能耐受 47 ℃的高温。综合这两点可知道，当进行热疗时，只要精确地调控肿瘤组织的局部温度达到 46 ℃，肿瘤细胞便被活活"热死"，而肿瘤病灶周围的正常组织因散热性好仅达 41 ℃左右，更不用说具有强大体温调节中枢的机体依然维持正常体温。

当环境温度大于 41 ℃时，是否对患者的病情有益处？或比较表浅的肿瘤如乳腺癌、皮肤癌能不能通过局部热敷来得到好转呢？这是很难做到的，而且很危险！肿瘤热疗是对局部进行加热，而非全身加热，因为妄图提高体温来使肿瘤组织温度上升者，体温中枢的调节能力必定崩溃，从而引发中暑、热惊厥等严重后果。另外，我们并不推荐患者自行热敷，进行局部热疗，因为热敷的温度难以控制，极易发生皮肤烫伤。通过正常组织细胞进行热传递，最终到达肿瘤病灶的热量并不能产生理想的温度，也就达不到理想的治疗效果。

如何才能既安全又有效地进行肿瘤热疗？广州中医药大学第一附属医院肿瘤中心引进了先进的 HG-2000 Ⅲ体外高频热疗机，其透热深度可达 25 cm，对于人体体腔内（除头部以外）各种深部肿瘤均能进行治疗，如膀胱癌、前列腺癌、肺癌、肺转移癌、胃癌、食道癌、肝癌、肝转移癌、骨转移癌、卵巢癌、乳腺癌以及各类肉瘤，甚至可以减少胸腹腔积液和缓解顽固性癌痛。HG-2000Ⅲ体外高频热疗机的工作原理是应用频率为 13.56 MHz 的电磁波，在两极板之间形成电容场，人体作为介质在电容场作用下，组织中的带电离子会高速运动，从而相互摩擦而生热，热能则在肿瘤组织内堆积而使温度升高，最终"热死"肿瘤细胞。

2. 肿瘤热疗的效果

肿瘤热疗虽然不能取代手术、放疗或化疗而成为一种独立的肿瘤治疗方案，但相关研究表明，它对放疗、化疗具有明显的增敏、增效作用。

（1）热疗协同放疗。①在细胞周期中，S 期（DNA 合成期）细胞对射线最为抗拒，M 期（有丝分裂期）细胞则对射线最为敏感，而热疗可以促进细胞从 S 期转换到 M 期，因此热放疗能成倍地提高射线的杀癌作用；②热疗可以减少放疗后肿瘤细胞的亚致死损伤修复和潜在致死损伤修复现象（两者均会增加放疗后的肿瘤细胞存活率），研究表明，单纯放疗 400 cGy 后的肿瘤细胞存活率为 23.8%，而热放疗则能使肿瘤细胞存活率降低为 1.5%；③热疗能增强机体免疫反应，以抵消放疗带来的免疫抑制效应。

（2）热疗协同化疗。①热疗能破坏肿瘤细胞的细胞膜稳定性，使其通透性增加，促进化疗药物的渗透和吸收，从而增强化疗药物的细胞毒性，因此可以适当减少化疗药物的剂量，进而间接地减轻化疗副作用；②热疗可以减少肿瘤细胞对化疗药物耐药性的产生。

3. 肿瘤热疗的禁忌

值得注意的是，进行体外高频热疗法治疗恶性肿瘤需要规避相应的禁忌证，有以下禁忌证的肿瘤患者并不适合使用体外高频热疗法：①有原发性或转移性颅内肿瘤，以及由各种原因引起颅内高压的患者；②有较严重的器质性心脏病、心律失常、心功能明显下降、高血压未能得到控制，以及戴有心脏起搏器的患者；③有严重的呼吸功能障碍，以及肝肾功能不全的患者；④有重度贫血、严重骨髓抑制，以及明显出血性或凝血性倾向的患者；⑤体温高于 38 ℃，以及卡氏评分（KPS 评分）小于 60；⑥近期手术创口未完全愈合者；⑦体内存在金属异物者。

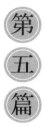

第五篇

肿瘤的食疗

谈谈营养对肿瘤的 "情谊"

文 / 刘鹏　医学指导 / 林丽珠

1. 患者及家属的疑问

医生在查房中会遇到很多提问，例如，王阿姨在肺癌化疗期间，其女儿问道："医生，我妈身体比较虚弱，听说牛奶会加速肿瘤的生长，现在我妈能不能喝奶制品或者其他补品？"接受鼻咽癌放疗后的张叔问："医生，自从放疗后，我总是觉得口燥咽干，甚至晨起口苦明显，老是想喝水，我能不能吃多些荔枝、菠萝、榴莲、芒果之类的水果？有人说含糖类高及属于湿热性质的水果不利于肿瘤患者的治疗和康复。"肠癌中医药治疗的李伯出院前，他的儿子问道："医生，我看到报纸上说海鱼不适合癌症患者多吃，但是我爸不爱吃其他的肉类，你看我爸出院后能不能多吃些鱼？"

临床上，医生每每在查房或者出院前指导时，都会有患者或者家属咨询，在肿瘤诊疗过程中，患者能吃什么与不该吃什么的相关问题。实际上，"营养"摄取也是中医学中一个很重要的方面。正如汉代医家张仲景在《金匮要略》饮食禁忌中所说 "所食之味，有与病相宜，有与身为害，若得宜则益体，害则成疾，以此致危"，正是此意。肿瘤患者是特殊的群体，"营养"摄取与肿瘤疾病全程管理有着密切的 "情谊关系"，对此我们不得不重视。

2. 什么是营养和肿瘤营养

现代营养是一个笼统的概念，人体所必需的包括碳水化合物（占所摄入热量的50% ~ 60%）、脂肪（占所摄入热量的20% ~ 30%）、蛋白质（占所摄入热量的10% ~ 15%）、维生素、矿物质、膳食纤维6 种基本营养成分，提供人体100% 的能量来源。恶性肿瘤患者是营养不良的高危人群，高达40% ~ 80% 的患者营养不良，严重影响其预后及治疗的耐受性，降低其生活质量。因此，在肿瘤综合治疗中，营养补充治疗越来越受到重视。

3. 什么时候需要补充营养

有人认为，既然肿瘤生长需要大量的营养物质，那么应该限制"营养"摄取以期达到"饿死"肿瘤细胞的目的。显然，这是一个错误的认识。肿瘤治疗是一个长期的过程，"营养"摄取管理不可忽视。那么，对于肿瘤患者及家属面临的一个首要问题，即早期发现营养不良，这就需要重视营养不良的筛查与评估。目前，临床针对肿瘤患者进行营养不良筛查有如患者主观整体营养状况评量表（PG-SGA）、主观整体营养状况评量表（SGA）、营养风险筛查量表（NRS-2002）等量表，但对于非专业人士并不适用。患者及家属需要掌握一些简单的判断方法，如询问或观察患者的进食量及体重的改变等，若口服进食量少于正常需要量的60%，达到或预期达到5~7天或以上时，就应该尽早加强肠内甚至肠外支持。

4. 如何补充营养

（1）中晚期肿瘤患者，由于机体消耗增加，加之放、化疗等各种针对肿瘤的治疗手段在杀灭肿瘤细胞的同时，也会损害机体的正常细胞，营养状况更加不佳，所以每日所需蛋白质和热量都比正常人高。过分强调忌口并不利于康复，忌口应因时因病因人而异，应当在中医理论的指导下进行体质辨识、证型判定后区别对待。当前欧洲及北美多项多中心前瞻性研究表明，并没有充分的证据证实多食奶制品会增加乳腺癌、前列腺癌、卵巢癌等患病的风险。

（2）补品，觉得吃总比不吃好，这也是错误的。饮食营养应根据个体差异循序渐进。建议多吃包括菠菜、韭菜、甘蓝和莴苣等颜色深的蔬菜，含抗氧化剂越多，抗癌力越强。应补足蛋白质类食物，摄入足量蛋白质的同时做到饮食多样化。因中晚期癌症患者消化功能减弱，肿瘤增加机体消耗而引起营养不良，所以应摄入足量的蛋白质。建议吃一些高蛋白的淡水鱼肉、鸡肉、鸭肉以及禽蛋类。同时多食粗粮，粗粮能限制癌细胞的扩散，抑制肝癌、结肠癌生长。如玉米中含胡萝卜素多，其对肺癌、胃癌、食道癌有抑制作用；大豆中含有强抗氧化剂，能抑制癌基因的产生；等等。

（3）癌症患者在治疗过程中或疾病进展中，常有恶心、呕吐、厌油腻、消化功能差等表现，这时应采用低脂肪饮食。脂肪的来源一般以深海鱼油、橄榄油或山茶油等含不饱和脂肪酸的油类为主。但是，中医理论及临证实践认为，对于体质辨识为"痰湿型"尤其兼有"湿热"的肿瘤患者，并不建议多食用湿热性质的水果和海鱼。因为"同声相应，同气相求，水流湿，火就燥……本乎天者亲上，本乎地者亲下，则各从其类也"，以免助长"痰湿"之邪，而"痰"为肿瘤形成及发展最重要的病理因素之一。

（4）科学烹调，注意保护食物的营养成分，针对肿瘤患者的饮食调理，应注意到不同的烹调方法加热温度及其保持时间，对食物的营养价值有直接影响。具有滋补作用的肉类食品宜较长时间地熬煮；需要烹炒的蔬菜类食品，则应尽量缩短加热制作的过程，确保既达到炒熟的目的，又保证维生素等营养成分不被破坏；有些富含维生素等营养成分的蔬菜可以生食的，建议患者采用凉拌等方式加工食用，以利于食物营养成分的保护。

5. 合理使用营养支持

祖国医学《黄帝内经·素问》有"五谷为养，五果为助，五畜为益，五菜为充，气味合而服之，以补精益气"及"谷肉果菜，食养尽之，无使过之，伤其正也"的记载。中医对营养补充的问题，是由观察证候来判断病因、治则所决定的，根据病例、疾病的阶段而掌握这些关键问题。

多年来的临床实践及实验研究并无充分证据显示，营养支持会促进肿瘤生长。针对营养不良的肿瘤患者进行营养支持，可以增强免疫功能，反而对抗肿瘤治疗获益。那么，在中医理论指导下进行体质和肿瘤证型辨识情况下，全面均衡的营养补充在抗癌路上必不可少。就如同"绿叶对根的情谊"，同样肿瘤中营养的支持也是如此。人体就如同大树，没有营养的支持，人的基本生理功能都不能维持，人体这棵大树又如何面对抗肿瘤路途中的风风雨雨？！

汤水随着病情调整，防治肿瘤有的放矢

文 / 陈壮忠　医学指导 / 林丽珠

得了肿瘤以后，患者往往会非常紧张，除了积极寻找治疗方法外，还极为关心该吃什么、能吃什么以及哪些食物需要特别忌口或慎食。

临床上，患者应该根据肿瘤的性质、接受治疗的情况、体质的变化来调整饮食方案，以期达到增强体质、促进身体康复的目的。

1. 健康人预防肿瘤和肿瘤康复期的调治

饮食重点：目的在于促进体质的康复，抗肿瘤复发、转移，要注意适当补充促进恢复的食物，具有抗肿瘤的食物可以多吃。

此时的食疗重点在促进身体的康复，防治肿瘤的复发、转移，所以应选择营养丰富、容易消化吸收的食物为主，还可以食用兼有抗肿瘤的食物。具体来说，食物应当多样化，饮食结构要科学合理、营养均衡，烹调方式要合理，一定要戒烟酒。以下一些食疗方可以供大家参考。

石斛生地煲竹丝鸡

材料 石斛20 g，生地15 g，竹丝鸡500 g，枸杞6 g。

做法 先将石斛、生地、枸杞洗干净，竹丝鸡洗干净，一起放进锅中，加水适量，煎煮至鸡肉烂熟，加少量调味，饮汤食肉。

功效 解毒消肿，滋阴清热。

适应证 适用于平素阴虚火旺、容易上火者防治肿瘤，或者肿瘤患者放、化疗后恢复时食用。

双草马蹄饮

材料 猫爪草15 g，白花蛇舌草30 g（鲜品60 g），蜜枣2个，马蹄10 ~ 15个。

做法 将白花蛇舌草、猫爪草、马蹄洗干净，连同蜜枣，加水约600 mL煎，取浓汁200 ~ 300 mL饮用。

功效 消肿散结，滋阴降火。

适应证 适用于火热旺盛者防治肿瘤，或者肿瘤患者放疗后恢复时食用，暑热天食用尤佳。

2. 手术前后的调治

饮食重点：目的在于益气养血、固本复原，促进身体尽快恢复，适当补充蛋白质及五谷根茎类，对胃肠道肿瘤患者的术后营养支持要逐步过渡。

因患者肿瘤的病理类型不同，手术部位及手术方式不同，患者个体体质的不同，手术后可出现不同症状，进补时应对症调养，以促进身体尽快康复。这阶段最重要的任务是维持体重，因为手术会造成身体组织严重耗损，需要足够的热量与蛋白质来帮助修补、重建受伤组织。以下食疗方可供参考。

北芪虫草老鸭汤

材料　北芪30 g，老鸭1只，紫河车20 g，冬虫夏草15 g。

做法　老鸭宰杀后去内脏，放北芪、冬虫夏草、紫河车于鸭内，用竹签缝合，加水适量，炖至鸭肉熟烂，加盐调味，去竹签及药渣，饮汤或佐膳。

功效　补中益气，滋阴生血。

适应证　适用于患者术后气血虚弱或伤口难愈者。

黄芪莲杞粥

材料　黄芪100 g，莲子20 g，枸杞20 g，大米150～250 g。

做法　将前3味药加适量水煎煮，将药汁和大米一起煮成粥。

功效　补肝益肾，滋阴养血。

适应证　适用于患者术后气血虚弱、夜眠不佳、心悸多汗等症状。

3. 放疗前后的调治

饮食重点：以容易消化，兼有益气养阴、清热解毒的食物为主，生津养阴汤水很重要，少用刺激性食物。

肿瘤患者因放疗时受电离辐射的作用，常出现类似热邪伤阴耗气的症状，如口干咽燥、进食乏味、舌质红绛等。所以在饮食进补时应多吃滋润清淡、生津增液之品，以减少放疗的副反应。以下食疗方可供参考。

梨汁蔗浆葡萄露

材料　雪梨汁1份，甘蔗汁2份，葡萄汁1份。

做法　将三者混合调匀服用。可冷服，亦可加热温服。

功效　滋阴清肺，增液养胃。

适应证　适用于患者放疗中或放疗后出现烦躁口干、恶心纳呆、便结尿黄等症状。

乌龟猪蹄人参汤

材料　乌龟500 g，猪蹄250 g，人参15 g。

做法　乌龟切块，猪蹄洗净，与人参放入锅内，加水适量煮至熟，加盐调味后食用。

功效　益气生血，大补虚损。

适应证　适用于患者放疗后出现贫血短气、身体虚弱者。

4. 化疗前后的调治

饮食重点：目的在于减轻化疗的副作用，使患者尽快恢复，因此只要想吃的、能吃的，都可尽量吃；没胃口的患者，也可通过增加点心的热量来摄取营养。

因化疗药物除对肿瘤细胞有杀伤作用之外，也会损伤部分正常组织细胞，患者会出现一系列不良的反应，如因药物对胃肠黏膜细胞的影响而引起恶心、呕吐、食欲减退等；因抑制骨髓造血细胞引起白细胞、血小板的下降等。在饮食进补时，应多吃增加食欲和促进消化的药物以及促进骨髓细胞生长、提高免疫功能之品，以减少化疗的毒副反应。以下食疗方可供参考。

黄芪猪脚汤

| 材料 | 黄芪 30 g，花生仁 40 g，猪脚半只。 |

做法 将黄芪、花生仁洗净，猪脚去毛、切块。把全部用料放入锅内并加水适量，先武火煮沸，后文火煮 2 小时，加少量葱花，调味随量饮用。

功效 补气摄血，健脾养血。

适应证 适用于癌肿化疗后白细胞减少的患者。

大枣圆肉枸杞粥

材料 大枣 10 枚，龙眼肉 15 g，枸杞 15 g，糯米 60 g。

做法 以上药物加水煮粥服食。

功效 健脾补肾，填髓生血。

适应证 适用于患者化疗后红细胞及血色素减少之症。

5. 姑息期的调治

饮食重点：目的在于减轻症状，提高生活质量，只要想吃的、能吃的，都可尽量吃。癌性疲劳比较明显的患者要多从食物中汲取营养，提升体力，因此从这个角度来说，可以适当补一补。

对于许多晚期患者来说，此时治疗肿瘤的战略就是"带瘤生存"，提高生活质量、减轻痛苦就显得非常重要。如果患者一般体质较差，更需要偏重扶正。食疗进补是一个比较好的办法，根据患者的体质，在满足每日营养需求的基础上，配合中医药健脾益气、滋阴补肾、温补脾肺、益气养阴、滋补肝肾、温阳补阴，帮助提升患者的体力状况，减轻症状，提高生活质量。以下食疗方可供参考。

党参龙眼兔肉汤

材料　党参20 g，龙眼肉50 g，兔肉200 g。

做法　党参切丝，用纱布包扎。以上三物加适量清水炖至兔肉熟烂，去党参，加油盐调味后饮汤或佐膳。

功效　补中益气，滋阴养血。

适应证　适用于各类型晚期肿瘤患者气血两虚者。

灵龟养髓汤

材料　灵芝15 g，草龟1只，猪脊骨200～300 g，枸杞6 g，生姜3片。

做法　草龟宰后去肠脏，斩碎。猪脊骨连髓带肉斩断。将灵芝洗净，然后放入草龟、猪脊骨、生姜，加水适量，煎2～3小时。去灵芝渣，加枸杞炖15分钟，加盐调味后，饮汤食肉。

功效　滋阴益髓。

适应证　适用于各种肿瘤患者体质虚衰者。

"辨证论治是中医防治疾病的精髓。"林丽珠教授说，"饮食调补，促进身体恢复，防治肿瘤，也离不开辨证论治的大原则，要在专业医生的指导下使用，才能起到更好的疗效。"

饮食宜忌怎么做

文 / 余玲　陈壮忠　医学指导 / 林丽珠

"医生，我能不能吃鸡肉？"

"医生，他们让我想吃啥就吃啥，我是不是没有救了？"

"医生，泥鳅很毒的，怎么还让我吃啊？"

民以食为天，老百姓最关心的莫过于怎么吃才能对身体更好。那究竟该怎么吃呢？其实，对中医来说，饮食也需要辨证，适合自己的才是最好的。

所谓辨证分型，即根据个人不同的症状、体征和脉象、舌象等归纳而得。不同的辨证类型，饮食适宜和忌口的范围有所不同。按照疾病的表现，中医大致有以下辨证类型，实证即所谓气滞、湿滞、湿热、热盛，虚证即所谓气虚、血虚、阴虚、阳虚等。这些实证、虚证也可合并虚实夹杂症，例如气滞兼有血瘀，或者虚证夹实证。这就需要医生下功夫，仔细辨别，从而选择更合适患者的药物和食物。

实证、虚证和虚实夹杂证，各有不同适宜的食物，也各有其不适宜的食品。不适宜的食品，就需适当忌口。因此，从这个意义上讲，忌口是相当个体化的。

例如，一位肺癌患者，咳黄痰，口干，发热，舌质较一般人红，脉滑数。辨证类型当属热，主要为肺热。这时，适宜食物便是凉性的食品，如西瓜、绿豆、生梨；而忌口的食品，即是热性食品，如羊肉、狗肉。有不少人认为，肺癌患者吃补药总是好的。但从中医角度看，实证不能补。像这位患者属于热证，也就是一种实证，不能补。补药中的红参、高丽参、野山参都偏热，不能食用，也应当忌口。

以下简单地讲讲不同辨证的忌口情况。

气滞，这是肺癌中常见的辨证类型，主要是胸胁部胀满不适，或是胸闷，有时是疼痛部位窜来窜去的"窜痛"。气滞的忌口范围包括各种不容易消化的食物、能诱发气胀的食品、油腻或者油炸的食品等。患者应该吃清淡、易消化的食品。饮食习惯也可以调整为少食多餐。

血瘀，此类型表现也有胸痛，但和上面的气滞不一样，不是走窜痛，而是固定在某一部位或某一区域的痛。痛的程度也不一样。血瘀的痛常较剧烈，有明显压痛，常拒绝别人触摸；而气滞痛常为隐痛。同时，血瘀常可见舌质黯，舌上有瘀斑。此类患者忌口包括各类油腻、油炸食品等，大致和气滞相同。应吃一些有活血作用的食品，如螃蟹、木耳、西红柿及山楂之类。

湿滞，表现为胃口不好，消化差，有时上腹饱胀，或胸闷。主要表现在舌苔上，舌苔白腻，舌质不红。应忌口过甜和油腻的食品，吃了这些食物，湿滞会更严重，中医称之为"助湿"。此外，酒、茶也助湿，不宜多饮。凉性食品像西瓜、绿豆等，也不宜食用。

湿热，特点是既有湿滞的特点，又有"热"的征象。舌苔表现为黄而腻，舌质较红。脉象滑而快，叫作"滑数"，症状可有多方面。在肺部，会有咳嗽、痰黄而稠。或有黄疸，或小便短而黄赤，或大便腥秽，或带脓血。女性可有带下，多色黄而腥，或阴道流血等。这时忌口的范围，除了上面湿滞中提到的外，还应忌热性和香燥的食品，如鸡、羊肉、狗肉、胡椒、辣椒。

热盛，主要症状以发热为主，包括通常讲的癌性发热在内。患者怕热、多汗，有时也有怕风、怕冷的情况，脉数而有力。这时，热性的食品都不相宜，应食用偏凉性的食品。

这些都是常见的实证。一般来讲，实证忌补，以上各个辨证类型不适宜进补品。

再看虚证。气虚，常表现为乏力、没精神，大便或者溏薄，舌质较正常人为淡，脉软。应以补气的食品为主，而忌吃凉性的食品。

血虚，面色较苍白，中医有时称之为㿠白。翻看眼皮，较通常为淡。可能有贫血，舌质也较淡。应以补气、补血的食品为主，忌吃凉性的食品。

阴虚，常表现为舌质红、绛，或者舌苔剥、花剥、舌面光红无苔。也常自感内热、口干、手足心热等。忌口的食品包括热性的、香燥的食品。饮食应以滋阴的食品为主。

阳虚，在癌肿患者中，这类虚证较为少见。如确系阳虚，忌食凉性的、滋阴的食品，而应以温阳的食品为主。

几种虚证、实证夹杂时，忌口的范围可以参照以上所说，加以调整。但食品毕竟是食品，而不是药品。少量吃一些忌口范围内的食品，一般也不会有大的变化。患者如果对这些方面有不懂或者疑问的地方，可以咨询专业的医生。

如何通过饮食防治肿瘤

——致癌食物黑名单引发的思考

文／陈壮忠　医学指导／林丽珠

致癌食物 "黑名单"，包括①腌制食物：咸鱼、咸肉、虾酱、咸蛋、咸菜、腊肠、火腿等；②烧烤食物：烤牛肉、烤鸭、烤羊肉、烤鹅、烤乳猪、烤羊肉串等；③熏制食物：熏肉、熏肝、熏鱼、熏蛋、熏豆腐干等；④油炸食物：油煎饼、臭豆腐、煎芋角、油条、炸薯条等；⑤霉变食物：米、麦、豆、玉米、花生等食品。这一份致癌的食物 "黑名单"在微博上被不断转载，究竟这个 "黑名单"靠不靠谱？

都说 "病从口入"，随着喉癌、食管癌、胃癌、大肠癌、乳腺癌等恶性肿瘤的高发，这句话再次得到印证。导致这些肿瘤发病率逐年上升的其中一个重要原因，就是现代人的饮食习惯。许多被人们认为 "美味"的食物（致癌食物 "黑名单"），都比一般的食物容易导致肿瘤的发生。食物在腌制、烧烤、熏制、油炸、霉变时，发生了很多化学变化，在这个过程中可能会产生了一些致癌的物质。此外很多食物还被添加大量防腐剂，如亚硝胺，如果长期大量食用这些 "食物"，都有可能让身体细胞产生癌变，最终导致肿瘤的发生。身体产生癌变是一个多步骤的过程，这些物质在人体内如何导致肿瘤的发生，目前也在研究过程中。多吃这些食物肯定没有好处，因此对于这些食物，大家少吃为妙。

我们在烹调食物的时候最好选择清淡的方式，例如水煮、清蒸等，吃的食物也最好以新鲜为主，多吃纤维食品，少吃不新鲜的食物，养成健康的饮食习惯，避免 "肿瘤从口入"，预防肿瘤的发生。合理调配饮食，可提高机体抵抗力，对防治肿瘤十分有利。在日常生活的饮食调配中，应注意以下几点。

（1）饮食多样化，注意色、香、味、形，促进患者食欲；烹调食物应多采用蒸、煮、炖的方法，忌食难消化的食品，禁饮酒。多吃有抗癌作用的食物，如口蘑、甲鱼、蘑菇、黑木耳、大蒜、海藻、芥菜及蜂王浆等食物。

（2）易消化吸收的蛋白质食物，如牛奶、鸡蛋、鱼类、豆制品等，可提高机体抗癌能力。其中牛奶和鸡蛋可改善放疗后蛋白质的紊乱。进食适量糖类，补充热量。补充葡萄糖的效果较好，另外宜多吃蜂蜜、米、面、马铃薯等含糖丰富的食物，以补充热量。

（3）维生素 A 和维生素 C 有阻止细胞恶变和扩散、增加上皮细胞稳定性的作用。维生素 C 还可防止放射损伤的一般症状，并可使白细胞水平上升；维生素 E 能促进细胞分裂，延迟细胞衰老；维生素 B_1 可促进患者食欲，减轻放射治疗引起的症状。因此，应多吃含上述维生素丰富的食物，如新鲜蔬菜、水果、芝麻油、谷类、豆类以及某些动物内脏等。

（4）各部位肿瘤引起咀嚼、吞咽、消化吸收困难及特殊营养元素缺乏者，可根据情况给予不同饮食及补充所缺乏的营养元素，必要时给予复方营养要素饮食，以增强患者的抵抗力。

饮食疗法对于防治肿瘤来说，意义更为重大，它不仅有利于缓解癌症患者的临床症状，而且有利于癌症患者的康复。运用饮食疗法防治肿瘤，应把握好以下几个基本原则。

1. 强调均衡营养，注重扶正补虚

癌症患者 "内虚" 是疾病发生、发展过程中的主要矛盾。因虚而致癌，因癌而致虚，虚中夹实，以虚为本。食疗的目的是保证癌症患者有足够的营养补充，提高机体的抗病能力，促进患者的康复，应以扶正补虚为总原则。对癌症患者的食疗应做到营养化、多样化、均衡化。失之偏颇，则有害无益。

饮食营养是正常人养生保健的基础，同时也是肿瘤患者康复的基础。平衡膳食是大家相当熟悉也经常提到的饮食调养的基本原则之一。人体是一个整体，需要多种营养素，不能只偏爱一个方面。饮食的偏嗜不仅可导致肿瘤的发生，且会影响肿瘤患者的康复。在肿瘤康复期间，营养全面均衡，才能在补充人体正常消耗的同时，满足身体康复的营养需求。

2. 熟谙性味归属，强调辨证施食

癌症与其他疾病一样，患者都有阴阳偏胜、寒热虚实之不同。食物也有寒热温凉、辛甘苦酸咸四气五味之别。热证宜寒凉，寒证宜温热；五味入口，各有所归，甘入脾，辛入肺，咸入肾，苦入心，酸入肝。临床上，食疗必须符合辨证施治的原则，要因病而异，因人而异，不能千篇一律。

肿瘤患者要尽可能食用优质蛋白质含量丰富的食物。优质蛋白质是容易被人体消化、吸收和利用的蛋白质，其含有丰富的人体必需氨基酸。常见的富含优质蛋白质的食物如瘦肉、鱼、蛋、奶等，其中鱼类的蛋白质更易消化吸收，而且不饱和脂肪酸的含量高。还要保证进食一定量的蔬菜。蔬菜可提供各种维生素、微量元素和膳食纤维，这三类物质对人体非常重要，不能缺少。有些患者手术后尽管吃了不少蔬菜，但仍大便干结，原来是把蔬菜榨成汁吃，实际上进食的是蔬菜汁液，而没有摄入膳食纤维，因而大便干燥。

3. 选择抗癌食品，力求有针对性

药食同源，部分食品兼具食疗抗癌作用，可有针对性地选择应用。选用防癌抑癌食物包括西红柿、红薯、洋葱、香菇、甘蓝、卷心菜、菜花、胡萝卜、白菜、萝卜、大蒜、大豆、海带、山药、柚子、香蕉、紫色葡萄、西瓜、木瓜等。

4. 科学进食，合理忌口

忌口是指疾病期间对某些食物的禁忌，是食疗学的主要组成部分，对于肿瘤患者的治疗和康复具有重要意义。但许多忌口往往存在误区：有人认为"要严格忌口，鸡、鸭、鱼等所有肉类都不能吃，只能吃素，饿死肿瘤细胞"，结果患者日渐消瘦，体质一日不如一日，也无法进行任何针对肿瘤的积极治疗；有人则认为不用忌口，什么都可以吃，以"增强体质和免疫力来对抗肿瘤"，结果吃了很多的肉类食物，引起消化不良、腹泻，甚至引起肿瘤复发等。对于中医所提及的"发物"——包括鸡、鱼、虾、牛、羊等，要合理看待，科学合理忌口，因时（季节）、因病、因人而异，如夏季不宜多食温燥性的食品，冬季则应避免冷食；消化道肿瘤饮食宜清淡，肺癌患者忌燥热伤阴之品。

民以食为天，人们离不开饮食。食物如此多样，有的吃了可以致癌，有的又可以防癌，究竟该吃什么，不该吃什么？事物存在着两面性，不良饮食可以致癌，但健康饮食可以防癌。总的原则，是以新鲜为主，少食多餐，再好的食物也不能贪多。

红黄白绿黑皆是抗癌药，关键是平衡饮食

文／陈壮忠　林丽珠

"林教授，人为什么会得肿瘤呢？""林教授，肿瘤太可怕了，要吃什么才能够预防肿瘤？"无论是门诊还是查房，无论是讲座还是义诊，总有人这样请教林丽珠教授。"其实，遵循世界卫生组织推荐的肿瘤'三级预防原则'和《中国居民膳食指南》，就可以对预防肿瘤起到一定作用，关键是平衡饮食。日常生活中，饮食不要过分偏嗜，荤素搭配，忌燥热及过分寒凉食品。只要配合得好，红黄白绿黑皆是抗癌药。"林丽珠教授这样说。

1. 红黄白绿黑皆是抗癌药

人体五脏与大自然的五色有着密切的关联，《黄帝内经》指出：五色配五味，五味入五脏，红色补心，黄色益脾胃，白色润肺，绿色养肝，黑色补肾。人生活在天地之间，自然环境之中，是整个物质世界的一个组成部分，应和大自然融为一体。自然界五颜六色的动物和植物接受阳光雨露的滋润生长，为万物之灵的人提供了食物来源。

不同颜色的食物，其养生保健的功效是不尽相同的。不同颜色的食物，属性也是不相同的，归经也不同。颜色不同的食物，各入不同的脏腑，各有不同的作用。饮食不能过分偏嗜，营养均衡，因病制宜，粗茶淡饭一样可抗癌症之变。

近年来流行的 "彩虹原则"等养生秘籍，其实就是从中国营养学会多年来推广的《中国居民膳食指南》和《平衡膳食宝塔》中所衍生出来的。推行者认为，人要健康，就要吃五色、五味、五香食物。

2. 五色入五脏，功效各有不同

红色，包括番茄、桑葚子、大枣、猪肉、山楂、红苹果、草莓等，红色食品富含番茄红素、胡萝卜素、铁和部分氨基酸，是优质蛋白质、碳水化合物、膳食纤维、B 族维生素和多种无机盐的重要来源。此类食品含有大量抗氧化剂，能够降低患癌症等慢性疾病的危险。另外，中医认为此类食品中部分具有健脾益气、滋阴养血的功效，可用于治疗癌性贫血或者纠正放、化疗后体虚。

黄色，主要指黄豆，包括豆类和豆制品，还有黄色的水果和蔬菜以及蛋类，如黄豆芽、金针菜、柿子、柑橘、南瓜、香蕉等。黄色果蔬的优势在于富含维生素 A、维生素 D、纤维素、果胶，能黏结和消除体内细菌毒素和其他有害物质，很好地保护胃肠黏膜，对于防止食管癌、胃癌、肠癌等疾病的发生有一定的作用。

白色，在自然界中分布范围非常广泛，包括大米、海鲜、白薯、山药、白萝卜、白木耳、白醋、鱼肉、鸡肉、火龙果、百合、茭白等健康食品。此类食品含有丰富的淀粉、糖分、蛋白质等营养物质，很多为我们日常的主食，能够为身体提供很多必要的营养物质，有助于提高机体的免疫力，防止肿瘤的发生。

绿色，主要指绿叶蔬菜和瓜果，包括芹菜、青瓜、菠菜、青椒、空心菜、绿豆、绿茶等。绿色食物能减轻和消除各种毒素对肝脏的损害，促进新陈代谢和消除疲劳。绿色的食物都含有大量的纤维素，能清理肠胃，防止便秘，减少直肠癌的发病率。另外，经常吃绿色蔬菜能让我们的身体保持酸碱平衡的状态，更大程度上避免癌症的发生。

黑色，指有保健功效的黑色食物，如乌骨鸡、甲鱼、墨鱼、黑芝麻、黑豆、黑糯米、香菇、黑木耳、黑米、黑麦、紫米、紫菜、发菜等。现代医学认为，黑色食品不但营养丰富，且多有补肾、防衰老、保健益寿、防病治病、乌发美容等独特功效。大量研究表明，黑色食品的保健功效除了与其所含的三大营养素、维生素、微量元素有关外，其所含黑色素类物质也发挥了特殊的积极作用。如黑色素具有清除体内自由基、抗氧化、降血脂、抗肿瘤、美容等作用。

五色齐全的食品提供了人体所需的各种营养，但世上万物皆有度，许多有益的食物，过量食之则为害，饮食更是如此，营养关键在均匀。"合理食用，红黄白绿黑皆是抗癌药，能够对预防肿瘤起到一定的作用，但关键是合理搭配，切忌不顾一切，对某些食物偏食，过分强调忌口。"林教授告诫大家说，"单靠食物治疗肿瘤力量薄弱，肿瘤患者使用食疗抗肿瘤，必须以正确有效的抗癌治疗为基础。"需要注意的是，用于食疗的食物、药材，应在专家的指导下合理选择，避免与治疗性药物产生不良反应，影响疗效，适得其反。

"彩虹原则"搭配蔬果健身抗肿瘤

文 / 陈壮忠　林丽珠

　　"林教授，'五行蔬菜汤'我们能喝么？""林教授，我们能不能吃榴莲啊？""林教授，现在肿瘤成为高发病，吃什么能够预防肿瘤？""林教授，现在流行'彩虹原则'搭配果蔬抗癌，有效么？"每一次出门诊或是在病房，总有人这样问林丽珠教授。"其实，预防肿瘤关键要遵循世界卫生组织推荐的肿瘤三级预防原则，遵循我国国民的膳食指南就可以，忌燥热及过分寒凉食品，对于普通食物则无须过分忌口。"林教授说，"对于有高危发病因素的人来说，预防肿瘤，饮食不要过分偏嗜，要均衡营养，遵循'彩虹原则'，适当进行蔬果搭配，或许可以起到一定的防治肿瘤的作用。"

1. 什么是"彩虹原则"

　　林丽珠教授解释："彩虹原则"是近年来推行的一种蔬菜水果防癌经验，就是将不同的蔬果按颜色分成5个种类，即红色、橙黄色、绿色、紫黑色和白色，而每一种颜色代表不同的植物营养素，故每种颜色的蔬果的保健作用不尽相同。"彩虹原则"所倡导的是在食用足量蔬果的同时，还需要尽量搭配5种颜色，确保一日当中每一种颜色的蔬果都能食用。推行者认为，人要健康，就要吃五色、五味、五香食物。五色分开，养分不重叠，达到均衡营养之目的，更因五行合一，在人体内引起生物化学作用，产生多种抗生物质，只要坚持下去，癌症的发生率就可以降低60%。"彩虹原则"起源于台湾地区，是近年来一直推行的蔬菜水果防癌的经验，受到城市白领阶层的热捧。"实际上，'彩虹原则'所介绍的内容是中国营养学会多年来推广的《中国居民膳食指南》和《平衡膳食宝塔》中的一部分。"林丽珠教授说。

2. "五行蔬菜汤"只是特例

　　近十年来，日本盛行"五行蔬菜汤"，在全球肿瘤高发的今天引起众人追捧，甚至形成相关产业。推行者认为，"五行蔬菜汤"集五色，营养丰富，富含抗癌物质，对预防疾病、提高自身免疫力和抗病力有显著的效果。这5种蔬菜，青为白萝卜叶，红为胡萝卜，黄为牛蒡，白为白萝卜，黑为香

211

菇，分别代表木、火、土、金、水五行。青（白萝卜叶）者入肝，红（胡萝卜）者入心，黄（牛蒡子—东洋参）者入脾，白（白萝卜）者入肺，黑（香菇）者入肾，五色滋润五脏，应用"彩虹原则"，挑选了含有不同营养元素的食品进行组合，能够起到一定的预防肿瘤的作用。但林丽珠教授说："五行蔬菜汤"虽都是有益健康的食品，但每个人的体质不同，不能一概而论。凡事要适可而止，什么东西吃过量了都不会有好处，市民不要一窝蜂地盲从，而应多去了解食物的实际价值，然后根据自己的需要选择食用。

3. 饮食预防肿瘤，关键在营养均衡

林丽珠教授指出：据不完全统计，30%～40%的男性癌症患者和60%的女性癌症患者，患病与不良的饮食习惯有关。近年来，肿瘤流行病学的研究表明，肿瘤的发生与人的生活方式和营养有密切的关系，某些食物与癌瘤有明显相关性，但自然界中并不缺乏防癌治癌的物质，它们广泛存在于天然食物中，尤其存于新鲜水果和蔬菜之中。中国营养学会推荐的《中国居民膳食指南》指出：多吃蔬菜、水果与薯类，维护心血管健康，增加抗病能力，预防癌症，膳食与体力活动平衡，保持适当体重。

蔬菜和水果所含能量不高，却能提供丰富的膳食纤维、维生素、矿物质和具有抗癌活性的植物化合物。蔬菜与水果能降低肺癌、胃癌、口腔癌的危险性；十字花科蔬菜能使结直肠癌、前列腺癌、乳腺癌和甲状腺癌的发病率下降；而蒜、葱、胡萝卜、西红柿和柑橘类水果对降低肺癌、胃癌、乳腺癌及膀胱癌都有好处。不同蔬菜水果的营养价值和所含有的抗癌活性的植物化合物有差异，因此，不同颜色、不同品种的蔬菜水果都要吃。

流行病学调查结果显示，超过半数的被调查人群，其蔬果摄入量不能达到健康所需。近六成被调查人群蔬果摄入的颜色非常单一，仅有1～2种。能吃到红、橙黄、绿、白、紫黑"一日五色"蔬果的人只占3%，而食用深色蔬果的人更少。各国科学家对蔬果的摄入量的看法较一致。《平衡膳食宝塔》推荐的每日摄入量为：蔬菜400～500 g，水果100～200 g。

林丽珠教授告诫市民预防肿瘤，关键在于平衡饮食，饮食不要过分偏嗜，普通市民应适当多吃蔬菜水果，将不同的蔬果进行适当搭配，同时减少一定的肉食摄入，能够起到一定的防治肿瘤的作用。林丽珠教授建议，在保证必需的食物摄入的基础上，每天保持3～5种蔬菜、2～4种水果即可。

中医如何通过食疗调理辅助放疗

文 / 陈壮忠

放疗就是放射治疗，俗称电疗，指的是利用各种放射线通过不同方法照射肿瘤、消灭肿瘤及其症状的一种治疗方法。目前，放疗已成为恶性肿瘤的主要治疗手段之一。据国内外文献报道，大约70%的恶性肿瘤患者在病程的不同时期因不同的目的需要做放射治疗。放射治疗的进展对提高肿瘤治疗疗效具有重要的意义。

自1895年伦琴发现X射线和1898年居里夫妇发现镭并应用于恶性肿瘤的治疗，肿瘤治疗已有100多年的历史。随着科学的进步，肿瘤治疗已日趋成熟。放疗可以根治多种肿瘤（如宫颈癌、鼻咽癌、喉癌、淋巴瘤、皮肤癌等），还可以作为手术治疗、化疗的补充，提高局部癌灶控制率。晚期肿瘤可以进行姑息治疗或进行放疗，控制肿瘤的生长，减轻症状，如可以减轻肿瘤骨转移所引起的癌性疼痛，减轻颅脑转移所造成的颅内高压等。

放疗也有一定的副作用，一方面表现为放射线对正常人体组织的损伤，带给患者很大痛苦，影响患者治疗和生活质量；另一方面，某些肿瘤组织内存在一定比例的乏氧细胞，降低了肿瘤对放疗的敏感性，影响放疗效果。虽然目前放疗技术和设备有了很大提高，对人体正常组织的损伤有了进一步的减少，也研究了很多增敏剂如硝基咪唑类化合物、乏氧细胞毒性物、一氧化氮供体等，以不同的机制改善了组织的氧合状态或选择性杀死乏氧细胞，提高放疗敏感性，但总的来说还不理想。所以，在放疗同时应用中医药，可以从全身与局部进行治疗，两者相得益彰。实践证明，这样才能取得更好的效果。

中医认为放射线是一种火热毒邪，作用于人体可引起一系列损伤阴液气津的病变。由于放射部位的不同、个人体质的差异、原发病性质的不同以及病变阶段的不同，在临床表现上极其复杂，对于中药放疗减毒增效的机制认识不一。故主张在临床治疗中坚持辨证论治的基本原则，才能取得满意的疗效。

癌症患者在放疗中出现的毒副反应症候群因热象较重、热毒伤阴之症候较多，因此其主要治疗原则为：①清热解毒；②养阴生津；③凉补气血；

213

④健脾和胃；⑤滋补肝肾；⑥活血化瘀。"存得一分津液，便有一分生机"，应将中医养阴保津原则贯彻于肿瘤放射病治疗过程始终，分别使用甘寒生津、咸寒甘润、酸甘化阴、苦甘合化法，根据病位不同，以辛凉宣肺、滋养胃阴、增液润肠、滋补肾阴等。

在放疗过程，食疗应以开胃、增加食欲为主。饮食宜清淡、滋味鲜美、营养丰富。在放疗过程中，应配合活血化瘀的食品，例如，可用田七木耳乌鸡炖汤，以增强放疗的效果。放疗中的患者，特别是大剂量放疗、头颈部及胸部肿瘤放疗患者，常有"热毒伤阴"的症状，饮食中应以清热解毒、生津润燥为主，如萝卜、芦笋、鸭肉，少吃熏烤煎炸及辛温发汗食品。茶叶可减轻放射性损伤，研究发现茶能吸收某些射线，保护造血功能，还能提高照射动物的生存率，可以配合使用。

在放疗后期或者放疗过后，常出现津液亏耗的情况，饮食中要增加养阴生津类的食品，应多食甘寒养阴生津之品，如茅根汁、荸荠汁、梨汁等，可服用二冬银耳羹（由天门冬、麦门冬、银耳、蜂蜜组成）。如鼻咽癌放疗结束以后，常出现种种放射反应，如口干、吞咽不畅等，根据病情辨证选用养阴润燥、活血化瘀、益气生津或清热解毒的中药。盆腔肿瘤放疗后常出现放射性肠炎、放射性膀胱炎，应根据辨证选用清热祛湿、利尿通淋、涩肠止泻之品。远期也应以辅助其他治疗，避免复发、转移为目的。

放疗食疗方如下。

鲜藕旱莲汁

材料　鲜藕300～500 g，鲜旱莲草150 g，红糖30 g。

做法　鲜藕洗净切块，榨汁。鲜旱莲草用凉开水洗净、切段，加入红糖捣烂，放纱布袋中榨汁，倒出药汁，加入鲜藕汁，搅拌均匀，饮汁。

功效　清热解毒，补肾益阴。

适应证　适用于放疗出现烦热、口干口苦、大便秘结者。

石斛参麦饮

材料　石斛 15 g，西洋参 6 g，麦冬 10 g，鲜牛奶 200 mL。

做法　石斛、西洋参、麦冬切片，加清水 100 mL 炖 1 小时，然后将牛奶煮沸，再调入人参麦冬汁，频频温服。

功效　益气养阴。

适应证　适用于头颈部肿瘤、胸部肿瘤放疗后出现口舌焦躁、口干咽干、神疲气虚者。

百合田七炖兔肉

材料　百合 30 g，田七 6 g，兔肉 250 g。

做法　百合洗净，田七切片，兔肉斩块。将此三物一起加水适量，文火炖熟烂，调味后饮汤或佐膳。

功效　清热解毒，滋阴养胃。

适应证　适用于各种癌症放射治疗期间肿块焮热、烦躁眠差者。

玉竹金银花饮

材料　玉竹 30 g，金银花 15 g，白茅根 50 g，蜂蜜适量。

做法　将玉竹、金银花、白茅根拣去杂质，加清水适量，浸泡 20 分钟；再用文火煎煮 15 分钟，去渣取汁；待药汁稍凉后加入蜂蜜适量调匀服用。

功效　清热，润肺，生津。

适应证　适用于肺癌、食管癌、胃癌、乳腺癌等恶性肿瘤放疗后伤及肺胃津液者。

牛奶竹沥饮

材料 鲜牛奶200 mL，淡竹沥50 mL，蜜糖20 g，生姜10 g。

做法 生姜榨汁。先煮沸牛奶，再调入竹沥、蜜糖及生姜汁，频频咽服。

功效 养胃通便，化痰止呕。

适应证 适用于鼻咽癌、肺癌、食管癌、胃癌、乳腺癌等恶性肿瘤放疗后出现反胃、纳呆、食少、呕吐痰涎或宿食者。

半枝莲水鱼汤

材料 半枝莲50 g，甲鱼1只（约500 g），猪骨200 g。

做法 半枝莲洗净切断，用纱布包扎。甲鱼宰杀后去肠脏后切块，猪骨斩块，皆与半枝莲一起加水适量炖熟烂，去半枝莲渣，加盐调味，饮汤食肉。

功效 清热解毒，滋阴补虚。

适应证 适用于鼻咽癌、肺癌、食管癌、胃癌、乳腺癌等恶性肿瘤放疗后出现热毒明显、口干咽燥、大便秘结、小便黄赤者。

苦瓜黄豆排骨汤

材料 鲜苦瓜500 g，黄豆60 g，猪排骨250 g。

做法 鲜苦瓜去籽切方块，猪排骨斩块。将以上三物一起加水适量煮熟烂，加盐调味，饮汤或佐膳。

功效 清热解毒，滋阴补肾。

适应证 适用于大肠癌、宫颈癌、前列腺癌等恶性肿瘤放疗中出现下焦湿热者，症见大便滞下或大便频数，每次量不多，或便秘与腹泻交替、口干口苦者。

石莲淮山粥

材料　石莲子50 g，淮山50 g，玉米80 g，冰糖30 g。

做法　石莲子去心磨成粉，淮山刨细丝。先用清水适量煮玉米、淮山半小时，再慢慢放石莲粉、冰糖，适量搅拌，煮成胶状稀粥服食。

功效　健脾益气，和中养胃。

适应证　适用于鼻咽癌、肺癌、食管癌、胃癌、乳腺癌等恶性肿瘤放疗后伤及肺胃津液、不思饮食者。

川贝百合绿豆水

材料　川贝6 g，百合50 g，绿豆100 g，冰糖适量。

做法　川贝磨碎，将川贝、百合、绿豆一起加水适量，煮至绿豆熟烂，放入冰糖，饮汤服食。

功效　清咽润喉，解毒除痰。

适应证　适用于鼻咽癌、脑瘤等肿瘤放射治疗中出现口干咽燥者。

橄榄罗汉果汤

材料　橄榄20枚，罗汉果1个。

做法　橄榄略捣碎，与罗汉果一起加水煎汤代茶饮。

功效　清肺润肠，祛痰通窍。

适应证　适用于鼻咽癌、肺癌、纵隔肿瘤等放疗后出现咽痛便密、口咽黏膜溃破者。

花旗参乳鸽汤

材料 花旗参10 g，乳鸽1只。

做法 花旗参切成片。乳鸽去毛及内脏洗净，切小块。将此二物加水适量慢火煎煮至熟烂，加盐调味，温热服食。

功效 清肺生津，滋肾养阴。

适应证 适用于头颈部肿瘤或胸部肿瘤放疗中出现口干咽燥者。

中医的精髓就是辨证论治，食疗也不例外，强调的是根据患者的反应，选择合适的食材进行加工食用，最好能够在有经验的医生或营养师的指导下调配食材，切忌千人一方，一用到底。"胃以喜为补"，在治疗过程中，更加注重患者能够进食。尤其是在头颈部肿瘤、胃肠道肿瘤放疗期间，患者容易出现消化道黏膜反应，导致吞咽不适、营养不良，脾胃功能已有所削伐，此时如果过分强调食材的抗病作用，过度苦寒，反而更伤脾胃，应以患者能够接受为佳。

化疗期间如何饮食

文／林洁涛

"医生，我该怎样吃？""我能吃什么？"无论在门诊，还是在病房，经常有患者和家属这样咨询医生。"民以食为天。""脾胃为后天之本。"食物选择得当，患者吃得好，对于帮助疾病的治疗、恢复有很大的作用；反之，如果食物选择不得当，烹调不得法，对于疾病的治疗、恢复不但没有帮助，有时候甚至是有害的。

尽管恶性肿瘤的治疗已经进入"精准医疗"时代，但化疗仍然是当前治疗恶性肿瘤的重要手段之一。化疗药物有多种不良反应，如消化道反应、骨髓抑制、肝肾功能损害等，正是因为如此，大部分患者常常为此而惧怕化疗。那么，在化疗期间，患者应该如何合理进行食疗，帮助提高体质，度过化疗关呢？广州中医药大学第一附属医院肿瘤中心林丽珠主任为大家解疑。

林丽珠教授多年从事中西医结合肿瘤临床工作，有丰富的临床经验。林丽珠教授认为，正在化疗的患者的饮食不能千篇一律，而是需要根据化疗的周期来制定，可以分为化疗前、化疗中和化疗后三期。患者在这三个时期，身体状态是不同的，因此饮食调理过程也是不同的。以下以21天为一个周期的化疗方案为例安排饮食。

1. 化疗前期

患者的体质强弱、营养状况决定了化疗过程是否顺利。化疗前一周是为化疗做准备时间，正所谓"兵马未动，粮草先行"，这段时间就要为化疗做好营养储备。食疗方面以补益气血、增强体质为主。

在这个阶段患者可以摄入较多的蛋白质，可多吃鸡肉、鸭肉、猪肉、鱼肉、牛肉及豆制品、鸡蛋、牛奶等。食疗方面可以用补益气血的方法，如多吃健脾补肾的食物。此类药物有红枣、山药、龙眼肉、黄芪、党参、当归等。

食疗方举例如下。

五指毛桃乌鸡汤

材料 五指毛桃60 g，乌骨鸡1只（约500 g）。

做法 五指毛桃洗净切片。乌骨鸡宰后去毛及肠脏，洗净切成块。上二物加水适量煮至熟烂，加盐调味，温热服食。

功效 健脾补肺，养阴益血。

适应证 适用于患者化疗前期补气养血，以提高免疫力。

2. 化疗期间

在化疗期间，患者可能出现各种消化道反应，应根据不同症状来选择饮食。从中医的角度来看，化疗是一种攻邪手段，必然造成体内气血受损、脏腑功能失调。患者化疗过程中食欲减退、恶心呕吐，这是最为常见的不良反应。

在化疗过程中需要清淡饮食，以容易消化的食物——流食或半流食为主，但营养丰富，易于吸收。必要时可增加乳清蛋白、肠内营养粉等添加物，以保证身体对蛋白质的需求。

可多吃健脾开胃的食物，如山楂、白扁豆、萝卜、陈皮等。恶心呕吐明显者可在食物中加生姜、陈皮。饮食避免生冷油腻，不能食用性寒的瓜果，如西瓜、梨等。

食疗方举例如下。

牛奶竹沥饮

材料 鲜牛奶200 mL，淡竹沥50 mL，蜜糖20 g，生姜10 g。

做法 生姜榨汁。先煮沸牛奶，再调入竹沥、蜜糖及生姜汁，频频咽服。

功效 养胃通便，化痰止呕。

适应证 适用于各类恶性肿瘤化疗期间食欲下降、恶心呕吐者。

3. 化疗后期

化疗后的患者常常出现白细胞、血色素低下，伴有明显的疲倦、乏力，这是化疗伤脾胃的表现。化疗后常常以补益为主。可食用富含铁的食物，如猪肝、瘦肉、鱼、菠菜等。

如果出现血小板下降，可以使用花生衣煲猪脚食用。如果因化疗药物出现口腔溃疡，甚至嘴唇、皮肤多处溃疡者，则坚决戒食辛辣、油炸的食物，多吃新鲜蔬菜、水果等维生素较高的食物。必要时请求医生开一些维生素补充药物。

化疗后，患者有一周左右的时间休息，此时患者的饮食以益气补虚为主要方法。化疗药物为攻邪之品，最易损伤脾胃，故在这段时间，可以食用健脾之物，如小米粥等，可加以山药、白术、茯苓。如果血虚者，可以予黄芪、党参、当归、鸡血藤等煲汤。如果出现乏力，伴腰膝酸软者，可以予补益肝肾之药，如杜仲、牛膝、枸杞等。

食疗方举例如下。

党参龙眼兔肉汤

材料 党参20 g，龙眼肉50 g，兔肉200 g。

做法 党参切丝，用纱布包扎。将党参、龙眼肉、兔肉加适量清水，炖至兔肉熟烂，去党参，加油盐调味后饮汤或佐膳。

功效 补中益气，养血解毒。

适应证 适用于各类恶性肿瘤化疗后气血两虚者，如疲倦、乏力、头晕。

食物多种多样，不同的组合配对作用是不一样的。如何正确饮食，如何合理选择使用和烹调食物，患者或家属可以根据实际情况，咨询专业的医生。

靶向药物致药疹，中医食疗可解毒

文 / 陈壮忠　余玲　医学指导 / 林丽珠

> 53岁的辛大叔因"大便带血半月余"到医院就诊，不幸被查出肠癌，并且出现肝转移，进行了手术切除后，症状很快得到控制。但病属晚期，需要进一步化疗来控制肿瘤，经过医生的讨论后，辛大叔和家属同意行爱必妥 + 奥沙利铂 +5- 氟尿嘧啶 + 亚叶酸钙联合化疗。但两个疗程过后，辛大叔经常觉得面部越来越干燥，后来长了许多痤疮色素沉着，连耳朵上也长了，奇痒无比，还有触痛。

林丽珠教授指出：辛大叔所出现的面部痤疮，其实是使用分子靶向药物西妥昔单抗（爱必妥）所产生的极为常见的皮肤毒性，主要发生在颜面部和躯干上半部分，包括痤疮样皮疹（丘疹脓疱性反应）、瘙痒、触痛、皮肤干燥、脱屑、毛发异常、甲沟炎及甲裂等。不但引起患者身心上的异常，影响美观和患者日常生活、工作、社会交往等，还容易挫伤患者的治疗积极性，

221

干扰最佳给药方法，有可能导致药物减量或停药而影响治疗效果。

易瑞沙、特罗凯显著延长了肺癌患者的生存期，多吉美为肝癌患者带来新的希望，索坦让肾癌患者取得明显的生存获益，爱必妥为肠癌患者带来了福音。分子靶向药物的应用为肿瘤患者的治疗开辟了新的道路，总体上来说此类药物不良反应较少，但患者在治疗后往往会出现疱疹、瘙痒、疼痛、蜕皮、干燥、色素沉着等。这是使用靶向药物所导致的皮肤毒性，该怎么办呢？

林丽珠教授指出：使用靶向药物后出现皮肤毒性，属于中医"药毒"范畴，中医常用辨证食疗来治疗这些副作用，而不减少分子靶向药物控制肿瘤的作用。林丽珠教授为患者推荐以下几款食疗，供大家选用。

银花茅根蔗水

材料 金银花30 g，鲜白茅根200 g，竹蔗400 g。

做法 竹蔗斩细块，并打破；鲜白茅根切段；金银花洗净。三物加水同煮，并适量拌匀，去金银花、白茅根、竹蔗渣，浓缩取汁，温服或凉饮。

功效 清热解毒，宣肺利水。

适应证 适用于使用易瑞沙、特罗凯等分子靶向药物后出现皮肤斑疹、脓疱，伴随口干、尿黄者。

鸡血藤川芎水蛇汤

材料 鸡血藤100 g，川芎15 g，水蛇约300 g，生姜15 g。

做法 水蛇理净去肠脏，切成块；鸡血藤、川芎、生姜分别用清水洗净。将全部食材一起放入炖盅内，加开水适量，炖盅加盖，用文火隔水炖2～3小时至各物熟烂，加盐调味，饮汤食肉。

功效 补血活血，祛瘀通痹。

适应证 适用于使用易瑞沙、特罗凯等分子靶向药物后出现全身多发皮疹红肿热痛、颜面麻木疼痛者。

乌蛇薏米汤

材料 乌梢蛇干约20 g，薏苡仁50 g，猪骨（带肉）300～400 g。

做法 乌梢蛇干切成段，薏苡仁研碎备用，猪骨斩块。以上三物加水1 200 mL，慢火煎2～3小时，400～500 mL时，加盐调味，温热服食。

功效 清热解毒，滋阴祛湿。

适应证 适用于使用易瑞沙、特罗凯等分子靶向药物后出现全身多发皮疹红肿热痛或溃烂渗液者。

苦瓜黄豆排骨汤

材料 鲜苦瓜500 g，黄豆60 g，猪排骨250 g。

做法 鲜苦瓜去籽切方块，猪排骨斩块。以上三物一起加水适量煮熟烂，加盐调味，饮汤或佐膳。

功效 清热解毒，滋阴补肾。

适应证 适用于使用易瑞沙、特罗凯等分子靶向药物后出现大便滞下或下痢频数、口干口苦者。

生地藕节绿豆汁

材料 生地黄30 g，藕节300 g，绿豆100 g，蜜糖适量。

做法 鲜莲藕洗净切碎榨汁。生地黄洗净切细，绿豆浸泡洗净，上两物加水300 mL，煮沸后慢火煮1小时，取汁，调入鲜藕汁，煮沸即饮，亦可调入少量蜜糖。

功效 清热凉血，养阴生津。

适应证 适用于使用易瑞沙、特罗凯等分子靶向药物后出现丘疹或脓疱疹的肺癌患者。

术前术后，肠癌患者调补有道

文 / 陈壮忠　医学指导 / 林丽珠

手术治疗是肠癌的重要方法，合理饮食，可以起到辅助治疗的作用。

1. 术前准备阶段：荡涤肠腑

肠癌手术前一周，要尽量清淡饮食为主，不宜过分滋补。如果有营养不良或者饥饿感，可考虑静脉输液补充营养。手术前两天，需要少渣或无渣饮食，有的还需要服缓泻剂清洁肠道。若患者有便秘或不全肠梗阻者，需要酌情提前几天用药，必要时根据肠癌患者有无排便困难，可于术前一日或数日进行清洁灌肠，务必将大肠内的大便清洁干净。

同时，由于肠道可能有致病菌存在，有时医生还需要用药杀灭肠道内致病菌。此时，可适当进食一些健脾益气的汤水（汤渣则少食用），但切忌饮用老火汤或比较滋补的汤水。

饮食得当，肠道准备充分，可减少术中污染，减少感染。

2. 术后第一阶段（一般在手术后一周以内）：化瘀生新

常规的肠道手术结束后，通常24～48小时内禁食，由静脉输液补充基本的营养物质和热量。

等肠功能恢复，肛门排气后，可试饮少量温开水或葡萄糖饮料；手术后3～4天，可进少量清流质（无渣）50 mL左右，每日可进食6～7餐；手术后4～5天，可进半量清流质（无渣），逐步增加至100～200 mL，也可以通过胃肠置留管滴入5%浓度的素膳食；手术后5～6天可进普通流质（少渣）；术后第7天，进少量少渣半流质；以后可视患者的具体情况，逐渐增加膳食的质和量。

术后患者常常瘀血停留或兼失血过多，经络气血运行不畅可能引起疼痛、肿胀。此期，中药治疗多采用健脾行气、化瘀消肿类为主，失血过多或体质气虚者适当辅以补气行气类药物。

需要逐步过渡，过分滋补有碍脾胃功能恢复，不利于瘀血排出。此时选择瘦肉、鸡肉，喝汤存渣，而不用骨头或内脏煲汤。因为骨头汤或内脏煲汤往往味道浓、质滋腻，肥甘厚腻之物有碍脾胃功能恢复，容易增加胃肠道负担，不利于消化吸收。

在此阶段，民间有用山楂红糖汤，效果也不错。山楂10枚，冲洗干净，去核打碎，放入锅中，加清水煮约20分钟，调以红糖进食，可活血化瘀；或用黑豆川芎粥，即川芎10 g，用纱布包裹，加黑豆25 g、粳米50 g一起水煎煮熟，加适量红糖，分次温服，可活血祛瘀、行气止痛。广东人喜欢煲北芪田七瘦肉汤，也很不错。

3. 术后第二阶段（一般在术后第2~3周）：活血生肌

术后第7~10天，皮肤已经生长在一起，此时可以拆线，但患者肠道的损伤还没有完全恢复，仍要以容易消化吸收的食物为主。

此时"瘀肿虽消而未尽，肠道虽连而未坚"，手术部位虽已连接并开始生长，但尚未牢固。中医治疗常遵循"活血生肌、和营化新"的原则，即活血化瘀的同时加补益气血药物，如北芪、党参、茯苓、鸡血藤、当归、生地、熟地、五爪龙、何首乌等；或者加入续断生肌药物，如桑寄生、五加皮、续断等；或加入利水消肿的药物，如苍术、土茯苓、薏苡仁、威灵仙、厚朴等。

由此，患者可以适当选择以上药物中的两到三种煲汤进食，调理气血与续断生肌并用。可以选择参芪排骨汤、北芪当归瘦肉汤、北芪当归煲嫩母鸡；还可选用薏苡仁、土茯苓来煲粥或煲瘦肉、骨头汤，有利水消肿、健脾去湿的作用。

4. 手术后期：健脾补肾

经过20天到一个月左右的治疗、调理之后，患者已经基本上从手术中恢复过来。此时治疗多提倡健脾补肾，补气养血，以加速机体的康复，在此基础上酌情加用消癥散结、具有一定抗肿瘤作用的药物，防止肿瘤复发转移。

常用健脾补肾的中药有人参、白术、黄芪、党参、山药、茯苓、薏米、白芍、吴茱萸、莲子肉等；常用消癥散结的药物有白头翁、马齿苋、白花蛇舌草、半枝莲、山豆根、白英、败酱草、槐花、赤芍、苦参、地榆、七叶一枝花等。

此时饮食上应注意不要吃过多的油脂，不要吃燥热辛辣刺激、有碍脾胃功能的食物，每天都要有谷类、瘦肉、鱼、蛋、乳、各类蔬菜及豆制品，每一种的量不要过多，这样才能补充体内所需的各种营养。

结肠癌患者一日餐饮举例。

早餐：小米粥（小米50 g），玉米面发糕（玉米面50 g），拌圆白菜（圆白菜50 g）。

午餐：包子（鸡蛋50 g，白菜100 g，芹菜100 g，面粉100 g），汤（西红柿50 g，黄瓜50 g，淀粉10 g）。加餐：冲藕粉1小碗（藕粉30 g，白糖10 g），蔬菜饼干2片（面粉20 g）。

晚餐：大米粥50 g（大米50 g），馒头（面粉50 g），拌豆腐（北豆腐100 g），蒸蒜拌茄泥（茄子100 g）。

肠癌术后，根据手术的病理结果，有的患者还需要进行辅助化疗或放疗，多在术后一个月开始进行。此时饮食上更需要注意，调养休息得好，将能够更好地接受下一步的治疗。有的患者只需要定期复查，排除复发转移即可，这时候可以多使用一些抗癌的中草药或者食疗，以防复发转移。患者要养成按时排便、多运动的习惯，更有利于康复。

5. 注意事项

（1）患者术后常厌油腻，饮食宜清淡少油。选用鲜味浓的小麻油等较好。

（2）手术中的出血和手术刺激，可导致机体排钾量增加，血钾和细胞内钾浓度减少，故患者术后要注意增加含钾多的食品，如肉汁、菜汤、连皮水果等。

（3）患者术后需要足量补充维生素，可以选果汁和菜汤饮用。一般认为，每日饮食中维生素C不足100 mg时，应另外用维生素C药片加入其中，以补足到100 mg以上。

（4）术中或多或少都有失血，含蛋白质和铁质高的食物有利补血，如动物肝、瘦肉、禽蛋类、牛奶、鲫鱼、鸭汤、桂圆、银耳、甲鱼等。

（5）肠癌患者术后腹部会出现胀气和疼痛的情况，故饮食中忌用胀气的食物，如纯糖、苕粉（红薯）、豆粉等。有的人食用牛奶、豆浆后也会发生胀气，一般不宜用甜牛奶和加糖太多的豆浆。可选用酸梅汤、鲜橘汁、山楂汁、果汁、菠萝汁、姜糖水、面条汤、新鲜小米粥、薏米粥等，以助消化而止痛。

（6）少量多餐，细嚼慢咽。少纤维无刺激的饮食，可避免刺激伤口。每日6~7餐，干稀分食，在进餐后30分钟再喝饮料或水。

第六篇

肿瘤患者的保健及护理

如何改善肿瘤患者的生活质量

文 / 陈壮忠　　医学指导 / 林丽珠

"目前，由于各种因素的影响，我国各种肿瘤的患病率日益增长，成为世界的癌症大国之一。我国每年花费在防治肿瘤的医疗费用近500亿元。"在2010年第16届全国肿瘤防治宣传周上，林丽珠教授如是说，"但是我国目前许多人对防治肿瘤存在一定的不足之处，患者的生存质量仍较低，有必要多方面增加投入，改善患者的生存质量。"

1. 医患合作，加强沟通

林立珠教授说："医生多花一分钟，帮助患者正确认识肿瘤及其科学的治疗手段，增强患者信心；家人多花一份心思，正确认识肿瘤，积极做好各种措施，鼓励患者树立信心、积极治疗，才能让患者活得更有意义。"

但对大部分患者（或家属）来讲，得知自己（家人）被确诊肿瘤时，最常见和无奈的问题仍然是：我（患者）还有没有得救？我（患者）到底还能活几个月？对癌症根深蒂固的恐惧和对治疗手段缺乏认知，仍然是患者勇敢面对疾病的重要障碍。

有的患者得了肿瘤，整天躺在床上，饭来张口，衣来伸手。要么无所事事，什么也不想做；要么胡思乱想，昼夜不得安宁。有的患者得知自己被确诊为肿瘤，认为自己是家人的累赘，甚至起了轻生的念头；而有些家属视肿瘤为瘟疫，避之唯恐不及。

调查显示，60%～70%的患者认为，医生的语言和态度对患者的心理状态会产生很重要的影响；40%～50%的患者认为，家人的语言和态度对自身的心理状态也会产生重要影响。可见，心理因素在肿瘤的治疗过程中具有十分重要的作用，家庭护理也占比较重要的地位。而仅有10%～20%的患者或家属知道或部分知道如何防治肿瘤，如何做好肿瘤患者的家庭护理。因此，患者或家属有必要向医生了解更多的疾病信息，配合治疗，做好护理，才能更好地提高患者的生存质量。

2. 从关注"病"到关注"患者"

早在 20 世纪 80 年代，世界卫生组织就给癌症的预防定义了 3 个"1/3"：1/3 的肿瘤可以预防，1/3 的肿瘤如果早诊断早治疗是可以治疗治愈的，1/3 的肿瘤通过合理治疗、合理饮食、合理护理是可以提高生存质量的。

近年来，癌症治疗不再以消灭肿瘤为唯一目标，疗效评价标准已由单纯观察肿瘤大小变化，转变为重视患者的生活质量，从以往的"全盘剿灭"过渡到"带瘤生存"，逐渐转变为"带瘤生活"。

其实，当前肿瘤的治疗手段已经走向多样化、规范化、个体化治疗，不再是单一的治疗手段，是手术、化疗、放疗、分子靶向治疗药物、微创治疗、中医药等的综合应用，经过积极治疗，令人闻之变色的肿瘤已经大有改观，患者的生存期得到明显提高，部分患者已经可以实现长期存活。有的患者经过治疗后，每天驾车上下班，甚至正常旅行、度假，"带瘤生活"，生活质量较高。

专家认为，现代医学模式从"以疾病为中心"到"以患者为中心"的转变，使得肿瘤的治疗更加关注患者的生活质量，这样患者才生活得更加有意义。而对于普通市民来说，更主要的是了解肿瘤，关爱生命，科学防癌。

3. "三师而后行"

提高患者的生活质量有三大要素：治疗手段、增强信心和治疗依从性。医生为患者提供了有效的治疗手段，而患者的信心和对治疗的依从性则有赖于更紧密的医患沟通。成功的双向交流，会增强患者对医生的信任并积极主动配合治疗，从而取得最佳的临床治疗效果。医生与患者多一分交流，家人和患者多一分配合，患者对医生多一分理解，距"带瘤生活"就更近一步。

防治肿瘤，具体做到"三师而后行"：①禅师——心理要放轻松，心态要摆正，正确认识肿瘤；②厨师——注意营养均衡，饮食有味，可以吃一些具有防治肿瘤的食物；③药师——患者要按时就诊，按时吃药，合理用药；④行——按时作息，保证足够的休息，增强幸福感，全面提高生活质量。

研究发现，多种肿瘤的发病与吸烟、免疫力下降、环境污染有很大的关系，专家建议科学防治肿瘤，市民心理要放轻松，正确减压，多吃蔬菜水果，拒绝吸烟、加强锻炼、保护环境才是预防肿瘤最有效的措施。科学防癌，生活可以更美好。

4. 什么是"全国肿瘤防治宣传周"

从 1995 年起，由中国抗癌协会倡导发起的每年 4 月 15—21 日为全国肿瘤防治宣传周（简称"4·15 全国肿瘤防治宣传周"）。通过多种形式广泛宣传抗癌防癌科普知识，使广大人民群众提高防癌意识、增加科学知识，从而进一步推动我国抗癌事业和科普工作的健康发展。

肿瘤患者的调理

文 / 陈壮忠

> 6 年前高大妈因为"腹痛 3 月余"行结肠镜检查，发现患上结肠癌，因病属Ⅲ期，她便做了手术，术后再行化疗 6 个疗程以巩固疗效。但是自从得病之后，她觉得体力大不如前，走不到几百米就要停下来休息，总是爱打瞌睡，看会报纸就要停下来，或者看着电视不知不觉就睡着了。高大妈定期复查，也没有发现肿瘤复发的征象，但她就是觉得难受，浑身不自在。"去找中医看一下，好好调理一下吧。"好朋友胡阿姨不忍心看着她这么难受，推荐她去找中医看看。"中医能够治疗这个病吗？"拗不过朋友的热心帮助，高大妈抱着试试的心态来到广州中医药大学第一附属医院肿瘤科就诊，经过林丽珠教授的积极解释和用药，高大妈的状态改善了很多。至今多次复查未见明显异常，高大妈又恢复了往日的精神面貌，还跟着胡阿姨去跳广场舞。

"医生，你就给我调理一下身体吧！""医生，我来调理身体，到时候我还要去某某医院治疗呢！"门诊也有不少患者抱着这样的心态来找中医医生看病的。

"中医是调理的，西医是治病的。"民间也有这样的说法。

调理，调理，每一个人都在说调理，那究竟什么是调理呢？怎么才算是调理呢？调理和治疗究竟有什么不一样呢？

1. 什么是调理

调理，也称之为调养，指的是以中医学理论为基础，运用望、闻、问、切等中医诊疗手段，结合一些必要的检查，了解被检查者阴阳平衡、五脏六腑、气血津液、筋骨脉络的状态，经中医师分析，总体上把握被检查者的身心状况，以及自然界、人类社会对其的影响，从而指出健康隐患，提出针对性的养生防病方案，包括药物调养、饮食调养、运动起居、心理调养等。

调理范畴广泛，覆盖疾病的各个阶段，包括防病调理（未病先防）、治疗调理（已病治疗）、康复调理（病后康复）等，是一个动态演变的过程。很多人简单地把调理等同于康复，这是比较片面的。

（1）防病调理（未病先防）。《素问·四气调神大论》着重指出："是故圣人不治已病治未病，不治已乱治未乱，此之谓也。夫病已成而后药之，乱已成而后治之，譬犹渴而穿井，斗而铸锥，不亦晚乎！"明确强调了"预防为主"的思想，该思想在疾病防治中具有重要的指导意义。元代朱震亨《丹溪心法》亦指出："与其救疗于有疾之后，不若摄养于无疾之先。"金代李杲《活人机要》云："壮人无积，虚人则有之。"

此时，调理身体的目的是通过各种"内养外防"的综合调摄措施，强化体魄，避免外来虚邪贼风的侵害；调摄补养体内的精气神，从而保持正气的旺盛充沛。由于正气具有护卫机体、抗御邪气并维持和促进机体生命活力的功能，故能在无病状态时善于调理预防者，则正气充沛，身体健康，延年益寿。即使遭遇致病因素，旺盛的正气也能积极抗御邪毒，在邪正斗争中消灭或驱除致病因素，防止致病因素侵害人体而发生疾病。

此时的调理，未病先防，事半功倍，长期效果明显，但短期效果不明显，人类的惰性让人难以坚持。

（2）治疗调理（已病治疗）。在古汉语中，现代意义的"疾病"称为"疾"，而"病"则有"疾病加重"的意思，清人陆懋修亦谓："今人之所谓病，于古但称为疾，必其疾之加甚，始谓之病。"

已病治疗，就是指针对一些致病因素导致疾病发生之后，采取各种措施，减少疾病对人体的伤害，减轻患者的症状，提高生活质量。很多人将调理和治疗对立起来，这是错误的。

疾病已经产生了，人体的阴阳失去平衡了，邪毒已经对人体造成伤害了，调理治疗的目的就是对已经发生的疾病采取积极有效的治疗措施，包括祛除病因、减轻症状等，以防该类疾病继续恶化。调理的目的也是如此，通过调节人体阴阳，提升正气，对抗邪气，促进疾病的痊愈和机体的康复。

此阶段，疾病已经产生了，主张早发现、早诊断、早治疗以提高疾病治愈率。对于有明显临床表现的患者，早期正气尚未衰败，中医治疗原则应以祛邪为总则，甚至以手术、放疗、化疗等手段积极祛除病邪，再配合中医药治疗，目的是治愈或阻止其进一步发展。对于中期恶性患者，因正气渐衰，邪气旺盛，中医治则应以祛邪与扶正并重，治疗目的是部分治愈并延缓疾病向晚期发展。对于疾病到晚期的患者，邪气壅盛，正气已衰，疾病越来越重了，治疗应以扶正为主要治则，预防毒邪进一步耗竭正气，以致阴阳离决、精气衰竭。这是治疗疾病的大法和原则，需要多学科共同参与。

此时的调理治疗，已病防进，疗效直接。如不注意调理，易将疾病拖至末期，治疗较难。

（3）康复调理（病后康复）。疾病初愈，机体阴阳平衡尚未稳定巩固，正气尚未恢复，脏腑功能活动也未恢复正常，而余邪也可能稽留未清，此时若不注意调理或者调理不当，则容易复发，或重新感邪而再发他病。疾病初愈阶段，尚未达到正常健康状态，也与原先疾病状态有所不同，如果再次感染疾病，或者疾病复发，病情往往更加危重复杂或者缠绵难愈，常给人体健康造成更大损害，故此时更应该重视康复调理，这也是老百姓常说的调理。

中医对这一阶段的调理康复具有深刻的认识，并在长期的实践过程中，积累了丰富经验。如《素问·热论》关于外感热病即有"热病少愈，食肉则复，多食则遗"之诫。此时，调理的目的第一在于培养正气，增进其抗御病毒邪气的功能；第二在于调适起居，避免邪风侵袭。注意生活调摄，避免劳力及劳心过度，以及慎戒房劳，是调理康复、避免再次生病的基本措施。

总体上，调理不仅仅针对疾病，而且着眼于整个人从生理上、心理上、社会上及经济能力进行全面恢复健康，是一个动态的过程。在立足于预防疾病发生、发展、蔓延和恶化的目的中，调理治疗的措施既要有诊断、手术、放疗、药物（包括各种西药、中药）、针灸按摩等治疗手段，又要包括饮食宜忌、起居、避免风寒、心理指导、营养指导、护理、休息娱乐、体育锻炼等多个方面的内容。多管齐下，才能更好地提高人体的正气，避免生病，促进康复，延年益寿。

2. 调理不仅仅只是进补

"医生，我该吃什么补一补？""医生，调理身体，吃什么好呢？"很多人简单地将调理等同于吃好吃的，食疗进补。其实这是片面的，甚至是有害的。

身体刚刚康复，体力还在恢复阶段，此时脾胃功能较弱，如果过度饱食或者过吃肥腻肉类，尤其是难以消化的补益类食物，或误食"发物"而致郁热内积或脏气失衡受伤，容易引起脾胃功能受损，疾病难以恢复，甚至导致疾病复发，或产生其他疾病。

至于进食补药方面，也需要慎重。日常生活中，对于大病初愈、正气虚弱的患者，常常有服用补益方药以促进其复元的方法，但如果用药失当、药不对证或者急功近利而使用大剂量补药，身体难以耐受，则所用药物非但不能补益身体，反而引起人体阴阳失衡或破坏脏腑气血津液之间的平衡协调状态，导致疾病难以恢复，或者诱发其他疾病。此外，如果疾病余邪未清而过早进食补益药物，则药物不但不能帮助身体恢复，反而有让邪毒留置体内、长期难以祛除之嫌。调理的方法需要根据身体和疾病恢复情况，辨证论治，对症下药，让所用的补药能够提高体质，促进身体恢复，同时须稳妥推进，不要一下子大补特补。

3. 心情也需要调理

工作压力过大，心情郁闷，悲喜失常，现实达不到理想状态是造成许多疾病的原因，这在现代社会尤为明显，特别是一些心理疾病的产生。

大量临床研究表明，情绪的好坏与疾病的发生有着重大关系，妇科疾病患者中伴有多种不良的情绪，肿瘤患者的精神多有重大创伤，或有较长时间精神的压抑、郁闷等，而性格开朗的人很少患癌症。据现代流行病学研究发现，大约有80%的乳腺癌患者存有抑郁症倾向，而且贯穿疾病整个过程。

中医学有七情致病之说，包括喜、怒、忧、思、悲、恐、惊等七种情志活动，这些情志活动超出人体正常的接受能力，或者长此以往，则有可能滋生疾病的可能。不良的精神因素通过破坏患者赖以抵抗疾病侵袭的免疫力而

233

起作用，降低患者的自我感觉，加重患者的症状，症状的不适又再作用于情绪，让心情更加压抑、烦闷、不适。如此恶性循环，难以恢复。因此，调理身体的同时需要调理好心情，促进康复，远离疾病，需要避免喜怒过度、悲忧太甚等情志刺激。

不要把不愉快的事情看成是一场灾难。这只会使事情变得越来越糟。我们应该保持乐观和幽默的态度去面对任何事情，因为生活中的每个人都会面临问题，而不仅仅是你。回头看看，没有什么大不了的事情，也没有什么过不去的坎。

中医有言"三分治，七分养"，在疾病发生、发展、康复过程中，要积极学会自我调理，利用各种方法提升自身的正气（免疫力），调节五脏六腑功能，疏通经脉血络，清理病邪毒素，理顺系统关系，畅顺七情六欲，全面提高人体的整体生理机能。只有整体生理机能提高了，免疫功能才会增强，身体脉络才能通畅，情绪良好，身体的各项功能才会健康。这就是调理的最终目的。

癌因性疲劳

文／林洁涛　医学指导／林丽珠

> 陈阿姨在3年前患了鼻咽癌，做了同步的放化疗后，疾病得到痊愈。但是自从得病之后，直到今天，她仍旧觉得体力下降，总是爱打瞌睡，或者看着电视不知不觉就睡着了。每次睡醒后虽然稍有好转，也没有精力充沛的感觉。陈阿姨定期复查，也没有发现肿瘤复发的征象，但疲劳的症状一直困扰着她。

这是什么原因呢？我们一起来了解一下癌因性疲劳这一不可被忽视的症状。

1. 什么是癌因性疲劳

癌因性疲劳也叫癌症相关性疲劳，是临床恶性肿瘤常见的症状之一。目前医学上将癌因性疲劳描述为"一种由肿瘤或抗肿瘤治疗引起的令人不安的、持续的身体、情感和/或认知方面的主观的疲劳感觉及精力衰竭感，并干扰日常生活及功能"。癌因性疲劳的症状主要是非特异性的无力、虚弱、全身衰退、嗜睡、疲劳。其具有持续性以及非普遍性的特点，如虚弱、活动无耐力、注意力不集中、动力或兴趣减少等。简而言之，癌因性疲劳不仅仅出现在肿瘤患者身上，而且肿瘤患者治愈后的很长时间内都可以存在。这可能是肿瘤本身造成的，也可能是抗肿瘤的治疗造成的。目前癌因性疲劳的病因尚不明确，是患者个体在生理、心理、功能性和社会性方面的一种多维度主观体验。

2. 癌因性疲劳与一般的疲劳的区别

一般在经过高强度或长时间的工作或运动后会产生疲劳的感觉，这是很正常的表现，但经过休息后，就可以恢复到"生龙活虎"的状态。

然而，癌因性疲劳与一般的疲劳不同。癌因性疲劳的程度比较重，与活动量或能量输出不成比例，不能通过睡眠及休息来缓解，具有持续时间长等特征。同时伴有精力差、虚弱、懒散、冷漠、思想不集中、记忆力减退、沮丧等多种表现形式。

3. 怎样自我检查

首先，癌因性疲劳是由于癌症及相关治疗导致患者长期紧张和痛苦而产生的一系列主观感受，是一种对疲劳的主观感觉，通常是以体力、精力降低为主要特征。所以，临床医生对癌因性疲劳的诊断主要是依靠患者的主诉，因此患者在就诊前可以自己评价一下是否存在癌因性疲劳。

自我评价主要包括以下3个方面的表现：

（1）躯体疲劳：虚弱、异常疲劳，不能完成原来胜任的工作。

（2）情感疲劳：缺乏激情、情绪低落，精力不足。

（3）认知疲劳：注意力不能集中，缺乏清晰思维。

如果患者有上述表现，告诉医生，让医生更进一步进行诊断和治疗。

癌因性疲劳可严重影响患者的身体、心理状况和家庭、社会功能，以及生活质量。因此，临床医生加强对慢性肾功能衰竭（CRF）的认识和关注，给予早期干预是非常重要的。在我们医院门诊的一项调查研究中发现，具有疲劳的患者占了一半以上，而且大部分患者的疲劳程度在5分以上。由此可见，癌因性疲劳是广泛存在的，而且相对严重，给患者带来了不少困扰。

目前癌因性疲劳的自我管理包含的内容很多，如识别贫血、医学干预、压力调整、心理疏导、改善睡眠、加强营养、促进认知、积极运动、自我调节等。目前癌因性疲劳病因尚不明确，而且治疗手段少，疗效不确切。只有激素治疗被认为是相对有效的治疗方法，然而长期服用激素会带来各种不良反应，患者亦难以接受。中医药治疗通过辨证论治、内服和外治相结合等特色和优势，可以明显缓解患者的疲劳症状。

警惕"节后综合征"，避免"节外生枝"

文 / 陈壮忠　林丽珠

> "年初一、初二的时候，老头子还是开开心心的，怎么这两天就萎靡不振、无精打采的，有时候还失魂落魄的？"大年初五，周阿姨就陪着老病号王大叔来病房找值班医生看病了，"不会是病情有什么变化吧？"经过一系列检查，王大叔的疾病控制得比较好，检查也无明显异常。

林丽珠教授指出：这是"节后综合征"在肿瘤患者身上的表现。春节过后，家里人应该继续多多关心患者的身心健康，以免加重病情。

"家家捣米包饺子，知是今朝团圆日。"春节期间，家人团聚一起，购置年货，包饺子，吃火锅，交流感情，共享天伦之乐，对于肿瘤患者来说，能够和家人在一起团聚，真是不容易。然而快乐的时光总是很短暂，假期过去了，亲朋好友、儿女相继离开去上班。而肿瘤患者则要继续抗癌治疗，或者一个人继续工作。许多人面对这种变化难以适应，有时候会出现心情烦躁、精神难以集中、饮食无味、病情反复等现象，有的甚至还伴有失落、沉默寡言、疾病加重等，这就是所谓的"节后综合征"在肿瘤患者身上的表现。具体有以下一些表现。

1. 情绪低落

春节期间，走亲访友，好朋友相聚在一起，聊聊天，打打牌，看看节目，彼此交流，气氛融洽怡人；春节过后，亲朋好友各自回到彼此的岗位，身边突然间少了许多倾诉与交流的人，家里就冷清了许多。气氛落差很大，许多患者都会出现这样的症状：晚上睡不着，早上起不来，白天昏沉沉，心不在焉，做事力不从心，或者出现记忆力下降，似乎疾病加重了。

2. 消化不良

经过一系列的治疗，患有结肠癌的张先生，病情控制得很好，已如正常人那样生活。不料春节过去了，张先生的病情似乎加重——吃饭不怎么香甜，什么都不想吃，看到食物甚至恶心欲呕，睡觉也不安稳，大便时而秘结，时而溏烂，节后生活质量并不好。

3. 周身不适

患有肺癌的黄大妈开心地过了一个春节。但是春节过后，她的儿子回去上班，她总是觉得周身不适，喘不过气来，浑身疼痛却无法道出具体情况，惶惶然不敢独处，但复查提示黄大妈的各项临床指标均正常。

4. 不敢面对复诊

患有肝癌的方大叔本应该按时返院复诊，继续治疗，可是他却不敢面对医院，害怕治疗，因此他非常焦虑不安。等到家人发现方大叔的疾病加重时，方大叔的肝功能损害很大，黄疸明显。患者在乐融融的节日气氛中容易忘记自己的病痛，但节日一过，情绪的落差容易让患者顿生凄凉之情，心理变得脆弱，不敢面对现实，从而出现拒绝复诊和治疗的情绪，这样不利于疾病的控制，容易导致疾病反复。

针对以上情况，林丽珠教授给出了这样的建议。肿瘤患者应该有一颗平常心，保持良好的心情。春节高朋满座，节后冷清寂寞，落差比较大，肿瘤患者要正视这种变化，及时调适心情，及早做好节后正常生活的心理准备。

由于疾病的特殊性，过年过节对于患者来说非常重要，但如果过节期间不注意生活调节与饮食调节，则很容易导致节后消化不良，情绪低落，乃至病情变化。节日过后，家人也应该多给患者打电话，报平安，关心患者的身心健康。此时患者也可给儿女、朋友打电话，倾诉自己的情感，避免在节后产生孤独、失落的情绪。

患者应该安排好自己的时间，按时工作，按时休息，按时服药，按时到医院复诊，也可在身体条件允许下多做运动打发空余时间，白天可以打太极拳、养花草，夜晚可以看电视节目、织毛衣、绣花等，这样就可以减轻许多惆怅感。

专家提醒患者，如果在节日期间或者节后出现情绪不佳，应及时到医院就诊，避免"节外生枝"。

肿瘤患者合并便秘

文 / 陈壮忠

便秘是指大肠传导功能失常，导致大便秘结，排便周期延长；或周期不长，但粪质干结，排便困难；或粪质不硬，虽有便意，但便出不畅的病证。一般7天内排便次数少于2～3次便可诊断为便秘。患者除了便秘常见症状，同时又夹有肿瘤疾病的特殊性。

便秘虽然一般不危及生命，但会加重肿瘤患者的思想负担，增添焦虑紧张情绪，并可能诱发或加重其他疾病（如高血压病、冠心病、心力衰竭等），从而影响患者的生活质量，临床上需要引起重视。

1. 肿瘤患者合并便秘的原因

对于肿瘤患者而言，导致便秘的原因有很多，尤其是晚期患者，便秘更是一种常见症状。按发生的病因归纳，主要可见于下列情况。

（1）单纯性便秘。主要原因有：①由于生活规律、周围环境的改变和精神紧张等因素，排便习惯受到干扰；②进食过少或饮食过于精细，纤维素含量不足，对结直肠运动的刺激减少；③慢性消耗、营养不良或衰老体弱等导致肌肉萎缩或肌力减退；④长期卧床，活动减少，肠蠕动减慢而使排便困难。

（2）继发性便秘。主要原因有：①原发性或转移性肿瘤压迫脊髓、腰丛、骶丛神经引起便秘；②肠道内肿瘤所致肠道狭窄或梗阻；③肠道外肿瘤压迫肠道；④代谢紊乱，如低血钾、高血钙等；⑤分泌病变，如甲状旁腺功能亢进或甲状腺功能减退时肠道肌肉动力减弱；⑥肠道激惹综合征，其发病机制尚不清楚，便秘是主要临床表现之一，是由胃肠道平滑肌的运动障碍所致。

（3）医源性便秘。在肿瘤疾病治疗过程中，药物所带来的医源性便秘不能忽视，包括：①阿片类止痛药，可使排便反射刺激的敏感性降低，肠蠕动减弱，引起便秘；②化疗药物的毒副反应，如长春碱类、鬼臼毒素类等；③5-HT₃受体拮抗剂类止吐药物；④长期过量服用泻药（常见于刺激性泻药）会引起肠道黏膜的损害、结肠平滑肌萎缩和神经损害，同时使肠道对泻药的敏感性减弱，形成对泻药的依赖性和耐受性，最终可导致严重的便秘；⑤其他药物，如铋剂、制酸剂、抗抑郁药、抗胆碱能药物等；⑥术后并发症，如肠粘连、疤痕狭窄。

2. 肿瘤患者合并便秘的症状

排便困难是便秘的主要症状。肿瘤患者由于长期卧床、食欲不振或惧怕排便而不思饮食，从而造成大便次数和排便量减少，其排便频度和粪便性状可因便秘的类型而有所不同。

在结肠型便秘中，如慢传输型便秘，表现为缺乏便意，便次少，多数每周少于3次；而直肠肛门型便秘，如功能性出口梗阻型便秘，则便意频繁，却难以排出，可谓欲便不能，欲罢不止。

部分患者由于长期大量服用刺激性泻药，如乳果糖、大黄、番泻叶、芦荟、芒硝等，会产生药物性便秘，称作"滥用泻药综合征"。患者出现腹胀、腹痛以及精神症状，如焦虑、烦躁、失眠、抑郁，乃至性格改变。医者曾遇一位肺癌患者，经过中西医结合治疗，肿瘤控制效果非常好，却因长期便秘而产生轻生的念头，可见便秘患者痛苦至极。

便秘的程度一般分为三度。重度指便秘症状持续，患者异常痛苦，严重影响生活，不能停药或治疗无效；轻度指症状较轻，不影响生活，经一般处理能好转，无须用药或少用药；中度介于两者之间。

3. 肿瘤患者合并便秘的预防

对于肿瘤患者合并便秘，预防远远比治疗重要。由于便秘是影响肿瘤患者生活质量的重要症状之一，应该得到医护人员、患者和家属的重视，积极做好预防措施。

（1）加强心理调节，消除患者的紧张情绪，做好生活护理；努力创造患者满意的外部和人文环境。

（2）生活和排便要有规律，不忽视便意。一开始就应认真对待，一旦有便意应及时排便，不可忍便，建立排便条件反射，养成定时排便的习惯，避免强努久蹲。

（3）避免久坐、久卧，适当参加体育锻炼，鼓励患者在病情允许范围内适当增加活动，如散步、慢跑、勤翻身等以加强结肠活力，促进肠蠕动。

（4）鼓励患者多吃富含纤维素的食物，如蔬菜（茭白、韭菜、菠菜、芹菜、丝瓜、藕等含纤维素较多）、水果（柿子、葡萄、杏子、鸭梨、苹果、香蕉、西红柿等含纤维素较多）、杂粮，适当食用一些润滑食物（如黑芝麻、核桃仁），增加饮水量；厌食症或摄食太少，尤其含纤维食物过少可引起便秘，故应食用新鲜蔬菜，适当食用麦麸或全麦面粉。但器质性肠梗阻患者不适用。

（5）多饮水。纤维需吸收水分才能在肠腔中起通便作用。故每日可饮水 3 000 ~ 5 000 mL，如患者起床刷牙洗脸后，空腹饮用一杯蜂蜜水、淡盐水或温开水，再进食早餐，可以减轻便秘的发生率。

（6）环境改变，如出差旅行、卫生条件差等易引起便秘，可以自带一些水果、润肠通便药。

（7）减少应用可能导致便秘的药物，如果因治疗需要不能减少，对可预见的便秘适时应用缓泻药物，以预防便秘的发生。

（8）定期复查相关指标，尤其是电解质。肿瘤患者由于肿瘤疾病治疗、自身体质等因素，常常患有厌食症，胃肠动力不足，摄入量不足，常常导致电解质紊乱，如低钾血症、低钠血症、低钙血症等均可引起便秘，防止便秘，应针对性补充相应的元素。

（9）可以辅以腹部按摩（从右下腹部开始向上、向左、再向下顺时针方向，每天 2 ~ 3 次，每次 18 ~ 36 回）；保持规律的生活、充足的睡眠和开朗乐观的心情，对预防便秘有重要意义。

4. 肿瘤患者合并便秘的治疗

肿瘤疾病合并便秘的治疗，除了针对肿瘤的治疗之外，还需要对便秘等影响生活质量的症状进行对症治疗。如果便秘只是轻度，在治疗肿瘤的基础上，辅以治疗即可；对于中度便秘，治疗则必须兼顾肿瘤疾病和便秘症状；对于重度便秘，影响到患者的生活质量了，急则治其标，优先治疗便秘症状。

对肿瘤患者的便秘，诊断并无困难，但要明确便秘的病因，除了认真细致地询问患者病史、症状和全面的体格检查，必要时还需要进行粪便常规、内镜、胃肠 X 线、电子计算机断层扫描（CT）、磁共振成像（MRI）等辅助检查。及时合理地治疗对减少患者的痛苦十分必要。除病因治疗外，还可适当采取以下中西医治疗措施。

（1）使用缓泻药。①使用刺激性泻药。如番泻叶、蓖麻油、大黄、果导片。通过刺激肠道合成和释放炎症介质引起肠腔内积液而腹泻。适用于排便动力衰弱者，但必须避免长期使用这类泻药。为了保证正常排便而长期并且不得不逐渐加大剂量使用这类泻药可能会引起肠道运动的丧失，同时，本类泻药的导泻作用会引起肠绞痛、腹部紧张和水样便，丢失大量的水和电解质。②润滑性泻药。矿物油如石蜡油、甘油口服后不吸收，但能润滑肠道，包在粪团之外，使之易于通过肠道。适用于粪便较干结，或年老体弱、排便动力减弱的患者，但长期使用会影响胡萝卜素和维生素 A、维生素 D 的吸收。③软化性泻药。如辛丁酯磺酸钠为基本不吸收的表面活性剂，能使粪便中的水和脂肪易于混合而软化。适用于排便无力患者的短程治疗。该药忌与石蜡油合用，因能促使石蜡油吸收而产生不良反应。④渗透性泻药。如硫酸镁、硫酸钠、山梨醇、乳果糖、聚乙二醇。通过增加大便的渗透浓度，从而增加大便中的水分含量，刺激肠蠕动。乳果糖对肝性脑病患者尤为适用；硫酸镁、硫酸钠泻下作用较强，常可产生水样泻；肾功能损害患者不能服用镁盐，因为镁在肾内积聚会引起毒性反应。⑤容积性泻药，又称膨松剂。如甲基纤维素、葡甘聚糖、车前子。富含多糖或纤维素类，能膨胀成润滑性凝胶，促进肠蠕动，使肠内容物易于通过。⑥促胃肠动力药物，如莫沙必利等可促进肠蠕动，使肠内容物易于通过。⑦5-HT 受体激动剂。该类药物作用于肠壁肌层神经丛运动神经原的 5-HT 受体，增加乙酰胆碱的释放，可以缩短肠道传输时间，增强胃肠蠕动和收缩力。

（2）中医药治疗。中医认为便秘的病位主要在大肠，病机为大肠的传导功能失常，其症状单纯，病因病机不同，当分虚实论治。晚期癌症患者多数已经采用过手术及放射、化学等多种治疗，机体多已气血阴阳俱虚，故晚期癌症患者便秘多以虚为本，病程中气滞、郁热、津亏、血虚等同时存在，各种因素之间相互作用，导致肾之真阴重耗，生化机能衰退，气虚推动无力，肠内糟粕停滞，日久化热，气机郁滞，燥结阴虚，气滞不行而成便秘。治疗立滋阴益气、泄热通便为法。肿瘤患者合并便秘多为本虚标实，虚实夹杂；治疗以"虚不胜攻，借补为通"为法则，使得补虚而不壅滞，通腑而不伤正，虚实兼顾。①热病便秘大承气汤证：大便干燥如羊屎，腹部胀满疼痛，或有潮热谵语，手足溅然汗出，舌红苔黄燥起刺，或焦黑燥裂，脉沉实有力，用大承气汤加减：生大黄12 g，厚朴24 g，枳实12 g，芒硝10 g。先煎枳实、厚朴半小时，后下大黄煎10分钟后去滓，取药汁约400 mL，加入芒硝溶化，分2次温服。②热病便秘小承气汤证：大便干，但还能成条状（没有干到羊屎状的程度），腹胀很重，舌红苔黄燥，脉滑数，可用小承气汤。大黄12 g，枳实10 g，厚朴6 g，水煎取450 mL，分2次温服。③热病便秘调胃承气汤证：大便干燥如羊屎，发烧心烦，或有谵语（说胡话），口干欲饮，舌质红苔黄燥，脉滑数，用调胃承气汤或新加黄龙汤加减：生大黄12 g，芒硝12 g，炙甘草6 g。用水600 mL，煎大黄、甘草至200 mL，去滓，入芒硝，小火煮开2次，1次温服。④气虚便秘：大便干或并不太干，但欲解不得出，使劲则汗出气短，便后有虚脱的感觉，疲乏无力，面白懒言，舌质淡苔薄白，脉弱无力。此为气虚便秘，用黄芪汤：炙黄芪30 g，麻子仁15 g，陈皮10 g，蜂蜜30 mL。前三味用水煎取400 mL，兑入蜂蜜，分二次温服。⑤阳虚便秘：大便干或不干，排出困难，小便清长，面色㿠白，四肢不温，腹中冷痛，腰膝酸冷，舌质淡苔白，脉沉迟无力。可用济川煎或理中丸加减：肉苁蓉15 g，淮牛膝15 g，当归12 g，升麻6 g，泽泻10 g，枳壳10 g，水煎取600 mL，分3次温服。⑥阴虚便秘：大便干结，形体消瘦，头晕耳鸣，两颧红赤，心烦失眠，潮热盗汗，腰膝酸软，舌质红，少苔，脉细数。有人将此形容为"无水舟停"。可用增液汤或麦味地黄丸加减：生地30 g，玄参30 g，麦冬15 g，水煎取600 mL，分3次温服。这一治法也

被称为 "液行舟"。⑦血虚便秘：大便干结，面色无华，皮肤干燥，头晕眼花，心慌气短，健忘失眠，口唇色淡，舌质淡苔少，脉细。可用尊生润肠丸或当归芦荟丸加减：当归15 g，生地15 g，麻子仁15 g，桃仁10 g，枳壳10 g。水煎取600 mL，分3次温服。⑧气血两虚：自利清水，色纯青，或大便秘结，脘腹胀满，腹痛拒按，身热口渴，神疲少气，谵语，甚则循衣摸床，撮空理线，神昏肢厥，舌苔焦黄或焦黑，脉虚。可用黄龙汤加减：大黄9 g，芒硝12 g，枳实6 g，厚朴3 g，当归9 g，人参6 g，甘草3 g。水煎取600 mL，分3次温服。⑨血瘀便秘：少腹急结，大便色黑，小便自利，甚则谵语烦渴，其人如狂，至夜发热，及血瘀经闭、痛经，脉沉实或涩。可用桃核承气汤加减：桃核20 g，桂枝6 g，大黄12 g，炙甘草6 g，芒硝6 g。上五味，以水700 mL，煮前四味，取300 mL，去渣，纳芒硝，更上火微沸，下火，空腹时温服100 mL，日三服。

临床上以虚实夹杂型便秘最为多见，多为气阴两虚为主，杂以气滞热结、阴血亏虚。气虚无力推动，肠内糟粕壅滞，日久化热，气机郁滞，燥结阴虚，气滞不行而成便秘，阴血同源，阴虚则血虚，血虚津亏，则肠道干涩、传导失常形成便秘。治则多以攻补兼施，益气养阴，清热润燥，行气为法。需要注意的是，便秘的治疗需要中病即止，症状改善就需要及时调整治疗方案，千万不可长期滥用泻下药物，以免伤及人体正气，引起其他并发症。

经过仔细辨证，遣方用药，患者的症状能够得到很好的缓解。但有时患者便秘明显或者口服困难，也可将中药液做灌肠剂来使用，可更好地缓解患者便秘症状。临床上，为了方便患者，也常用一些中成药来治疗便秘，如具有清热通便作用的复方芦荟胶囊、新清宁片等，具有润肠通便作用的麻仁润肠丸、麻仁滋脾丸、麻仁软胶囊、苁蓉通便口服液等，以及具有理气通腑作用的四磨汤口服液、六味安消胶囊等。但中成药也应辨证使用，应该在有经验的医生指导下正确使用，以免药不对症，过度泻下，加重病情。

便秘与肿瘤关系密切，临床上应予关注，可由多种原因引起，因此是一个个体化的综合治疗过程，所以要正确辨证，合理施治，努力提高肿瘤患者的生活质量。

PICC 留置后如何护理

文 / 陈壮忠　医学指导 / 林丽珠

PICC 是指经外周插管的中心静脉导管，通常我们使用的是三向瓣膜式 PICC，既可减少静脉穿刺带来的痛苦，又可避免化疗药等强刺激性药物渗出对患者的外周浅表静脉造成损伤。PICC 置入后可在体内留置 3 个月至 1 年不等，还可以让患者带出院，不影响患者的日常生活，按时行换药封管护理即可。既然 PICC 置管有这么多好处，那么在置管前后需要注意些什么呢？日常要如何护理呢？我们听听林丽珠教授的健康指导。

1. 为何留置 PICC

由于老龄化社会及各种因素的影响，目前患有各种肿瘤或其他慢性病的患者越来越多，需要住院长期补液的患者也逐渐增多。反复的穿刺，外周浅表静脉如何受得了？另外，为了有效地控制肿瘤，常规采用反复、多次、大剂量静脉冲击化疗，而化疗药物多为化学及生物碱制剂，其浓度高，对血管刺激大，导致给药静脉发生静脉炎，或外渗后引起邻近组织坏死；而许多抗肿瘤中成药由于是复方或者是中药提取物，分子量一般较大，也可能会带来一定的刺激性作用。

因此，为了避免长期补液带来的一系列不方便，避免药物不良刺激，临床医学发展了经外周插入的中心静脉导管置管术，俗称 PICC 置管术。PICC 可以解决患者需要长期补液反复穿刺的问题，避免每日扎针的皮肉之苦，减少了各种药物对外周浅表静脉的刺激，大大减少了静脉炎的发生。

林丽珠教授指出：PICC 能够很好地减轻患者的痛苦，提高化疗患者治疗的依从性，对导管连续不断的维护可延长患者的带管时间，节省患者的医疗费用，节约有限的医疗资源，密切护患关系，提升医院的社会效益。PICC 为肿瘤患者提供一条无痛性输液通道（可谓肿瘤患者的"生命线"），与其他深静脉穿刺相比具有操作简单、留置时间长、置管对生活基本无影响、维护方便安全、可以带管回家等优点，符合肿瘤患者长期化疗的需要；且肿瘤患者在较长时间的化疗过程中，由于生活及经济上的不便，也不可能选择长期住院治疗，PICC 则可满足肿瘤患者的这一特殊需求。

2. PICC 置管前要做的准备

置管前，医护人员常常会仔细评估患者的情况，确定患者是否适合置管。患者及家属应该将有关情况一一告知医护人员，医护人员通过与患者和家属交谈、观察病情、阅读既往史、检查报告等方面和途径收集患者的各种资料（包括姓名、年龄、文化程度、个人生活习惯、过敏史、对疾病的认识、患者全身的情况、全身皮肤、穿刺点局部皮肤情况、感染症状、出血倾向、置管静脉的情况等），并对患者的资料进行系统分析和充分整理，通过对其进行有效的评估，确定患者是否适合穿刺，拟订置管计划。

林丽珠教授强调，置管前医护人员常常会将置管的目的、优点、方法、风险、简单的置管过程、需要配合的事项等跟患者及家属一一沟通。虽然风险有可能发生，但患者及家属也不要过分紧张。在操作及护理过程中，只要患者配合，积极采取各种措施预防，风险可以降到最低，甚至为零；当风险真的发生时，及时采取相应的处理措施，也可以减少对机体造成的损坏。

3. 做好日常护理

PICC 置管给患者带来了很大的方便，患者置管后仍可从事一般的日常工作和家务劳动，如吃饭、洗漱、洗澡、做家务、写字、打字等，但需避免使用置管侧手臂提过重的物品。

患者可以淋浴，但避免盆浴、泡浴、游泳等。淋浴前用塑料保鲜膜在置管处绕 2 ~ 3 圈，上下边缘用胶布贴紧以保护贴膜不受潮而发生卷边、松脱或贴膜下液体积聚。

锻炼身体时，置管侧上肢切勿剧烈运动，勿过度弯曲、伸展，勿做一些反复弯曲手臂的动作，以免损伤导管或将导管拉脱出体外。可利用弹性塑料球，做握拳运动，每天 4 次，每次 15 ~ 20 分钟。

穿衣服时，应先穿置管侧上肢衣服；脱衣服时，先脱没有置管侧上肢衣服。导管周围的皮肤更应保持清洁、卫生。

4. 社区维护护理

治疗间歇期每隔 1 周对导管维护 1 次，包括检查穿刺侧上肢局部的皮肤情况、测量臂围、管道的通畅与否，用生理盐水冲洗管腔、更换贴膜或更换肝素帽等。如敷贴的外边翻起及出汗、敷贴下有水汽时应及时换药，换药后用生理盐水 20 mL 脉冲正压封管，将 PICC 导管的说明书及详细资料交患者一起带回。对需要带管出院者，出院时应准备足够的贴膜以便更换，每周返院做导管的维护，无法返院者可到社区或下一级医院做导管维护。嘱患者及家属不要擅自动手换药维护导管，尤其是那些长期留置 PICC 自认为很熟悉该产品的 "久病成医" 的患者及其家属，当导管出现问题时，应及时向具备 PICC 维护资质的医疗机构求助，最好到已开展 PICC 技术或设立 PICC 门诊的医院维护导管。

PICC 导管一般不做抽血用，辅助检查如 CT 注射显影剂时，切勿从 PICC 管注入，防止因高压静脉注射导致 PICC 管断裂。如导管断裂或破裂，患者和家属千万不要慌乱，可在导管断裂处上方或近穿刺点将导管折起，并用胶布固定，立即到当地医院或者回院进一步处理，将断裂部分的导管一同带到医院。

最后，林丽珠教授语重心长地指出："患者或家属应留有医院科室的联系电话，如有问题及时与主管医师、护士及护理人员取得联系，有特殊情况时应及时返院处理。"

知己知彼，正确防止 PICC 置管并发症

文 / 陈壮忠　黎丽花　医学指导 / 林丽珠

目前在各大医院肿瘤科广泛开展的 PICC 置管术，确实给患者带来很多好处，节省了医疗费用。它既可减少静脉反复穿刺带来的痛苦，又可避免化疗药等强刺激性药物渗出对患者的外周浅表静脉造成损伤，PICC 置入后在体内可留置 3 个月至 1 年不等，可以反复使用，方便补液和治疗。很多医院先后建立 PICC 维护门诊，专人负责，指导患者正确使用 PICC 和做好护理。

事物总是存在两面性。尽管 PICC 置管非常安全，但也并非绝无风险，常见的并发症有机械性静脉炎、血栓形成、纤维蛋白鞘 / 纤维包裹膜形成、导管相关性感染、导管阻塞、导管易位、导管拔除困难等。在置管或日常护理时，怎样防治这些并发症呢？我们来听听林丽珠教授的健康忠告。

1. 机械性静脉炎

在穿刺、置管过程中，穿刺鞘和导管对静脉内膜、静脉瓣的机械性摩擦刺激引发变态反应，形成机械性静脉炎。其表现为：沿静脉走行的发红、肿胀、疼痛，有时可以表现为局部症状，如局部的硬结。

预防措施：①材质好的导管组织相容性好，带来机械性静脉炎的概率小，避免选择材质过硬的导管；②穿刺前说明穿刺程序、应用目的、使用好处，使患者做好心理护理，降低应激反应的强烈程度；③穿刺中保持与患者的良好交流；④接触导管前冲洗干净附于手套上的滑石粉；⑤将导管充分地浸泡在生理盐水中；⑥送管中动作轻柔，尽量匀速运动；⑦用赛肤润液体敷料外涂，或用双柏散等中药外敷，可预防性使用。

2. 血栓形成

血凝块影响到血液循环时即可称为血栓形成；表浅静脉血栓形成有临床症状，例如疼痛、发红、肿胀、静脉条索状改变，大的静脉内的血栓通常反而无临床症状，但可从手臂、腋部、肩膀、颈部、胸部等部位有无疼痛、肿胀、静脉扩张、麻痹或刺麻感、颜色改变、皮肤温度改变等症状来观察。

预防措施：①置管时，要根据血管粗细，选择能满足治疗需要的最细规格的导管；②选择不易生成血栓的材质做成的导管；③穿刺过程中尽量减少对血管内膜的损伤；④对易于生成血栓的患者考虑预防性的抗凝剂和溶栓治疗。

3. 纤维蛋白鞘形成

置管后可能出现一种不能溶解的蛋白质紧紧附于导管表面的现象，导致回抽困难或阻碍输液。

预防措施：①适当增加冲洗的频率和速度；②考虑使用肝素钠盐水封管；③使用尿激酶——溶解附于导管开口处的纤维素。

4. 导管相关性感染

与穿刺点污染、导管接头污染、静脉滴注的药物污染、血行种植、导管的纤维包裹鞘或形成的血栓等有关，使用 PICC 相关感染率为 0 ~ 2.2%。

降低细菌沿导管生长的概率对预防导管相关性感染非常重要，具体措施如下：①最低限度地做好无菌防护；②妥善选择穿刺点；③保持导管尖端适宜的位置，以降低血栓形成的危险；④预防性应用抗凝剂或给予溶栓治疗；⑤含预防感染设计或抗菌物质的导管。

5. 导管堵塞

分非血凝堵塞和血凝性堵塞2种，非血凝堵塞常因维护不当、药物沉淀、脂类堵塞、导管易位等引起。

预防措施：①选择适宜的器材；②给予充分、正确的导管冲洗；③置入后行胸片检查，确认导管有无打折、盘绕或其他受损迹象；④定期复查胸片；⑤严格遵守正确的冲管液、冲管容量以及冲管频率的规定；⑥尽量减少可能导致胸腔压力增加的活动；⑦预防性应用抗凝药物或溶栓药物。

6. 导管易位

常因固定不佳、个体解剖因素、胸腔压力增加、血管穿透伤等致导管易位。

预防措施：①强化导管固定——胶布、免缝胶带、缝合固定；②尽量减少可能导致胸腔压力增加的活动；③置管时，最初即推送导管到达最佳位置。

7. 导管拔除困难

常因血管痉挛或血管收缩、静脉炎、血栓形成、感染、导管易位等致导管拔除困难。

预防措施：将导管末端保持在适宜位置，可以防止血栓形成的发生，轻柔、缓慢地逐渐拔出；感觉有阻力时应停止撤管，尽量保持平静、耐心，避免紧张；局部热敷，避免沿血管走行加压，极个别的情况需要考虑手术取出。

注意：试图强行拔除导管，可能会加重血管收缩或者导致导管断裂，形成导管栓塞。

最后，林丽珠教授语重心长地指出："知己知彼，百战不殆！只有正确认识PICC置管的好处和可能存在的不良反应，学会处理这些不良反应，充分发挥PICC置管的好处，才能更好地减少患者的痛苦，全面提高患者的生活质量。"

骨转移瘤骨脆脆，肿瘤患者伤不起

文 / 陈壮忠　医学指导 / 林丽珠

女儿女婿带小外孙从美国回家探亲了，患有乳腺癌的李阿姨高兴得一夜没有合眼：生病这么久，日盼夜盼，终于盼来了女儿一家团聚啦！6 岁的外孙女第一次回到广州，看到很多新奇的事情，左瞧瞧右看看，像小鹿一样跑得欢。谁知一下子撞进李阿姨的怀里，李阿姨有点招架不住，身体失去平衡，手没有扶住，腰撞到了旁边的茶几上，差点就站不起来了。她心想没事的，贴上"镇痛膏"就躺在床上休息。谁知，越来越痛，儿女们外出回来一看不对劲，急忙呼叫 120，将李阿姨送到医院就诊，拍 X 片显示腰椎转移瘤并压缩性骨折，需要马上手术治疗。

1. 骨转移瘤骨脆脆

"肿瘤转移到骨头上是晚期肿瘤的表现之一，临床上骨肿瘤只有小部分是原发于骨的肿瘤，而90% 的骨肿瘤则是由其他肿瘤转移而来。"林丽珠教授指出，"顾名思义，骨转移瘤就是肿瘤通过血行播散方式扩散到骨头处，骨转移癌病灶可见于髂骨、椎体、肋骨、颅骨和长骨近端等，大多发生在骨骼中轴线血运丰富的部位，腰椎、骨盆是骨转移瘤的最好发部位。大部分的肿瘤都可以产生骨转移，而最常见的有乳腺癌、前列腺癌、肺癌、甲状腺癌等。"

流行病学研究发现，骨转移瘤除了原发病灶的症状之外，有的还常常伴有转移病灶处疼痛不适和压痛。疼痛开始时轻微，呈间歇性钝痛，随着病程的延长，疼痛的程度和持续时间逐渐加长。如果不慎摔倒跌伤致骨折或出现病理性骨折时，则会演变为持续性的剧痛。也有很大一部分患者，就像上文所提到的李阿姨一样，虽然出现骨转移瘤了，但症状并不明显，经常在体检或者外伤中才无意发现；同时，也存在一部分患者，原发病灶症状表现不明显，而表现为骨转移病灶的症状，如疼痛或活动障碍，容易被当作腰腿痛、颈椎病、椎间盘突出等而被忽视，导致失治误治。

2. 肿瘤患者真的"伤不起"

为什么普普通通一摔，伤害会如此大？有人这样感叹，肿瘤患者就像瓷娃娃一样，真的伤不起啊！林丽珠教授说，其实这都是骨转移瘤导致骨头脆性增加所导致的。

当肿瘤细胞转移至骨骼，大量利用人体的营养物质合成肿瘤细胞需要的物质，破骨细胞作用增加，成骨细胞作用减低，导致局限性溶骨性骨破坏作用增加；另外，原发肿瘤也合成、分泌一些细胞因子肿瘤相关因子，导致溶骨破坏作用增加，所以，肿瘤患者普遍患有骨质疏松症，变脆的骨骼稍稍给予冲击就可能发生骨折。另外，一些肿瘤患者需要长期服用某些抗肿瘤药物，也会增加骨质疏松的概率。再加上很多肿瘤患者年纪大，动作迟缓，保持平衡的能力低下，防摔的能力下降。因此，在平常人看来很轻的一摔，对肿瘤患者来说，却是一个致命的伤害。

3. 骨转移瘤患者"治得起"

"那肿瘤骨转移是不是就不能治疗了呢？医生是不是束手无策，患者只能坐以待毙了呢？"有人问。"按照国际抗癌联盟与世界卫生组织的诊断标准说，到了肿瘤骨转移阶段就属于第Ⅳ期，也就是晚期了，但并不是没有机会接受治疗。"林丽珠教授说。

据介绍，可以通过X光、电子计算机断层扫描（CT）、磁共振检查（MRI）、发射型计算机断层扫描（ECT）等影像学来确诊患者是否存在骨转移瘤。一旦确诊为骨转移瘤，第一，对患者进行全身治疗，包括针对原发肿瘤和转移瘤的联合化疗、放射治疗、免疫治疗和中医中药治疗，以便标本兼治，遏制肿瘤对人体的进一步破坏。第二，对具有手术指征的患者要及时采取手术治疗。外科手术能够直接切除骨转移部位的肿瘤，起到消除骨痛、减轻肿瘤对脊髓的压迫、提高患者生存质量的作用。尤其适用于那些对放、化疗无效的顽固疼痛的患者，肿瘤组织已经压迫了脊髓神经而引起了明显的肢体症状的患者，胸腰椎大面积受损的患者，以及已经发生了病理性骨折的患者。但手术之前，要全面评价患者的机能，把握手术适应证，全面评价手术所带来的利弊。第三，合理应用双磷酸盐、降钙素等骨保护剂，这类药物与骨骼有高度的亲和力，能抑制癌肿对骨骼的破坏，并诱导破骨细胞凋亡，同时还具有直接对抗肿瘤、阻止溶骨现象的发生、直接干扰骨吸收过程的作用，对溶骨性、成骨性、混合性骨转移癌均有很好的疗效。

4. "容易受伤的人"重在预防

骨转移患者如此"摔不起"，要怎么避免这些事情的发生呢？林丽珠教授说："肿瘤患者除了及时发现病灶、及时治疗之外，也要加强日常锻炼，改善家庭环境，从生活点滴做起，预防摔倒事件的发生。"

（1）适当进行锻炼。适当的锻炼可以促进血液循环，增加肌力，保持关节的灵活性，同时增进协调和反应能力。腰腿有力，反应灵敏，当然就能减少跌倒。建议每周进行3～5次运动，每次运动时间为30分钟至1小时。当然，具体运动量要量力而行。太极拳、八段锦这些轻运动，运动强度不大，长期锻炼，可以明显提升肌力，而且使身体平衡性增强。

（2）地面上的水渍要立即擦干。肿瘤患者因为没有看到地面上的水渍而滑倒的事是常常发生的。其中，卫生间和楼梯是最容易出现打滑的地方。因此，做完清洗工作后，要仔细查看地板是否被打湿，即使是小水滴，如果发现也要立即擦干。在卫生间的浴池边上和洗手盆的边上可以放置防滑的橡胶垫。

（3）防止被脚下障碍物绊倒。首先要扫除脚下的障碍物，最常见的是各种电器的电线；其次是房间内的台阶（特别是有些人家中的走廊与房间、卧室与卫生间存在地面的"小落差"），还有易滑动的地毯、小孩的玩具等。因此，在家中行走的通道不要放置杂物，尽可能制造出一条畅通的空间；在日常生活中，应当养成经常收拾整理的习惯；用脚垫消除有落差的地面，用粘膏固定地毯的边缘部位等。

（4）出门带拐杖。对于年纪较大或已有骨转移瘤的患者来说，出门最好带拐杖，不要碍于面子。使用拐杖可以协助双脚支撑身体，使两点支撑变成三点支撑，增加了身体的稳定性，是个防止摔倒的好办法。

（5）外出活动时，最好穿上有防滑性能鞋底的运动鞋，穿上宽松的衣裤，可以保证身体活动的灵活性不受限制。尽量选择平坦的道路，避免凹凸不平的道路和人车混乱的地方。夜间、雨、雪等天气要控制外出。另外，对陌生的地方，也要慎重行动。

（6）不要急于把人扶起来。万一患者不慎摔倒，首先要确保周围环境

第六篇　肿瘤患者的保健及护理

的安全，而不是急于扶起患者。因为这一扶，若患者发生骨折，可能会加重病情。患者应该先轻微活动一下肢体。如果稍微一动便痛得厉害，或受伤部位出现肿胀，甚至变形，那就要警惕骨折的可能。如怀疑是四肢骨折，可就近取材，如伞、报纸、杂志（将报纸、杂志卷起来）等将关节固定，或利用没有受伤的一侧的肢体、躯干作为支撑，临时固定，然后再送往医院。如怀疑有脊柱骨折时，在急救车到达之前，移动时应保持身体平直，千万不能使头颈部和躯干形成角度或扭转，以免增加脊髓损伤。

骨转移瘤并非威胁癌症患者生命的直接原因，其症状却常常给患者造成很大的痛苦，是晚期肿瘤患者生活质量低下的主要原因之一，需要引起广泛关注。出现骨转移瘤要及时干预，早期治疗，积极做好预防保护措施，对于患者的生活质量大有裨益。

提高睡眠质量，肿瘤患者有宜忌

文 / 陈壮忠

调查显示，有25%～50%的肿瘤患者出现睡眠不足、睡眠质量差的情况，晚期患者甚至高达70%以上，睡眠不足、睡眠质量较差困扰着肿瘤患者。睡眠不良、不足，翌日会使肿瘤患者头昏脑涨、全身无力，严重影响患者的生活质量。睡眠作为生命所必需的过程，是机体复原、整合和巩固记忆的重要环节，是健康不可缺少的组成部分。正常良好的睡眠，可调节生理机能，维持神经系统的平衡，是生命中重要的一环。林丽珠教授指出：遵从睡眠规律，把握睡眠宜忌，保证充足的睡眠，提高睡眠质量对于肿瘤患者体力的恢复甚为重要。

1. 夜半失眠不宜马上开灯

许多患者常常会出现夜半失眠的症状，尤其是病情较重或者在放、化疗期间，如疼痛发作、噩梦惊醒等，半夜醒来，翻来覆去，难以再次入睡。此时最好不要马上开灯，也不要醒了就去卫生间。开灯会告诉大脑现在是清晨了，影响大脑分泌褪黑素，更难以入睡。建议从300开始倒数，隔三个数数一次，能帮助患者快速入睡。另外，专家也建议，常有半夜失眠者不宜过早入睡，一般以22～23点为宜，睡眠时间6～8小时足够恢复精神；如果醒来距离起床时间不足一个小时，则起床锻炼为宜。有癌痛患者，平常应该将服药时间安排在睡前服用，以免影响正常休息时间。常失眠者可以在专家建议下服用一些定志安神助眠的中药，如酸枣仁、磁石、龙骨、牡蛎、天王补心丸、归脾丸等帮助睡眠。

2. 白天适宜短时睡眠

养成按时入睡和起床的良好习惯，遵循睡眠与觉醒相交替的客观规律就能稳定睡眠，避免引起大脑皮层细胞的过度疲劳。严格遵守作息时间，能使患者的睡眠和觉醒过程——甚至有可能像条件反射那样——来得更自然，进行得更为深刻。另外，白天不宜睡眠过多，许多患者常常白天休息，躺在床上，一睡就是三四个钟头，而晚上真正睡眠的时候，却翻来覆去难以入睡。白天睡眠过多，势必会影响夜晚睡眠的时间。林教授提醒："肿瘤患者应该将大部分的睡眠休息时间放在夜晚，白天不宜睡眠过多，提倡短时睡眠，时间控制在半个小时到一个小时即可。"

3. 如何获得舒适睡眠

许多肿瘤患者虽然经常休息，但由于各种肿瘤疾病本身或者放、化疗等因素的影响，睡眠质量却比较低下，甚至出现难以入睡、多梦易醒等失眠状况，严重影响了患者体力状况的恢复。肿瘤患者怎样才能睡得好呢？专家建议，肿瘤患者睡前有"三宜三忌"，白天不宜睡眠过多，注意这些生活细节，可以提高睡眠质量。

（1）睡前散步。让生活的节奏慢下来，用心去聆听生活，肿瘤患者睡前避免剧烈的运动或体力劳动，不要进行紧张的脑力劳动。如饭后到公园、花园走一走，尽量减少主观上的刺激，有安神定志的作用。

（2）休闲式劳作。肿瘤患者睡前可以适当安排一些活动以打发空余时间，如打太极拳、养花草、打毛衣、绣花等。保持良好的心理状态，保证睡好、休息好，能够增强自身抗癌能力，有利于肿瘤的治疗与康复。

（3）睡前足浴。"树枯根先竭，人老脚先衰"，"睡前洗脚，胜服安眠药"。肿瘤患者睡前可以取一些小鹅卵石铺在水盆底，倒入温水，泡足踏石20分钟，同时揉按涌泉等足部穴位。这样使脚部血管扩张，促进血液循环，使人易入梦乡。有条件时，可以用一些安神定志的中药煎汤泡脚，效果更佳。也可以将有经验的肿瘤科中医师的辨证中药方复渣沐足，简单易行，且经济实惠。

（4）忌饱食。晚饭不要过晚，晚餐七八成饱即可。应该吃一些容易消化的清淡食物，注意多食蔬菜和一定比例的杂粮，保持大便通畅。调料不宜用得过重。睡前半小时内不要再进食，以免加重胃肠负担。

（5）忌娱乐过度。肿瘤患者由于各种因素的影响，情绪较之常人往往容易波动，因此专家建议肿瘤患者睡前不宜进行激动人心的讲话，不宜看扣人心弦的书刊，不宜观看使人久久不能忘怀的电影或戏剧，不宜看场面激烈的影视剧和球赛，勿谈怀旧伤感或令人恐惧的事情，不要熬夜通宵打麻将或者扑克。

（6）忌饮浓茶与咖啡，以免因精神兴奋与尿频影响睡眠。患者要戒烟、戒酒，睡前不宜饮用浓茶或咖啡等刺激性饮料，也不要喝过多的饮料或流质食物。烟、茶和咖啡等会刺激大脑，使大脑不易进入抑制状态；食用过多流质食物会导致小便次数增加，不利于再次入睡。

此外，要注意夜间环境舒适，保持卧室整洁，空气流通，以有益于健康。在卧室或床头柜上放一个剥开皮或切开的柑橘、柚子等，其挥发油可以镇静中枢神经，起到安神定志、帮助睡眠的作用。

心烦失眠的中医治疗和日常护理

文／张瑞怀　陈壮忠　医学指导／林丽珠

《伤寒杂病论》将失眠称为"不得眠""不得卧"。日常生活中失眠很常见，让人很痛苦。中医认为"失眠"由情致所伤，肝气郁结，心火偏亢，气滞血瘀，痰火内扰，胃气不和导致脏腑气机升降失调，阴阳不循其道。阳气不得入于阴，心神不宁所致者，多为实证失眠。若因年老体衰、气血不足或久病后气血亏损，阴阳失调或思虑过度，劳伤心脾，致令心失所养，身无所住或血虚胆怯，肝失所养，神无所主或血虚胆怯，肝失所养或心肾不交，虚火上亢所致者，谓虚证失眠。总之，脏腑功能紊乱，邪气阻滞，气血阴阳平衡失调，神志不宁是发生失眠的基本病机。

　　肿瘤患者由于各种因素的影响更是如此。如化疗后常会呃逆，发汗吐下后，外邪不得解，邪热积留于胸中，热郁而不得发散，则使胸中闷乱，嘈杂欲吐不能，故而使人彻夜难眠。即余热扰动胸膈引起的失眠。而化疗药物属于燥热的药，心烦易躁，心火偏亢，阴阳失调而导致失眠。

1. 推拿按摩

　　按摩可达到疏通经络、调节阴阳的作用。

　　（1）穴位按摩。①安眠穴。安眠穴是一个常用的经外奇穴，位于项部，在翳风穴（耳后凹陷处）与风池穴（枕骨下凹陷处）连线的中点。此穴能平肝息风、宁神定志，有效舒缓紧张的情绪，帮助入睡。②神门穴。神门穴是手少阴心经的原穴，乃心经元气留止的部位，位于掌侧腕横纹的尺侧，即尺侧腕屈肌腱桡侧处。此穴乃心气出入之门户，能养心安神，为治疗失眠的主要穴位。③三阴交穴。三阴交穴是足太阴脾经的穴位，位于足内踝高点上3寸（自己的手横放，约4根手指横放的宽度），即胫骨内侧后缘处。此穴乃足三阴经（肝、脾、肾）的交会穴，故能通调肝脾肾之经气，达到健脾、益肾、养肝的作用，精血得以统摄于脾，受藏于肝，内养于肾，心气下交，则神志安宁。

　　（2）腹部按摩。入睡前，仰卧床上，意守丹田（肚脐），双手按顺时针方向绕脐，稍加用力揉腹。

　　（3）注意事项。①剪指甲，以防划破皮肤。②操作时用力适度。③注意保暖，以防着凉。④每个穴位不宜按揉时间过长，1~2分钟为宜。

2. 温水沐足泡脚

　　沐足泡脚追溯于《肘后备急方》，中医学认为"脚为精气之根"。脚为全身柱基石，经络直通脚趾梢。温水泡脚可疏肝健脾，有助于睡眠。

　　沐足泡脚，水深度为泡过脚踝三阴交（脚踝上三寸）位置即可。水温在40 ℃~45 ℃最佳。双脚入水勤搓揉，周身血液循环好。洗泡时间为15~30分钟。

　　注意事项：水温不宜过高，以免烫伤。泡洗后及时擦干，以免着凉。

3. 读书写字

现代人对于电子设备使用过多，过度依赖，反而疏忽很多平常的东西。对于失眠者，不妨睡前找一个安静的地方（卧室也要保持安静），重新拿回书本，看看书，或者练练字，这样能够将备受各种资讯"骚扰"的大脑和神经解放出来。最好读一些比较晦涩的专业书，这样大脑和神经比较容易疲倦，很快就安静下来。

注意事项：①避免看过度兴奋的读本或言情小说、武侠小说；②学会接受，贵在坚持；③学会放松，必要时配合其他方法或者安神药物。

如何治疗化疗脱发

文 / 陈壮忠　　医学指导 / 林丽珠

> "医生，是不是化疗一定会呕吐、脱发？如果这样的话，我宁愿不治病了……"当和医生谈论诊疗方案时，柯小姐再次跟医生这么说。柯小姐来自香港，人长得美，高挑的身材，姣好的面容，乌黑的长发，再加上十足的干劲，游刃有余的交际能力，让她在职场左右逢源，很快荣升为部门经理。但不幸的是，无意中她扪及右乳有一个肿物，到医院经过一系列检查，最后确诊为乳腺癌，并出现腋窝淋巴结转移，做了手术治疗，术后需要进一步化疗控制疾病。但听说化疗会脱发、会呕吐，柯小姐很抗拒，已经拖了半年多。

我们知道，放、化疗是治疗癌症、恢复健康的常用治疗手段，但接受放疗和化疗的患者，除了要忍受治疗所带来的恶心、呕吐等副作用外，往往还要承受化疗所带来的脱发等痛苦。脱发可以出现在身体任何部位，包括头部、面部、四肢、腋下和阴部，可以大部分脱落或全部脱落。它虽然不痛不痒，但因为影响容貌，给肿瘤患者尤其是女性患者，造成很大的心理压力，不利于治疗。多数人对化疗脱发比较抗拒，并成为影响化疗顺利实施的障碍之一。

化疗脱发怎么办？"其实，毛发脱落并没有那么可怕，因为这种脱落是患者化疗期间暂时性的副反应，可以再长出来。若在化疗的基础上加上中药的治疗，可减轻化疗所导致的包括脱发在内的毒副反应，让患者更好地接受治疗。"林丽珠教授说。

1. 化疗为什么会导致脱发

据林丽珠教授介绍，目前的抗肿瘤药物大多通过抑制细胞的迅速生长，从而起到杀灭肿瘤的作用。化疗药物对肿瘤癌细胞有强大的杀伤力，但到目前为止，任何化学药物都不能选择性地只杀伤肿瘤细胞，在杀伤肿瘤细胞的同时也会损害人体的正常细胞。在人体中增生活跃的正常造血细胞、消化道黏膜细胞和毛囊细胞更容易受到损伤。其中，主导毛发生长的毛囊细胞受损后容易引起化疗脱发，这是因为头发的毛囊细胞分裂迅速，而化疗药物并不能区分癌细胞和正常增殖的细胞，所以化疗常常会出现脱发的不良作用。脱发常在化疗开始2～3周后出现，化疗对头皮的损伤在先，脱发可以是一点一点地掉或成撮地脱落，持续1周左右。通常在化疗结束2～3月后重新长出头发，有时头发也可在化疗过程中长出。

掉头发是一种常见的副作用，统称化疗脱发，但是并不一定都发生，而且因所选用的药物不同，其头发掉落的程度也不尽相同。常用的化学药物中最易引起化疗脱发的是阿霉素、依托泊苷（鬼臼乙叉甙，VP16）、紫杉醇、长春新碱和大剂量的环磷酰胺等。有些药物影响并不大，有些药物则令头发全掉光，产生严重的化疗脱发状况，有些药物则只是轻微掉头发，使头发变得比较稀疏而已。

随着研究的深入，肿瘤药物的靶向治疗越来越精确，新一代化疗药物导致的脱发也越来越少。医学家和科学家也努力寻找防治的办法。据报道，科学家在寻找防止化疗所致脱发的研究中取得一项新的突破，这种还在试验阶段的药物能让接受化疗的实验鼠毛发脱落减少50%。

2. 拿什么来拯救你，我的头发

虽然医学专家认为这种由化疗引起的脱发是可逆的，但是秃发的样子确实惹人注目，往往令患者感到尴尬和烦恼，无助感倍增，使他们丧失治愈疾病的信心。那有什么办法可以减少这些不良反应呢？为此，林丽珠教授为准备化疗的患者或正在接受化疗的患者支招。

放、化疗时，需要特别护理头发和头皮。洗头时应使用含蛋白质的软性洗发剂；平时使用软的梳子。剪短发，短发使头发看上去要浓密一点，即使脱发也易处理；经常按摩头皮，促进毛发生长；使用防晒油；戴帽子、围巾或假发来保护头发，防止太阳照射。

当开始出现脱发时，该如何应对？如果是男性，不妨将其剃光；戴帽子也是一个比较好的选择。对于女性来说，应付脱发的一个最实际的建议就是佩戴假发或帽子，选择时要考虑质地的舒适度和网料的透气性，最好戴真人发制的假发，毛发贴合自然，防过敏。对于正饱受脱发煎熬的肿瘤患者，佩戴假发，一方面可保护头皮，避免阳光直射，同时冬天也可以起保暖的作用；另一方面，在治疗期间可以起掩饰作用，获得愉快心情，从而更好地接受治疗，即使出席重要场合也能重拾美丽，恢复昔日的自信。

3. 中医药可以治疗化疗脱发

林丽珠教授说，多数化疗脱发在化疗结束以后还可再生，往往越年轻、气血调养充沛者生长越快，有的甚至比以往头发质量更好，可谓"因祸得福"，所以不要为化疗脱发而苦恼，要积极调养，充满信心。

从30多年临床实践出发，林丽珠教授介绍，中医认为发乃血之余，肾之华在发，久病正虚，精血不足，加之化、放疗引起瘀毒内阻、气血通达不利，使头皮生发能力不足，也会引起脱发，跟放疗相比，化疗脱发更为严重。中医治宜补肾养血、活血生发。常用药物有紫河车、何首乌、鹿角胶、阿胶（烊化）、枸杞、墨旱莲、女贞子、黄精、仙灵脾、当归、鸡血藤、生地黄、熟地黄、补骨脂、桑葚子、黑芝麻、蜂蜜、蜂房。这些药物既可以补肾生发，又有保护骨髓作用，有利于患者更好地接受放、化疗等治疗，可以适当选择上述药物配伍祛风止痒的药物，制成洗剂外洗头发，也取得较好的效果。

林丽珠教授说，化疗脱发时不要怕梳头，多梳头可促进头皮血循环，有利于再生，但梳子一定要用软梳，梳洗时动作要轻柔，用力不要过大、过快。另外，也可以配合食疗药膳来帮助生发，常吃的谷物有黑豆、黑芝麻、小米、黑米等；蔬菜有菠菜、芹菜、菜花、圆白菜、胡萝卜、枸杞叶等；干果有核桃仁、松子、榛子、桑葚子等；肉类有兔肉、鱼类、鸡蛋、动物的腔骨、肾脏、肝脏等。这些食物对补充维生素B族、维生素E、胆碱、卵磷脂、肌醇有益，利于新发再生。

4. 化疗脱发的食疗药膳方法举隅

（1）黑芝麻30 g，黑豆30 g，枸杞12 g，红糖20 g。水煮约半小时后，连汤渣同食。每日1次，连服15天。本品可滋养生发，对失眠多梦者尤其有效。

（2）黑枣15枚，核桃仁、桑葚子各15 g，黑大豆30 g，芡实20 g，粳米50 g。同煮粥食，每日1剂。可连续食用。适用于肾亏血虚所致的斑秃。

（3）何首乌60 g，枸杞子15 g，生猪肝200 g，油、盐、味精适量。将何首乌粉碎为粉末，加水300 g熬至约100 g的浓汁，放入猪肝片泡2 ~ 4小时。锅内放油至五六成熟时，放入肝片过油，下葱、姜末爆香出味，加盐、味精、少许首乌浓汁、猪肝片、发好的枸杞，快速翻炒3 ~ 5分钟即成。本品有补肝祛风、益精养肾之功。对头发干枯、早白、早脱均有效，每周宜服用1 ~ 2次。

中医护理治疗腹痛腹泻

文 / 王群　医学指导 / 林丽珠

平日里吃错食物、小腹着凉，或是胃肠功能紊乱、肠道内菌群失调等，最容易引发腹痛腹泻，然而，对于肠癌患者来说，腹痛腹泻是最常见的症状之一。以下中医护理可以治疗腹痛腹泻。

1. 治疗腹痛：中药外敷

药物：五位双柏散。成分：关黄柏、泽兰、大黄、薄荷、侧柏叶。

方法与目的：中药外敷是将黄色药粉倒入治疗碗内加热水调至成膏状，敷布于局部患处的一种治疗方法，通过温度、理疗、药物的刺激及透皮吸收，以达到通经活络、活血化瘀、清热解毒、消肿止痛之功效。

用物准备：遵医嘱备配制的药物、开水、治疗碗、药膏勺、治疗盘、玻璃纸、胶布或绷带、棉花。

操作流程：

（1）调药时注意掌握药物的干湿程度，将药物在玻璃纸上摊开，药物周围用棉花围绕。

（2）备齐用物携至床旁，暴露敷药部位，注意保暖和隐私。

（3）药物由护士试温，然后试放于患处，询问患者感觉温度合适后，贴敷于患处。

（4）摊药的面积应大于治疗部位，厚度 1～2 cm，厚薄应均匀。

（5）以胶布或绷带固定，松紧适宜、美观牢固，敷药4～6小时撕下，洗净患处即可。

（6）敷药过程中，如出现红疹、水疱、瘙痒、疼痛等过敏现象时，应停止治疗，去除药物并清洁皮肤。报告医生处理。

禁忌证：

（1）孕产妇女，皮肤破损或严重水肿的部位。

（2）敷药过程中可能出现红疹、水疱、瘙痒、疼痛等过敏现象。

2. 治疗腹泻：艾箱灸

目的：利用燃艾的温、热力和药物刺激穴位，通过经络传达，达到温通经络、调和气息、消肿散结、祛湿散寒、回阳救逆等法，以达到防病保健、治病强身的目的。

物品准备：治疗盘、艾条、火柴、弯盘、小口瓶，必要时备浴巾、屏风等。

操作程序：

（1）点燃艾灸条，放入艾灸盒，备齐用物携至床旁、暴露施灸部位，注意保暖和隐私。

（2）遵医嘱选择艾灸部位：关元、气海、足三里。

（3）固定艾灸盒，调整距离，询问患者有无灼痛感，防止烧伤。

（4）施灸15～20分钟，观察皮肤有无红肿热痛，立即将艾条插入小口瓶，熄灭艾火。

禁忌证：

（1）凡属实热证或阴虚发热者，不宜施灸。

（2）颜面部、大血管处、孕妇腹部及腰骶部不宜施灸。

（3）饱腹、饥饿、过度疲劳者和精神高度紧张者慎灸。

第七篇 肿瘤患者的心理疏导

你离癌症性格有多远

文 / 余玲

许多癌症与患者长期的精神状态、生活条件、个人遭遇有着直接的关系。

20世纪30年代，最先研究癌症与个性关系的美国巴森博士在其《癌症心理生物学》中指出："一个心爱的人死去，突然失业或失去安全保障，这些都是生癌的危险信号。"

里根任美国总统时，第一夫人南希因家事、国事操劳忧郁，加上子女不羁，终患乳腺癌。

广东某高校毕业生小郑在深圳从事工程设计工作。他每日奔波于各个工地，没日没夜，生怕工作出差错，极其紧张、劳累。他又沉默寡言、不善交际，每遇工作或恋情挫折后，内心苦闷极少吐露。生活重压之下，25岁的他在一次出差中不幸晕倒，被发现患有脑胶质母细胞瘤。

1. 容易被癌症瞄上的四种性格

20世纪以来，越来越多的医学家认识到性格在癌症发生中的作用。医学家发现，许多癌症患者在发病前，其性格具有惯于自我克制、情绪压抑、倾向防御和退缩等特点。中外专家有过时间不等的跟踪调查和多种多样的研究论述，其中最有代表性、贡献最大的是美国得克萨斯州福斯堡肿瘤医学家蒙卜顿，他指出 "癌症性格" 有以下四种。

性格1：刻意忍让。性格内向，长期忍气吞声、内心怨气冲天，经常怒而不发，悲而咽泪。

性格2：争强好胜。爱表现，好胜、急躁、易怒、好争斗和咄咄逼人。

性格3：喜欢孤独。孤僻、郁闷、狭隘、嫉妒、寡言、忧思多愁、交际不广。

性格4：悲观消极。沉浸于丧失亲友、失恋、离婚的哀痛之中而不能自拔，受打击、迫害而不能解救，情绪过分焦虑，或常常精疲力竭、神不守舍。

2. 癌症性格为何容易导致癌症

早在2 000多年前，《黄帝内经》就有关于 "七情致病" 的论述，指出

262

人体在过分的喜、怒、忧、思、悲、恐、惊的影响下，会出现血运行不畅、五脏六腑功能失调的症状，久而久之，会演变为恶性肿瘤。例如乳腺癌，明代陈实功《外科正宗》提到："忧思伤肝，思虑伤脾，积想在心，所愿不得志，致经络痞涩，聚结成核。"

美国本松博士经过多年的实验认为，精神过度劳累，思想长期受到重大刺激，患癌症的可能性会明显增加。他调查的500名癌症患者都有明显的精神创伤史。他认为，人每天都处于负面、高度紧张、忧郁的环境中，可引起血液中皮质酯酮的浓度迅速增加，导致免疫器官中 T、B 淋巴细胞及其成分遭到破坏，结果使机体内免疫监视功能缺乏，不能及时清除体内突变细胞，于是患癌率就明显增加了。

3. 测一测，你是否为癌症性格

如何判别自己是否具有癌症性格？心理学家设立了以下一系列问题。

（1）你感到很强的愤怒时，能否把它表达出来？

（2）你是否不管什么事都尽可能把事情做好，连怨言都没有？

（3）你是否认为自己是一个很好的人？

（4）你是否在很多时候都觉得自己没有价值？是不是常常感到孤独、被别人排斥？

（5）你是否正在全力做你想做的事？你满意自己的社交关系吗？你对于常常能发挥人的潜力相当乐观吗？

（6）如果现在有人告诉你，你只能再活6个月，你会不会把正在做的事情继续下去？

（7）如果有人告诉你，你的病已到了晚期，那你会不会有某种解脱感？

理想答案是：（1）是；（2）否；（3）是；（4）否；（5）是；（6）是；（7）否。

如果你对上述问题的回答有两个以上与理想答案相反，就说明你具有癌症性格的特征。但无须恐慌，在癌症性格的后面，潜藏着你真实的自我，你可以以此为起点，学会正确对待和应付生活中的事件，适度而恰当地宣泄自己的不良情绪，增强抵御癌症侵袭的能力，这也是抗癌的良策。

4. 如何摆脱癌症性格

（1）建立社会支持系统，有两三个可以让你倾诉的好友或家人。

（2）对追求完美的人，要学会欣赏自己，宽容他人，把标准降低。

（3）对容易消极的人，要学会得失的转换。

（4）要注意调整情绪的"高压锅"，气压高时学会放气。

（5）运用多样化活动法，即通过工作、学习、社交、娱乐、体育、家务等多种多样活动，把注意力引向外界现实和活动中，不至于造成超负荷的疲劳状态，使性格外向而合群，情绪愉快而平稳，从而增进健康。

（6）寻求专业心理咨询师援助。

别让幸福错过你的门

文／张晶　医学指导／林丽珠

一提到癌症大多数人都是充满恐惧的，因为在人们的印象中，只要是患了癌症，特别是晚期癌症，基本上就预示着生命开始倒计时了！

事实是，很多晚期癌症是可以"治愈"的！比如创新工场董事长李开复曾经得过淋巴瘤，虽然发现时已经到了癌症Ⅳ期，但是经过规范化疗和靶向治疗，目前已经检测不到癌细胞了。

新药、新技术为治愈癌症带来了曙光，选择好的医疗资源、医院和医生，接受充分的、规范化的评估和治疗，是治愈癌症的最重要条件。治疗后定期复查，及早发现可能存在的复发病灶并及时处理，也是治愈癌症重要的后续措施。把癌症变成慢性病就是我们的目标，让癌症患者能够"带瘤生存"，虽然体内的癌细胞并没有被完全消灭，但是依然能够长期生存，能够正常工作、生活。因此，肿瘤患者康复必须得到重视。

临床上很多肿瘤患者在康复期间出现很多误区，主要有下面四点。

误区一：过度小心翼翼。结束治疗后进入出院康复阶段，此时，患者最容易出现患得患失的心理，时刻担心肿瘤卷土重来。有些人对饮食、作息甚至运动的要求极为严格，仿佛生活在"保鲜盒"里，怀疑致癌的食物一点不碰，稍不舒服便要卧床休息，身体不适便忧虑重重。

误区二：恐惧运动。有的患者接受抗癌治疗后，身体比较虚弱，担心自己过劳，出院后少运动，大门不出，甚至连性生活都不敢过。

误区三：大肆进补。出院后，家属心疼患者，往往会买来人参、灵芝等补品，或天天煲药膳进补，过度进补会令身体吃不消。

误区四：依然故我，我行我素。其实从某种意义上说，生病意味着以前的生活或工作模式出现差错，让身体无法负荷，如吸烟酗酒、熬夜加班、饮食作息不规律等。但是有的患者回归生活后，恢复了以前的生活状态或模式，继续饮酒吸烟、过度劳累等。

针对癌症患者的康复过程，我们有以下建议：

（1）癌症患者自身的抗病能力是战胜癌症的决定因素之一。生命在于运动，癌症患者经过临床综合治疗，参加适当的体育活动，有助于增强体质，提高免疫力，对疾病的康复大有益处。通过体能锻炼，不仅能改善心肺功能和消化功能，还能改善神经系统功能状态，提高机体对外界刺激的适应能力，解除患者大脑皮层的紧张和焦虑程度，有助于休息和睡眠。

（2）积极自我心理暗示。心理蕴藏着巨大的恢复潜能，可以帮助患者康复。当患者得知自身患了疾病之后，因为出现严重的不良情绪反应而使这种潜能进一步受到遏制，促使疾病发展恶化、降低疗效，容易发生复发和转移。

综观成功抗癌人士的抗癌经历，我们可以简单地把它总结为：求生的欲望—科学的认知—正确的观念—积极的态度—良好的情绪—坚定的信念—坚强的意志—积极的行动—满意的结果。这是一个积极的心路历程，它就像原子核裂变一样，能够把隐藏在患者自身巨大的心理和生理能量一步一步地释放出来，并创造出康复奇迹。

（3）告别焦虑情绪。癌症患者康复期常见的心理问题包括以下四种。

①最早产生的心理状态：失去依从感。刚刚出院回到家里，此时的情绪非常容易波动。因为在治疗期间，患者从医疗行为中会获得一种安全感，觉得医生的积极治疗给自己带来了希望，护士的温暖照顾给自己带来了希望。而当治疗结束时，失去了给予自己信心和力量的医护人员，常常会担心接下来的生活该怎么办，患者不禁茫然、彷徨失措。

②最常见的心理状态：病耻感。造口患者会担心自己身上有异味遭人嫌

弃；头颈部癌症患者手术治疗后外观会发生较大的改变，不敢见人；乳腺癌患者被切除乳房后容易陷入自卑的情绪，觉得自己已不 "完整"。这种病耻感会使患者变得敏感脆弱，如果不加以疏导，患者可能会自我隔离，陷入抑郁。

③最纠结的心理状态：复查前焦虑。定期回医院进行复查前，大多数患者都容易焦虑，一方面期待着检查后得到皆大欢喜的结果；另一方面又非常担心肿瘤会复发，不知该如何面对，于是陷入深深的焦虑中。

④最难以避免的心理状态：社会角色的改变。从健康人到患者，到重新回归社会，社会角色的改变需要一个过程，要重新认识自我，学会面对，与我们身边的家人、朋友多沟通。对家属而言，能给予患者最大的支持，就是陪伴。陪伴不仅仅是在患者身边的照料，而是要患者感觉到，彼此的心是在一起的，这种心灵与情感意义上的陪伴在患者诊断、治疗、康复的整个过程都至关重要。

（4）找到生活的寄托。斯坦福医院有一个医生患了肺癌，治疗后，他坚持写作，记录心路历程，身体开始好转后就回到了临床一线，如今的他写得更多、看得更多、感受更多。他重回岗位不是因为经济拮据，而是因为只有工作才能让他忘记病痛，让他觉得自己还是一个有用的人，能找到生存的价值。

总之，这是一条康复规律，它不仅为我们揭开了创造癌症康复奇迹的秘密，还为患者指明了正确的康复方向，指出了科学的康复之路，千万别错过幸福来敲门！

化疗和 "话聊" 一个也不能少

文 / 陈壮忠

临床上70%～80%的肿瘤患者会出现心理障碍，如抑郁、沮丧、焦虑、惊骇、失望、绝望、妄想、恐惧、烦躁、猜疑、孤独等。在疾病的特殊治疗期、疾病的晚期、躯体症状明显的时候表现尤为特殊。这些心理障碍不仅影响患者的生活质量和身体康复，并有可能引起病情的恶化。在肿瘤患者接受各种治疗的期间，与患者进行有效的沟通，以及各种良性的心理干预，对帮助其克服各种不良情绪有着非常重要的作用。

在肿瘤接受化疗的同时，也不忘"话聊"。"话聊"就是谈话聊天，虽然方式复杂，但作为肿瘤诊疗中重要的心理干预方法，日益得到重视，近几年已被越来越多的医疗机构采用，这对肿瘤患者接受治疗、恢复健康是很有益的。

一、"话聊"的益处

1. "话聊"可以释放压力

以往认为肿瘤是不治之症，患上肿瘤疾病不啻被判了"死刑"，而这个"死刑"具体的行刑时间还不知道，治疗的过程充满了各种痛楚与折磨，让人不寒而栗。心理再强大的人，也需要一个接受过程，而这个过程充满疑惑、不解、郁闷、焦虑、孤单。恰当的"话聊"，让患者及时释放压力，排遣心中的愁闷，重塑良好的心态，以积极应对疾病。

面对各种疾病和治疗，患者在人前人后往往表现不一样，既希望得到别人的关心呵护，希望亲朋好友帮助自己渡过难关，又想维护自己的"强大、体面"，不愿意将自己最脆弱的一面让人看到。因此，患者此时内心是孤独无助的，是矛盾的，很多人都会心力交瘁、失眠多梦。当然，性格不一样，表现会有所不同。最需要关注的是那些所谓"阳光抑郁型"的，就是平常在家人、朋友面前很阳光活跃，看起来像没事一样；而当自己独处的时候，内心却是焦灼孤寂的，饮食无味、睡眠不好或者常发噩梦。这一部分人的疾病反应往往表现很强烈，预后往往较其他患者差。

因此，亲人、朋友需要根据患者的平常表现和患病后的一些改变，适当调整关心的做法，此时"话聊"（闲聊）就是最好、最便宜的方法。

2. "话聊"可以消除孤独感

肿瘤患者最怕孤独。"我不怕死，我怕痛苦地死，我怕家人不要我，我怕孤独无助……"许多患者都会这样说。因此，爱人的体贴或子女的呵护或家人的陪伴或朋友的关心是非常重要的。

亲朋好友的关心，能使患者消除孤独感，保持心情舒畅。在交谈时，可以有意地让患者接触一些健康向上的中青年人，甚至可以和儿童嬉戏，或者聊一些积极向上的话题，不但能消除孤独寂寞感，还能让患者的心态变得更年轻。闲聊时，常会发现有的肿瘤患者存在各种思想问题，甚至出现消极情绪，这时，可以借助聊天帮助他们，使之树立正确的观点，变消极为积极，或者将原来复杂的思想包袱释放出来，身心愉悦，更好地接受治疗。

3. "话聊"可以促进身心放松

肿瘤患者应当相信，任何一个人都不可能处处、事事顺心如意。当患者无法接受、对未来充满疑惑时，不要将情绪藏于心里，独自生闷气，这样于事无补，反而对疾病的康复不利。此时最好、最有益的方法就是找人聊聊天，找人倾诉，对象可以是伴侣、儿女、兄弟姐妹、亲朋好友、病友、心理咨询师、医护人员等，甚至是花草树木、鱼鸟宠物。通过聊天，将心里所有疑惑、不愉快、郁闷、愤慨全发泄出来，从而摆脱孤独、激动、愤怒、不满、忧愁、疑虑等不良情绪。

保持心情愉悦、平和对疾病康复十分重要。如果总是闷闷不乐、忧虑不安，就会使身体免疫功能下降，这就如同给癌症等疾病开了绿灯。

一次幽默有趣的聊天，可以缓和紧张的气氛，促进患者放松；一次交心的聊天，能够让患者敞开心扉，取得患者的信任；一次忘情的聊天，能够充分走进患者的内心，勾起患者对美好事物的怀念，激发患者的斗志。

4. "话聊"可以转移注意力，安渡治疗关

肿瘤患者由于疾病的特殊性，往往需要接受较长时间的治疗。一般化疗需要几个疗程，甚至是多种方案的联合治疗，大多情况下需要联合用药，且药物本身的副作用较大，会引起肿瘤患者生理和心理上较大的变化。这样不仅给患者躯体带来极大的痛苦，而且对心理健康产生影响，他们将过度集中的注意力放在治疗上，也会在无形之中加大自己的焦虑。在治疗前后以及治疗过程中，与患者进行良好而有效的沟通，使其克服不良心理状态并构筑起抗癌心理防线，是遏制癌魔的首要前提。多与肿瘤患者聊天，以积极、有趣的话题转移患者的注意力，不知不觉中让患者渡过了治疗的难关，减少了各种心因性副作用的出现，更好地接受治疗。

因此，肿瘤治疗期间，同时恰当地"话聊"，给予患者关怀、支持和帮助，对提高患者治疗的信心、促进其康复具有积极的意义。

二、如何 "话聊"

1. 化疗前"话聊"：医护人员做主导，家属朋友来配合，争取患者的信任，为患者提供心理支持

（1）注意保护患者知情权。在我国，由于历史和接受程度等原因，肿瘤患者要不要知道病情，要不要接受治疗，接受什么治疗，决定权首先落在家属的手里。临床上，家属的全权包办反而容易引起患者的胡乱猜测，不利于疾病的恢复。正确的做法，应该是根据患者对疾病的认识程度、性格特征、心理承受能力、文化程度和患者家属的意愿灵活应对，既不能忽视患者的知情权，也不能盲目地强调知情权。对癌症患者的真实病情要适当保密，以免他们过度紧张与恐惧。对已经知道病情的患者应给予科学的解释、安慰与鼓励，使他们正确对待疾病，避免和减轻不良刺激及恐惧和猜疑心理。

（2）向患者或家属解释详细的诊疗计划，尽量减轻患者的焦虑或恐惧情绪，增加化疗的依从性。这样做将使患者在确定诊断时遭受的心理创伤得以较快地平复，并带来恢复健康的希望，有助于改善患者情绪。不论是化疗、放疗，还是手术切除，肿瘤患者总要在相当长的时间里忍受比较大的精神和躯体上的痛苦，所以，医护人员必须在治疗中得到患者的高度信任和密切配合，必须把整个计划及其利害关系以及治疗措施向患者交代清楚，使患者有充分的心理准备。患者对诊疗计划有了一定的思想准备，则相对容易接受治疗过程中出现的副作用。

（3）对消极失望的患者要分析原因，做好心理指导，调养患者精神与指导其生活，向患者解释综合治疗癌症的重要意义。以坚强意志和乐观精神增强患者治疗的效果，排除不利于治疗的有关心理、社会因素。向患者及家属介绍疾病的特点、化疗药物的作用及其副作用。同时还以好转的病例作为典型，帮助患者从不良心理状态中解脱出来，使患者在精神上得到鼓励，在治疗上看到希望。抓住时机对患者进行心理疏导，尽量消除他们的悲观情绪。

（4）做好健康指导工作。针对化疗前多数患者缺乏肿瘤和化疗的相关常识，可采用健康知识讲座、发放健康宣传册或公开咨询等形式宣传肿瘤及化疗方面的常识。鼓励患者保持乐观情绪，树立抗肿瘤的信心，改善不良心

269

理状态，保证化疗的顺利进行。

（5）建立良好的医患关系，满足患者的心理需求。临床治疗应该以患者为中心，通过心理干预治疗，使患者处于接受治疗的最佳身心状态。明确回答患者提出的各种问题，积极的话语能减轻患者的心理负担，能使患者积极地配合治疗。

2. 化疗期间"话聊"：患者为中心，家属好友唱主角，医护人员来指导

（1）保证作息质量。充足的睡眠与充分的休息，对情绪调节有良好的作用。肿瘤患者的治疗周期长，化疗引起的毒性作用直接影响他们的休息和睡眠。睡眠不好，情绪也随之波动，甚至影响食欲，影响治疗。因此，在交谈中获取患者的睡眠情况，必要时进行干预。

（2）转移注意力。多跟患者聊开心美好的事物，例如两个人相遇相爱、结婚、生小孩、升职、涨工资、建房子、乔迁、旅游等；或者聊一些轻松诙谐的事物，如历史地理、旅游文化、诙谐趣事、明星轶事、通俗文化、电视电影、流行歌曲等。通过多种方式转移患者的注意力，放松患者的心态，以免患者受以往媒体对化疗的渲染，对治疗副作用的过度放大，缓解患者的焦虑。

（3）加强对不良反应的预防。一般来说，化疗常见的副作用有恶心、呕吐、便秘、乏力、脱发等，这些副作用也常常让人望而生畏，甚至放弃治疗。其实，经过医学家和科学家的不断研究和临床实践，现在是第三代化疗药物，疗效较前明显提高，副作用也不断下降，而且对于副作用的干预也有很成熟的方案，这些进步大大改善了化疗所引起的副作用。但每一个人都是特殊的，反应也是不一样的，预防远远重要于干预，所以化疗前要做好解释工作，让患者有一定的思想准备。化疗期间要密切观察、关心患者，减少患者对副反应的恐惧。如果出现各种反应，一定要及时报告医生，及时给予积极对症支持治疗，给予止吐、增加食欲等治疗，增强患者的自我幸福感。

（4）重视第一次化疗患者的心理反应。许多研究表明，患者在等待第一次化疗期间，最容易出现焦虑、恐惧情绪，其程度往往要比实际化疗时还要严重得多。应该对其进行充分的解释及相应的心理治疗。

3．化疗后"话聊"：患者为主导，家属朋友常相伴，医护人员延续指导

（1）保持良好情绪，树立信心。放松、平和的心态最为重要。化疗已经结束，不良反应已过去，患者可以说是"重生"了；但化疗后，还有一些后续的反应及治疗，仍需继续完善。患者要善于进行自我心理调节，积极努力地调整情绪，保持稳定的心理状态，并进入一个良性循环。采取一些积极的康复训练，定期复诊，排除潜在的不良反应，才能够有精力接受下一步治疗。积极的、向上的、乐观的生活态度是每个患者所应持有的有利"武器"。

（2）患者有自己坚定的"信念"，要转移注意的焦点，让生活悠着点，要改变不良的生活习惯。看看电视，听听音乐，看一场电影，到公园走一走，不要熬夜，不要通宵打麻将；要改变自己以前做事风风火火的习惯，让生活的节奏慢下来，用心去聆听生活；要善于摒弃不良情绪，心理负担也可向家人或医护人员倾吐，以得到有益的帮助和劝慰，对解除和排泄压抑的心情也是有好处的；疼痛、紧张、不适的时候可以转移自己的注意力，这样可能会减轻自己的压力与不适。若不能控制紧张焦虑的心情时，在医生指导下适当地用抗焦虑药或抗忧郁剂，如七叶神安片、天王补心丹、安定等，可帮助睡眠，对心理不良反应有一定的解除作用。保持良好的心理状态，保证睡好、休息好，能够增强自身抗癌能力，有利于肿瘤的治疗与康复。

（3）战胜疲劳。许多肿瘤患者化疗后都可能出现一些疲劳感，但这是可以克服的，对此要有信心。每天进行一些体力消耗较少的活动，比如和朋友一起步行一小段路。为需要做的事情做好计划，并安排在自己通常比较有精力的时候。只做自己有足够体力完成的事，而把其余的事情托付给别人去做。

（4）家属常相伴。家属可以给患者讲述一些名人的抗癌故事，如焦裕禄、周恩来，他们在患癌期间，仍一如既往地处理各种事务，临"癌"不乱，更没有重病缠身之态。也可以列举一些熟悉的朋友、同事患癌后康复的事例，以他们的抗癌经历暗示患者，患病后仍应保持良好的精神状态和必胜的信心，或者让患者参加适当的工作或做些力所能及的事情，如看电视、看电影、打太极拳、养花等，暂时将肿瘤置之脑后。思则气结，反复思虑、过

分关心 "癌情" 则会更加忧心忡忡、悲观失望，从而加重病情。

总之，对于接受化疗的患者来说，对他们进行宣传教育是十分重要的。充分了解患者的心理变化，医护人员应让患者及其家属了解治疗的副作用是不可避免的，但是可以忍受的；每个患者并不一定发生所有的不良反应，治疗效果常常大于治疗的危险性。患者及家属的信心与合作是十分重要的。

4. "话聊" 注意事项

和肿瘤患者 "话聊" 时，还要注意以下问题。

（1）营造良好的 "话聊" 气氛。由于疾病和治疗的特殊性，肿瘤患者的心灵往往比较脆弱。家属应尽量使谈话愉快、活泼、和谐，尽量多礼让患者，避免因看法不一致而发生争执，甚至不欢而散。

（2）主动聊天。无论是患者，还是家属，都应该打开心扉，多积极聊天。家属有意引出一些积极向上、幽默有趣的话题，帮助患者转移注意力，调整患者情绪，提升抗病能力。

（3）多聊一些轻松有趣的话题。明星娱乐消息为什么让人津津乐道，就是因为聊这些话题比较轻松，很多还有积极的意义。对于喜欢地理、历史的患者，则可以聊一些人文历史、旅游地理，也能开阔视野。对于影响团结、压抑的话题，则不要过多讨论，以免引起不愉快。

（4）多报喜，少报忧。肿瘤患者生病之后，心理往往变得比较脆弱，对于治疗的结果也比较在意，副作用较大、肿瘤的缩小程度等比较专业的内容，最好由主治医师巧妙告知，家属对此可以含糊，或者避之不谈。

（5）注意把握分寸。根据患者的性格，巧妙地转移注意力。

（6）同理心。肿瘤对身体的伤害是许多人无法理解的，同时每一个人都是特殊的，因此在患者身上往往会有不同的描述和表现。家属或者亲朋好友作为倾诉对象，理解患者非常重要，要相信患者的描述，加以引导，很多时候要设身处地来考虑问题，这就是 "同理心"。

（7）学会倾听和给予反应。肿瘤患者在潜意识会对疾病症状或者治疗的副作用加以扩大，无形之中给自己增添了不少压力，虽然希望得到别人的重视和各种支持，但又担心影响到别人，往往不敢开口。"话聊"的一项重要的任务就是要诱导患者将心中的压力释放出来，最好的办法就是学会倾听，给予反应，加以引导。当然在 "话聊" 过程中，所有的倾诉往往会夹杂着个人的看法，对于不正确或者过度的想法，作为倾诉对象不要马上辩驳，等待患者倾诉结束，再加以引导或者交换意见。如果不能的话，安静倾听就是最好的陪伴。

著名健康教育专家洪昭光对话聊推崇有加。他这样形容："说起话聊真奇妙，防病治病都有效；一聊双方误解消，二聊大家心情好，三聊能治血压高，四聊能把肿瘤消。话聊疏解郁闷气，话聊提高抵抗力，天天话聊三四起，家家安乐甜如蜜。"

"怒则气上，喜则气缓，悲则气消，恐则气下，惊则气乱，思则气结。"一次愉悦的谈话带来的兴奋的余波能持续一周以上，对于接受化疗的肿瘤患者而言，其意义更加重大，在有说有笑、其乐融融中，轻松渡过治疗的关卡，其效果对身心健康来说是不言而喻的。

赶走抑郁的黑狗

文／张晶　医学指导／林丽珠

最近有一个命名为"我有一只黑狗，它的名字叫作抑郁症"的视频在各大网站传播。视频中，一位抑郁症患者把自己的亲身经历和细腻感受，用形象的画面和文字表达出来，他把抑郁症比作"黑狗"，告诉抑郁症患者身边的人，怎样用爱和体贴帮助自己深爱的人走出抑郁的阴影。

被诊断为恶性肿瘤是一件足以导致生活巨变的应激事件。它会让人产生恐惧、担心、悲伤以及愤怒等一系列感受。抑郁让人感觉无望、无助、丧失兴趣以及持续的心境低落，它常常影响患者的日常生活及工作。由于身体上的变化受症状及治疗的限制以及治疗疗效的不确定性，癌症患者更是抑郁的高危人群。一项包含 10 071 例肿瘤患者的元分析（Meta 分析）显示，约 20% 的肿瘤患者存在各种类型的抑郁症，发生率是普通人群的 3 倍以上。一项对早期乳腺癌患者生存率的前瞻性研究发现，经焦虑、抑郁量表评定，抑郁得分高的患者， 5 年内死亡风险明显增加。

国内学者同样发现，癌症并发抑郁的肿瘤患者比无伴有抑郁的患者病死率高近 20%。因此，1975 年首届心理肿瘤学国际会议上做出了肿瘤相关性抑郁的明确定义。肿瘤相关性抑郁是由癌症诊断、治疗及其并发症等导致患者失去个人精神常态的情绪病理反应。研究还发现，恶性肿瘤患者的死亡率和患者的抑郁状态明显相关。胰腺癌、胃癌、口咽癌、肺癌患者及终末期肿瘤患者发生抑郁的概率相对较高。另外，肿瘤分期较晚、躯体症状多且严重、疾病造成功能障碍、年轻、抑郁家族史、社会支持少、沟通及适应不良的患者发生抑郁的风险较高。

肿瘤患者的抑郁对其躯体、社会功能、家庭生活以及职业和经济状况都造成了严重的负面影响，会加重患者的躯体症状，甚至降低患者治疗的依从性，影响最终的健康结局。抑郁可能导致癌症死亡率增加，是其中一个独立的危险因素。研究表明，在成人癌症患者中，肿瘤相关性抑郁是导致自杀的高危因素。情绪低落、食欲差、倦怠、失眠、人际交往减少等不良状态，影响患者身心健康和社会功能等方面，导致其失志，抑郁的发生增加了39%的死亡率。世界卫生组织认为，2020年，抑郁症成为世界上导致死亡和残疾的第二位因素，抑郁症患者的自杀率在所有精神障碍中位居首位。长期随访结果表明，约15%的抑郁症患者最后死于自杀，此类患者的自杀率比一般人群高50倍。

心理健康与身体健康同样重要。在抗肿瘤治疗的同时还要兼顾心理健康，可能存在一定的困难，但是及时发现、及时治疗可以有效减轻痛苦，改善症状，避免不可挽回的后果。

抑郁的表现主要有以下几个方面。

（1）情绪低落，注意力不集中，思维迟缓。

（2）对未来不抱希望和幻想，甚至有轻生的念头。

（3）感觉不到快乐，即使对于自己曾经非常喜欢的事物也失去了兴趣。

（4）自责，内疚，负罪感，悲观。

（5）日常活动减少，不愿外出参加活动，不愿与别人交流。

（6）坐卧不安，没有方向，没有目标。

（7）非特异性的一些躯体症状，如食欲差、入睡困难、睡眠质量差等。

如果发现患者有上述情况，需要及时处理，可寻求专科医师咨询，进行心理情况评估。推荐联合应用抑郁症自我评估量表（PHQ–9）进行抑郁的筛查，根据患者过去2周相应症状出现的频率进行评分。由轻至重可分为5个等级（3～4分没有抑郁，5～9分轻度抑郁，10～14分中度抑郁，15～19分中重度抑郁，20～27分重度抑郁）。根据分级进行治疗。

针对轻度抑郁症患者，由肿瘤科的医护人员进行疾病及心理健康知识的宣教，经过充分的沟通，满足患者及家属的信息需求，给予患者合理的肿瘤治疗、躯体症状控制和情感支持，配合基本的心理教育、社工志愿者服务、病友同伴或其他社会支持，通常能取得较理想的效果。对于轻度以上抑郁，经上述处理后抑郁无明显改善，还需要请心理或精神科的专科医师进行会诊或转诊治疗。

针对中度抑郁症患者，需要进一步由心理治疗师实施专业的心理干预，如放松训练、心理教育、认知行为治疗、支持表达治疗等，目前已有相关临床研究表明，这些心理治疗方法可预防或减轻肿瘤患者的抑郁。同时，可酌情考虑使用药物治疗。

针对重度抑郁症患者，需要联合使用药物治疗和心理治疗。值得注意的是，一些抗抑郁药与常用抗肿瘤药之间存在相互作用。因此，在实施抗抑郁药物治疗前，肿瘤科医生需要与精神科医生及临床药师仔细讨论用药方案。

患者还可寻求主治医生的帮助，一方面，医生以一种尊重、理解、支持的态度积极地对患者进行指导，让患者及时得到关心和帮助。另一方面，倾听、共情、寻求反馈等增强医患关系的技巧，无疑给患者在抗癌之路上注入一支强心剂。此外，患者应积极参加运动，每天都应适当地参加一些体育运动，比如快走、慢跑、散步等，坚持1～2个小时。有研究提示，体育锻炼也能起到抗抑郁的作用，还能增加心理韧性，提高面对挫折时的应对能力，培养兴趣爱好。每天明确目标，有计划、有规律地做自己感兴趣的事，让自己忙起来，感到累就休息或更换方式。《NCCN肿瘤临床实践生存指南》推荐癌症患者参加体育锻炼，尽早恢复日常活动。如果上述措施仍无效，或者抑郁症严重影响了肿瘤的治疗，患者应及时寻求专业心理治疗师的专业帮助，包括个体或团体治疗，如支持性心理治疗、认知行为治疗等。此外，阅读疗法、音乐疗法、放松训练等也是行之有效的干预方法。

总之，癌症患者是抑郁症的高危人群，而抑郁症会影响癌症患者的治疗康复和生活质量。我们要关注这个问题，采取有效的干预措施，改善癌症患者的抑郁状况，使每个癌症患者都能走出抑郁的阴影，保持健康的心理状态，促进他们早日康复，提高他们的生活质量。我们要一起努力，帮助他们带走这只"黑狗"！

音乐治疗肿瘤患者的失眠

文 / 侯模丽　　医学指导 / 林丽珠

失眠是肿瘤患者常见的临床表现，常见有难以入睡、易惊醒、睡眠不深、醒后不易再睡、早睡或自觉睡眠不足等。失眠极易造成患者的精神情绪压力，引起躯体不适，甚者出现焦虑、抑郁、饮食乏味、免疫力下降，从而严重影响对肿瘤的治疗与康复。

在《黄帝内经》中失眠称为"目不瞑""不得眠""不得卧"。《难经》中最早提出"不寐"这一病名。《素问·逆调论》还记载有"胃不和则卧不安"。《黄帝内经》记载："血气衰，肌肉不滑，荣卫之道涩，故昼日不能精，夜不得寐也。"《景岳全书·不寐》："寐本乎阴，神其主也，神安则寐，神不安则不寐。其所以不安者，一由邪气之扰，广由营气之不足耳"，还认为"饮浓茶则不寐，心有事亦不寐者，以心气之被伐也"。《医宗必读·不得卧》将失眠原因概括为"一曰气盛，一曰阴虚，一曰痰滞，一曰水停，一曰胃不和"五个方面。以上综合得出失眠原因主要可分为两种，一是其他病证影响，如咳嗽、呕吐、胀满、疼痛等，使人不得安卧；二是气血阴阳失和、精伤，使人不能寐。正如《素问·病能论》曰："人有卧而有所不安者，何也？……脏有所伤及，精有所寄，则安，故人不能悬其病也。"

失眠之病因有多种，肿瘤患者失眠多数也是由于疾病本身及放、化疗所带并发症如咳嗽、呕吐、胀满、疼痛等引起。那么，肿瘤患者面对失眠难寝该怎么办呢？

林丽珠教授认为："中医治疗失眠，一定要有整体观念，根据患者的情况来辨证施治，总的原则是遵循《景岳全书·不寐·论治》中的'有邪而不寐者，去其邪而神自安也'。在常规治疗的基础上，辨证使用音乐疗法，也可以起到更好的疗效。"

1. 如何去其邪

中医心理学认为，音乐可以感染、调理情绪，进而影响身体。在聆听中让曲调与情志、脏腑之气产生共鸣，达到鼓动血脉、通畅精神和心脉的作用。当音乐振动与人体内的生理振动（心率、心律、呼吸、血压、脉搏等）相吻合时，就会产生生理共振、共鸣。故音乐者所以动荡血脉，通流精神而和正心也。

张景岳曰："十二律为神物，可以通天地而和神明。"晋代阮籍《乐论》："天下无乐，而欲阴阳协调、灾祸不生，亦已难矣。乐者，使人精神温和，衰气不入。"清代吴师机曰："七情之病也，看花解闷，听曲消愁，有胜于服乐者矣。"如元代名医朱震亨所说"乐者，亦人乐也"，面对失眠，可小酌一曲，即可疾退神安。

2. 古乐疗疾，辨证施乐

什么是古乐？古乐，即由祖国传统的古乐器演奏出的音乐。如葫芦丝、快板、木鱼、木琴、琵琶、二胡、埙、陶笛、编钟、磬、古筝、芦笙、古笛等古乐器配合古乐的基本音阶角、徵、宫、商、羽演奏的音乐。音乐与人的心理、生理有着密切的联系。

《黄帝内经》中记载："肝属木，在音为角，在志为怒；心属火，在音为徵，在志为喜；脾属土，在音为宫，在志为思；肺属金，在音为商，在志为忧；肾属水，在音为羽，在志为恐。"《灵枢·邪客》中记载："肝应角，其声呼以长；心应徵，其声雄以明；脾应宫，其声漫而缓；肺应商，其声促以清；肾应羽，其声沉以细。一曲终了，五音正五脏，可达心神合一。"

3. 辨证乐疗清单

"肿瘤患者失眠，可以听哪些古乐促进睡眠呢？"一定要根据患者的情况来辨证施治。广州中医药大学第一附属医院肿瘤中心的医护人员在林丽珠教授的指导下，根据多年的临床实践，根据肿瘤疾病和患者常见的症状，制定一张辨证乐疗的清单，让患者睡前给身心做一个音乐理疗。

（1）养心曲：《紫竹调》。这首曲子中属于火的徵音和属于水的羽音配合很独特，补水可以使心火不至于过旺，补火又可使水气不至于过凉，利于心脏的功能运转，安宁心神。

（2）养肺曲：《阳春白雪》。呼吸在睡眠中十分重要，肺气需要滋润，这首曲子曲调高昂，包括属于土的宫音和属于火的徵音，一个助长肺气，一个平衡肺气，再加上属于肺的商音，可以通过音乐把肺从里到外彻底清洗一遍，调整呼吸状态，保证睡眠质量。

（3）养脾胃曲：《良宵引》。悠扬沉静，敦厚庄重，如土般宽厚结实，入脾，助于消化，减轻胀满不适，胃和则坐卧安。

此外，还有《水龙吟》《广陵散》《潺潺流水》《平湖秋月》《雨打芭蕉》《春江花月夜》《姑苏行》等曲目。

适合的音乐是一剂良方，然而每个个体均有其特性，爱好与接受的音乐有所不同，选择适合自己的音乐才是音乐疗疾的精髓。若难以接受古乐，也可选择现代轻音乐促进睡眠，主要以达到放松身心、均匀呼吸、舒适入睡为主。推荐《仲夏夜之梦》《梦幻曲》《安眠曲》《平行宇宙》等曲目。